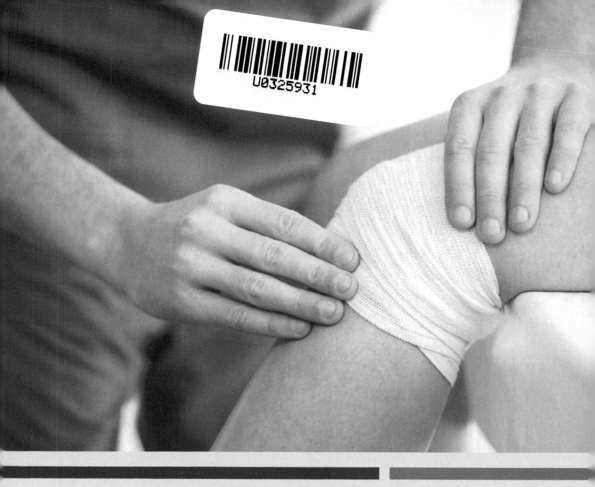

骨科常见疾病治疗与决策

李　刚　李念虎　主审

马　亮　张维亮　梁延琛　蔡余力　主编

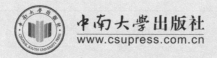

中南大学出版社
www.csupress.com.cn

图书在版编目（CIP）数据

骨科常见疾病治疗与决策 / 马亮等主编. —长沙：
中南大学出版社，2022.12
ISBN 978-7-5487-5149-6

Ⅰ. ①骨… Ⅱ. ①马… Ⅲ. ①骨疾病－常见病－治疗
Ⅳ. ①R680.5

中国版本图书馆 CIP 数据核字（2022）第 197653 号

骨科常见疾病治疗与决策
GUKE CHANGJIAN JIBING ZHILIAO YU JUECE

马亮 欧维亮 梁延琛 蔡余力 主编

□出 版 人	吴湘华	
□责任编辑	陈 娜	
□责任印制	李月腾	
□出版发行	中南大学出版社	
	社址：长沙市麓山南路	邮编：410083
	发行科电话：0731-88876770	传真：0731-88710482
□印 装	长沙创峰印务有限公司	

□开 本	710 mm×1000 mm 1/16	□印张 16.25	□字数 317 千字
□版 次	2022 年 12 月第 1 版	□印次 2022 年 12 月第 1 次印刷
□书 号	ISBN 978-7-5487-5149-6	
□定 价	89.00 元	

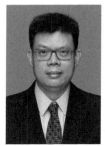

马亮，医学博士，博士后，副主任医师，山东中医药大学附属医院关节骨科副主任；泰山学者青年专家，山东省高层次人才，齐鲁卫生与健康杰出青年人才，国家留学基金委公派访问学者；兼任中华中医药学会精准医学委员会委员、山东中西医结合学会骨科专业委员会骨关节病学组委员等。主持国家级、省级课题4项，发表SCI论文多篇。专业特长：髋、膝骨关节炎，类风湿性关节炎，股骨头坏死，髋关节发育不良，交叉韧带损伤，半月板损伤等关节疾病诊治，尤其精于人工关节置换、翻修及关节镜手术。

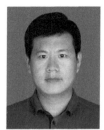

张维亮，医学博士，博士后（在站），主治医师，山东中医药大学附属医院麻醉科医生。2016年赴美国耶鲁大学访学1年，2019年进入山东中医药大学中医学博士后流动站工作。主持山东省自然科学基金和山东中医药科技发展计划项目各1项，先后发表论文11篇，SCI收录3篇，参编著作1部。专业特长：骨科麻醉、老年麻醉、慢性疼痛诊疗等，对麻醉过程中呼吸、循环及神经系统的管理有丰富的临床经验。

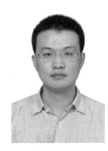

梁延琛，医学博士，副主任医师，硕士研究生导师，山东中医药大学附属医院骨科医生；现兼任中国中西医结合学会骨伤科分会委员、世界中医药学会联合会骨伤科专业委员会理事。以第一作者发表学术论文10余篇，参编著作6部；主持或参与省级、厅级科研或教学课题近10项，获得山东中医药科技进步奖、山东医学科技进步奖5项。专业特长：在小儿骨科、创伤骨科、脊柱骨科等疾病的诊疗方面具有丰富的临床经验，尤其擅长中西医结合治疗。

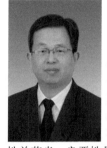

蔡余力，医学博士，主任医师，硕士研究生导师，全国第四批名老中医药专家学术继承人。现任山东中医药大学附属医院骨伤病中心副主任、山东中医药大学骨伤教研室副主任；吴阶平医学基金会膝关节阶梯治疗专业委员会副主任委员、山东省医学会骨科分会骨肿瘤专业青年委员会副主任委员等。先后发表学术论文30余篇，其中SCI论文3篇，主编著作2部，参编著作3部，完成及在研科研课题8项，其中获山东省科技进步二等奖1项，山东中医药学会奖2项。专业特长：股骨头坏死、股骨颈骨折、髋关节发育不良、膝关节性关节炎、良恶性骨肿瘤、急慢性骨髓炎、骨关节结核等疾病的诊断与中西医结合治疗。尤其擅长髋膝人工关节置换手术和翻修手术，在股骨头坏死的中医药辩证治疗方面有丰富的临床经验。

编委会

主　审

李　刚　山东中医药大学附属医院
李念虎　山东中医药大学附属医院

主　编

马　亮　山东中医药大学附属医院　山东省药学科学院
张维亮　山东中医药大学附属医院
梁延琛　山东中医药大学附属医院
蔡余力　山东中医药大学附属医院

副主编

薛海鹏　山东中医药大学附属医院
季加富　山东中医药大学附属医院
赵　杰　山东中医药大学附属医院
李嘉程　山东中医药大学附属医院
李　晖　山东第一医科大学附属省立医院

编　委

郑志永　山东中医药大学附属医院
阎　伟　山东中医药大学附属医院
衣雪平　山东中医药大学附属医院
杨清毅　山东中医药大学附属医院
刘晓晨　山东中医药大学附属医院
吕文学　山东中医药大学附属医院
岳　亮　山东中医药大学附属医院
吴伟山　山东中医药大学附属医院

苏光香　山东中医药大学附属医院
傅　健　山东中医药大学附属医院
周淑贞　山东中医药大学附属医院
王晓艺　山东中医药大学附属医院
骆　帝　山东中医药大学附属医院
谢文鹏　山东中医药大学附属医院
吕　浩　山东中医药大学附属医院
管华鹏　山东中医药大学附属医院
陈文明　山东中医药大学附属医院
杨灵森　山东中医药大学附属医院
郝光亮　山东中医药大学附属医院
王象鹏　山东中医药大学附属医院
王晓燕　山东中医药大学附属医院
王恒梅　山东中医药大学附属医院
郭艳波　山东中医药大学附属医院

前　言

　　随着时代和社会的变更，骨科疾病谱发生了明显变化，社会老龄化逐年加重，骨科常见病、多发病的发病率随之增高；受环境等因素的影响，骨肿瘤、关节炎等疾病亦相应增多。与此同时，我国骨科医学在医学领域处于飞速发展的阶段，新技术、新方法、新材料在不断地普及与推广，这推动了骨科医学的高端新技术。因此，临床骨科医生必须不断学习新知识才能对疾病作出更准确的判断。

　　本书从临床实用的角度出发，系统地介绍了骨科创伤性疾病、脊柱外科常见疾病以及骨与关节常见疾病的理论基础及临床诊治，并根据临床的发展动态，相应增加了骨科诊疗技术领域的新进展，包括新技术、新理念、新模式等。本书内容翔实新颖、简洁明了、深入浅出，并兼顾知识的系统性及完整性，是一本实用性很强的骨科疾病诊疗著作，可供各级医生参考阅读。

　　本书在编写过程中，参阅了大量相关专业文献及书籍。由于篇幅所限，不足之处恐在所难免，希望诸位同道不吝批评指正，以期再版时予以改进、提高，使之逐步完善。

编者
2022 年 11 月

目　录

第一章　上肢损伤 ………………………………………… （ 1 ）

　第一节　锁骨骨折 ………………………………………… （ 1 ）

　第二节　肱骨干骨折 ……………………………………… （ 6 ）

　第三节　肘部损伤 ………………………………………… （ 11 ）

　第四节　前臂骨折 ………………………………………… （ 28 ）

　第五节　手外伤 …………………………………………… （ 39 ）

第二章　下肢损伤 ………………………………………… （ 63 ）

　第一节　股骨颈骨折 ……………………………………… （ 63 ）

　第二节　股骨干骨折 ……………………………………… （ 68 ）

　第三节　髌骨骨折及脱位 ………………………………… （ 76 ）

　第四节　胫骨平台骨折 …………………………………… （ 84 ）

　第五节　跟骨骨折 ………………………………………… （ 91 ）

第三章　骨盆与髋臼损伤 ………………………………… （ 97 ）

　第一节　骨盆骨折 ………………………………………… （ 97 ）

　第二节　髋臼骨折 ………………………………………… （ 105 ）

　第三节　髋关节脱位和股骨头骨折 ……………………… （ 110 ）

第四章　脊柱脊髓疾病 …………………………………… （ 121 ）

　第一节　颈椎病 …………………………………………… （ 121 ）

　第二节　腰椎间盘突出症 ………………………………… （ 143 ）

　第三节　腰椎管狭窄 ……………………………………… （ 154 ）

　第四节　退变性腰椎滑脱症 ……………………………… （ 160 ）

　第五节　脊柱侧凸 ………………………………………… （ 173 ）

第五章　骨与关节疾病 …………………………………… （ 183 ）

　第一节　化脓性关节炎 …………………………………… （ 183 ）

　第二节　股骨头坏死 ……………………………………… （ 186 ）

　第三节　类风湿性关节炎 ………………………………… （ 198 ）

第四节　骨质疏松症 ……………………………………………………（203）

第五节　强直性脊柱炎 ……………………………………………………（220）

第六章　骨与软组织肿瘤 ……………………………………………（227）

第一节　良性骨肿瘤 ………………………………………………………（227）

第二节　骨巨细胞瘤 ………………………………………………………（231）

第三节　恶性骨肿瘤 ………………………………………………………（233）

第四节　软组织肉瘤 ………………………………………………………（240）

参考文献 ………………………………………………………………（250）

第一章　上肢损伤

第一节　锁骨骨折

锁骨骨折是最常见的骨折之一,约占全身骨折的 5.98%。多见于青壮年及儿童。

一、病因及发病机制

锁骨位置表浅,易发生骨折。间接暴力造成的锁骨骨折多见于跌倒时手或肘着地,外力自前臂或肘部沿上肢向近心端冲击;肩部着地更多见,撞击锁骨外端造成骨折。多发生于儿童及青壮年。

间接暴力造成骨折多为斜形或横形,其部位多见于中段;直接暴力造成骨折因着力点不同而异,多为粉碎或横形。幼儿多为青枝骨折。

骨折好发于锁骨中段。因肌肉牵拉和肢体重力骨折断端重叠移位。近段受胸锁乳突肌牵拉向上、向后移位,远段因上肢重量及胸大肌牵拉向下、向前及向内移位。

二、分型

根据解剖部位,Craig 将锁骨骨折分为 3 类,此分型有助于了解骨折的部位、损伤机制及临床表现,从而选择适当的治疗方法。

1.锁骨Ⅰ类(中 1/3)骨折

锁骨Ⅰ类(中 1/3)骨折在成人和儿童中都是最常见的,占所有锁骨骨折的80%。锁骨中 1/3 是锁骨由内侧棱柱形向外侧扁平形移行的部位,在外力作用下易发生骨折。

2.锁骨Ⅱ类(外 1/3)骨折

锁骨Ⅱ类(外 1/3)骨折占锁骨骨折的 12%～15%,根据喙锁韧带与骨折端的关系,Ⅱ类锁骨骨折又分为 5 型。

Ⅰ型:骨折端无移位或轻微移位,在锁骨远端骨折中最为常见,韧带保持连续。

Ⅱ型:骨折端移位。①椎状韧带和斜方韧带连续;②椎状韧带撕裂,斜方韧带连续。因骨折端所受的外力较多,如上肢的重力将骨折远端拉向前下方;胸大肌、胸小肌和背阔肌将骨折远端拉向内前方;肢体运动时肩胛骨的旋转作用会使骨折远端发生旋转;三角肌和胸锁乳突肌将骨折近端拉向后上方;因此有较高的骨折不愈合率。

Ⅲ型:关节面骨折,无韧带损伤,易发生远期的肩锁关节退行性变。

Ⅵ型:韧带和骨膜连续,与骨折近端一同移位,发生在儿童,易被误诊为肩锁关节完全脱位。

Ⅴ型:骨折粉碎,韧带多保持完整,与小的碎骨块相连。

3.锁骨Ⅲ类(内 1/3)骨折

锁骨Ⅲ类(内 1/3)骨折占锁骨骨折的 5%～6%,根据韧带结构的完整性又可分为 5 型。

Ⅰ型:骨折端无移位或轻微移位,韧带保持连续。

Ⅱ型:骨折端移位明显,韧带撕裂。

Ⅲ型:关节内骨折易造成关节退行性变。

Ⅳ型:骨骺分离,发生在儿童。

Ⅴ型:骨折粉碎。

三、临床表现

锁骨位置表浅,骨折后局部肿胀,皮下淤血、压痛或畸形,可能摸到骨折断端,如骨折移位并有重叠,肩峰与胸骨柄之间的距离变短。患肩下沉并向前内倾斜,头部偏向伤侧,使胸锁乳突肌松弛来缓解疼痛,上臂贴胸不敢活动,健手托扶患侧肘部,以减轻上肢重量牵拉引起疼痛。单纯关节面骨折时,需做特殊位置的 X 线检查,否则容易漏诊。

幼儿多为青枝骨折,皮下脂肪丰满,畸形不明显,因不能自诉疼痛位置,只有啼哭表现,但病儿头多向患侧偏斜,颌部转向健侧,此为临床诊断特点之一。

有时直接暴力引起的骨折,可刺破胸膜发生气胸或损伤锁骨下血管和神经,出现相应症状和体征。

前后位和 45°斜位片可检查中 1/3 及内 1/3 锁骨骨折,外 1/3 锁骨骨折有时需行应力位 X 线检查,以确定喙锁间隙有无增宽。

四、诊断

为精确诊断肩锁关节及胸锁关节内的骨折,有时需要做 CT 或 MRI 检查。锁骨位置表浅,骨折后局部肿胀、皮下淤血、压痛或有畸形,可能摸到骨折断端,如骨折移位并有重叠,肩峰与胸骨柄之间的距离会发生变化。

五、合并伤

锁骨骨折的相关损伤包括以下几种。

1.相关的骨骼系统损伤

相关的骨骼系统损伤包括肩锁关节和胸锁关节的骨折及脱位,喙突骨折,第1肋骨骨折(常见,但容易被漏诊,常合并肺、臂丛和锁骨下血管的损伤)及肩胛与胸部分离。

2.肺和胸膜的损伤

肺和胸膜的损伤时,易出现气胸或血胸。

3.臂丛神经损伤

臂丛神经损伤较少见。尺神经因与锁骨中1/3接近,最易受累。

4.血管损伤

因锁骨下肌和深部较厚的颈部筋膜的保护,一般不会发生血管损伤。但有报道即使是青枝骨折,因骨折端的成角畸形也会出现对血管的压迫。血管损伤包括血管壁的缺损、血管闭塞、痉挛和急性压迫。锁骨下动脉、锁骨下静脉和颈内静脉损伤最为常见,其中锁骨下静脉因被腱膜固定于锁骨,最易被撕裂,而导致致命性的大出血。

胸锁和肩锁关节内骨折易发生创伤性关节炎,但远端锁骨骨折后引起的退行性变更为常见。在X线片上可能有囊性变、骨刺、肩锁关节缩窄和锁骨远端吸收等表现。

六、治疗

(一)非手术治疗

自1929年,有学者报道了锁骨骨折的治疗以来,目前已有200多种非手术治疗方法。这些方法大致可分为2大类:一类是单纯支持固定,包括单纯三角巾固定、肩石膏固定等;另一类是闭合复位后的外固定,包括"8"字绷带、"8"字石膏绷带、肩"人"字形石膏等。尽管不同的作者推荐了各自不同的治疗方法,但有一个问题始终存在,那就是骨折复位后难以维持稳定,畸形在一定程度上始终存在。大多数锁骨骨折用非手术方法治疗就可取得良好的疗效,锁骨骨折极少发生骨折不愈合,即使骨折畸形愈合,对日后功能的影响亦较小。

非手术治疗应遵循以下原则:①支持肩袖,使骨折远端向上、向外和向后。②向下压骨折近端。③维持复位后的稳定性。④尽可能地使患侧肘关节和手早期活动。

1.悬吊患肢

青枝骨折、不全骨折或内 1/3 移位不大的骨折,用三角巾或颈腕吊带悬吊患肢 1～2 周,疼痛消失后开始功能锻炼。

2.复位固定

有移位的骨折,手法复位,"8"字形石膏固定 4～5 周。如患肢有麻木、疼痛、肿胀、苍白,应随时复查,将固定的石膏做必要的修整。

手法复位可在局麻下进行。患者坐在木凳上,双手叉腰,肩部外旋后伸挺胸,医生站于背后,一脚踏在凳上,顶在患者肩胛间区,双手握住两肩向后、向外、向上牵拉纠正移位。复位后纱布棉垫保护腋窝,用绷带缠绕两肩在背后交叉呈"8"字形,然后用石膏绷带同样固定,使两肩固定在高度后伸、外旋和轻度外展位置。固定后即可练习握拳,伸屈肘关节及双手叉腰后伸,卧木板床休息,肩胛区可稍垫高,保持肩部背伸。3～4 周拆除。锁骨骨折复位并不难,但不易保持位置,愈合后上肢功能无影响,所以临床不强求解剖复位。

(二)手术治疗

1.手术治疗指征

开放骨折;合并血管、神经损伤的骨折;有喙锁韧带断裂的锁骨外端或外 1/3 移位骨折;骨折畸形愈合影响功能,不愈合或少数要求解剖复位者,可切开复位内固定。内固定方法可视骨折的类型和部位等不同,选择"8"字钢丝、克氏针或钢板螺丝钉固定。手术患者平卧于手术台上,患侧肩部垫一扁枕。头颈偏向健侧,使其颈胸距离增宽,便于手术。

2.麻醉

局部麻醉或高位持续硬脊膜外麻醉。

3.手术步骤

在锁骨前下缘做一个与锁骨平行的横行切口。以病变为标志,沿锁骨下缘向内、外延长,其长度根据病变的手术要求决定。沿切口切开皮肤、皮下组织和深筋膜,并将皮瓣适当向上、下游离,沿切口的方向切开颈阔肌,显露出锁骨,再按切口的位置,作为锁骨骨膜的切口。沿锁骨骨膜切口,切开骨膜,并在骨膜下剥离,显露出锁骨。在剥离锁骨后方骨膜时,要紧贴锁骨,以免损伤锁骨后方的锁骨下动脉和胸膜。

说明:整个锁骨从肩峰端起到胸骨端止,可在皮下找到,因此用锁骨前方偏下的进路可以得到一个直视下的满意的显露,便于手术的进行。手术中注意在切开颈阔肌和骨膜时,须沿锁骨上缘切开,这样使皮肤切口和肌肉切口不在一个平面上,以免两者粘连。在剥离锁骨骨膜后方时,要紧贴锁骨进行,而且剥离器控制要稳,以免损伤锁骨后血管、神经和胸膜。如果将切口延长到外侧 1/3,在锁骨的上方可见斜方肌。如果将切口延长到胸骨柄,则可见到胸锁乳突肌。克氏针内固定是治疗锁骨骨折最常用的手术方法。因其手术操作过程简单、安全、可靠,术后无须特殊固定等优点,被临床医生广泛采用。但因克氏针抗弯曲和防止旋转的作用较小,术后肩关节活动时骨折端能产生松动,很多患者因术后克氏针的松动、退针、顶磨皮肤,甚至穿透皮肤,给患者造成很大的痛苦,影响了治疗的质量。

传统的克氏针固定法有两种穿针方式:一种是钻入法,用骨钻将克氏针先逆行钻出锁骨远折端,复位后再顺行钻入近折端,在近折端髓腔转弯处停止或钻入皮质骨,成为直针固定。这种固定方式,因克氏针进入锁骨近折端的距离较短,钻入克氏针时对针周围的骨质有一定的损伤,克氏针与骨的接触相对较松,固定的牢固程度受到一定的影响。另一种是打入法,如果选用的克氏针较粗、针尖不光滑或其他原因不能使克氏针顺着髓腔滑入近端,其结果也是直针固定。直针固定时,克氏针本身没有弹性,针与骨的摩擦力较小,当骨折两端轻微摆动时,针与骨的接触面及摩擦系数不断发生变化,加速了接触面骨质吸收。随着骨质吸收的增加,克氏针逐渐出现松动而发生退针现象,针尾逐渐顶起皮肤,产生疼痛,严重者顶透皮肤,给患者造成很大的痛苦。顶透皮肤后疼痛虽可减轻,但增加了组织感染的机会。弯针固定属于弹性固定。此种方法克氏针进入锁骨近端的距离长,针与髓腔接触紧密。当骨折两端发生微动时,针的两端随同骨折端微动。而克氏针与骨的接触面及摩擦系数基本不变,当骨与针的接触面有所吸收时,由于克氏针存在弹性,使接触面仍然保持紧密,有效地防止了克氏针的松动及退针现象。而克氏针尾的折弯使其锋利的尖端避免了与皮肤的接触,减轻了皮肤的损伤,明显减轻了患者的痛苦。但应注意:①选择弹性好的克氏针容易通过锁骨的弯曲处。②克氏针的近端头部必须光滑,减少打入时的阻力,避免打入髓腔壁内而成为直针固定。③克氏针的近端折弯角度要适当,确保顺利通过锁骨弯曲处。④锁骨近端骨折因近端髓腔无曲度,不适于此法。

锁骨远近端骨折的手术方法同肩锁关节或胸锁关节。

七、晚期并发症

1.骨折不愈合

锁骨骨折不愈合的发生率为0.9%～4%。有学者报道保守治疗的锁骨骨折,骨折不愈合率为0.8%,手术治疗锁骨骨折,骨折不愈合率为3.7%。易导致锁骨骨折不愈合的因素有:①固定不牢固;②严重的创伤;③再发骨折;④远1/3骨折;⑤骨折有明显移位;⑥初期切开复位。

2.畸形愈合

儿童锁骨骨折,锁骨短缩非常常见,但对上肢功能影响不大。短缩和成角畸形也可以被重新塑形。成人锁骨骨折畸形愈合后,没有重新塑形的能力,常常遗留短缩和成角畸形。

3.神经血管并发症

儿童锁骨骨折愈合后,大量的骨痂很少压迫肋锁空间,而且随着时间的推移,骨痂逐渐减少。而成人锁骨骨折,无论骨折愈合还是骨折不愈合都可能出现后期神经血管并发症。正常情况下,肋锁间隙有足够的空间容纳臂丛和锁骨下血管,但在有些先天变异的情况下(如锁骨分叉及没有向内或向前成角的直锁骨),肋锁间隙在骨折发生后更加狭小,从而出现神经血管的压迫。

4.创伤性关节炎

胸锁和肩锁关节内骨折易发生创伤性关节炎,但远端锁骨骨折后引起的退行性变更为常见。在 X 线片上可能有囊性变、骨刺、肩锁关节缩窄和锁骨远端吸收等表现。

(蔡余力　郑志永)

第二节　肱骨干骨折

肱骨干骨折是指肱骨髁上与胸大肌止点之间的骨折。其发生率约占全身骨折的 2.6%,多见于青壮年。

肱骨干上起胸大肌止点上缘,肱骨外科颈下 1cm,至肱骨髁上 2cm。上半部分为圆柱形,下半部为扁平状。上部前外侧有三角肌止点,内侧有胸大肌止点,中上 1/3 段交界处后外侧有桡神经沟,桡神经紧贴沟内绕行。肱骨滋养动脉自肱骨中段穿入肱骨下行,中下段骨折时,常伤及滋养动脉而影响骨折的愈合。

一、病因及发病机制

大多数发生于 30 岁以下的青年。直接暴力引起者多在肱骨中上段,呈横断骨折或粉碎骨折。间接暴力引起多发生在肱骨的中下部。如跌倒时肘部着地,多为斜形或螺旋骨折。由投手榴弹、棒球、掰手腕等旋转暴力引起者也可为螺旋骨折。

二、临床表现

同其他骨折类型一样,大部分肱骨干骨折患者的症状和体征表现为肿胀、疼痛、畸形及骨擦音。车祸、直接暴力打击以及由于手部着地或肘部着地所产生的间接暴力是肱骨骨折的常见受伤机制。有时因为投掷运动或"掰手腕"也可导致肱骨干骨折,此骨折多为中下 1/3 的斜形骨折或螺旋形骨折。在关注肱骨情况时,全身系统的体格检查也是必需的,以防止遗漏其他部位的损伤。

完整的神经血管系统检查也是不可或缺的,在行闭合复位或手术治疗前,应检查桡神经是否有受损。此外,肱骨近、远端的肩关节和肘关节以及腕关节也需仔细检查以排除其他损伤。皮肤的损伤也应引起重视,皮肤损伤可分为擦伤、挫伤以及软组织的复合伤,同时,要警惕前臂和上臂骨筋膜隔室综合征的发生。

三、分型

肱骨干骨折有多种分型方法。大部分分型是基于X线片的表现或肱骨的几何形态。在临床上,肱骨干骨折的治疗不仅依靠分型,还要综合考虑其他因素,如骨质强度、局部软组织条件,神经血管的损伤及身体其他合并伤。简单的骨折可分为横行骨折、斜形骨折、螺旋形骨折。更复杂的骨折类型包括多段骨折、严重粉碎性骨折、开放性骨折,以及合并肘关节或肩关节脱位的肱骨干骨折。Holstein-Lewis骨折是肱骨干骨折的一种特殊类型,主要是指肱骨远端中下 1/3 的螺旋形骨折,典型的表现是骨折远端骨块有个长斜形尖端,容易引起桡神经的损伤。对于开放性肱骨骨折,应根据 Gustilo 和 Anderson 分型来决定。此外,由骨质疏松、原发瘤或转移瘤以及其他的一些情况导致的病理性骨折,对于骨折分类的描述也很重要。

四、影像学检查

完整的肱骨正侧位 X 线检查不仅可以显示整个肱骨干,还可显示肘关节和盂肱关节。在做 X 线检查时应由技师来挪动 X 线机的位置以获取标准的正侧位 X 线片,而不是通过变换患者的肢体来获取的。因为细微地旋转肢体就难以获取肱骨近端的正交视图,从而得到一个不完整的影像学检查结果。对于病理性肱骨骨折,在决定治疗方式前,还需其他的检查,如用 CT 及 MRI 等来评估,以排除肿瘤及隐匿性的病变。

五、治疗

(一)非手术治疗

大部分肱骨干骨折可以采取非手术治疗的方式。但是,骨折的类型、患者的年龄及职业、有无其他脏器的合并伤都可以影响骨折治疗方案的选择。横形及斜形的肱骨干骨折非手术治疗的效果较好。非手术治疗方式包括悬垂石膏、肩人字石膏、U 形石膏、维尔波绷带、夹板、可调式功能支具治疗等。由于其简单有效、花费少、并发症少,可调式功能支具的使用越来越多。长斜形的肱骨干骨折、无合并肌肉软组织的损伤是可调式功能支具使用的理想适应证,其使用的时间一般是在使用夹板固定后 3～14 天。肘关节的早期屈伸活动有助于肱骨干骨折的愈合,有报道称可调式功能支具治疗的有效率达 90% 以上。可调式功能支具固定在关节外的肱骨髁上骨折的治疗有效性已得到证实,但在肱骨近端骨折由于腋窝的遮挡,可调式功能支具的治疗有效性相对较差。因需要患者长时间保持直立的姿势,而且还需频繁的门诊复查以确定骨折复位后的位置保持,悬垂石膏的使用较少。维尔波绷带固定悬吊可应用于 8 岁以下患儿,U 形石膏及夹板可以在使用支具固定前应用。总之,在非手术治疗时,同等条件下应尽可能优先选择可调式支具固定。

(二)手术治疗

尽管大部分的肱骨干骨折可以采取非手术治疗,但仍有部分骨折需要手术治疗。手术适应证见表 1-2-1。

表 1-2-1　肱骨干骨折手术适应证

肱骨干多节段骨折
伴同侧下肢骨折
骨折线延伸至肩关节、肘关节
严重的开放性骨折
合并血管、神经损伤
双侧肱骨干骨折
病理性骨折
"漂浮肘"
伴颅脑、胸外伤者
另外,手法复位后短缩仍>3 cm、旋转畸形>30°、成角畸形>20°
过度肥胖、巨大乳房者也需手术治疗
帕金森病患者

1.钢板内固定

(1)切开复位钢板内固定手术在肱骨干骨折治疗中一直占主导地位,其固定可靠且能减少肩关节的僵硬,术中可显露桡神经、减少桡神经的损伤,术中可直视下复位,术后可早期行功能康复锻炼。另外,切开复位钢板固定手术可取自体骨、同种异体骨或人工骨植入以达到治疗骨不连或骨缺损的目的。同时,钢板固定时的相对稳定和绝对稳定都能达到较好的效果。在没有严重粉碎性骨折的情况下,接骨板及拉力螺钉固定是大部分患者的首选。另外,当难以置入理想的拉力螺钉时,可以使用加压钢板。当骨折类型更加粉碎及复杂时,应考虑桥接固定。利用这种技术,将接骨板远离骨折远、近端固定,恢复骨折的长度,纠正上臂的旋转及成角畸形即可。这种技术可以通过传统的开放式手术或经皮插入的方法来施行。

(2)动力加压板:AO 组织推荐使用 4.5mm 的宽动力加压钢板(DCP 或 LC-

DCP),在肱骨骨折的远近端各最少固定 6 层(最好是 8 层)皮质。使用宽加压板的理由是它允许多平面置入螺钉,增加固定强度。对于骨干直径较小的肱骨可能不能接受 4.5mm 的宽加压板,对于这些情况可以使用窄的 4.5mm 加压板或 3.5mm 的接骨板代替。

(3)锁定板:锁定螺钉的出现明显扩展了接骨板在肱骨干骨折治疗中的应用范围。不管是骨质疏松还是近干骺端的骨折,锁定板均可获得牢靠的固定。在这两种临床情况下,锁定螺钉和锁定板的锁定关系可以防止螺钉退钉,提高钉板固定的强度。在肱骨骨折中最常使用加压与锁定混合的固定方式,在这种模式下,首先使用传统螺钉的骨与板的摩擦力加压作用使钢板紧贴骨面,接着通过数枚锁定螺钉固定来加强稳定。还有一种使用模式是锁定板的"内—外固定"模式,在该种模式中,钢板无须紧贴骨面放置,直接通过锁定螺钉与锁定板的锁定作用来维持稳定。虽然这种技术的理论优势是具有最小化骨膜的破坏,但其优良的临床结果尚未被证实。锁定钢板已在骨质疏松骨折的应用方面被证明是有利的,但对于正常的骨质使用锁定板并没有绝对的优势。

2.髓内钉固定

(1)刚性髓内钉:刚性顺行髓内钉适用于近端和中段的骨折。在肱骨远端 1/3,因肱骨的髓腔为扁平形状,阻挡了髓内钉的插入,固定深度不够,不适于固定肱骨远端 1/3 的骨折。髓内钉的优点包括有限的切开、骨折的间接复位保留了生物学优势。静态的锁定可以提供旋转和轴向的双向稳定性。与肱骨干骨折顺行髓内钉固定相关的并发症包括肩袖损伤、肩疼痛和近端突出的硬件。为避免这些肩部并发症,有学者提出逆行置钉,开口于鹰嘴窝后部。但在避免肩部并发症的同时,此入路增加了肱骨髁上的应力,有时髓内钉难以穿过肱骨远端。病理性骨折是髓内钉固定的一个较好适应证,因为髓内钉固定可以跨过病变的瘤段,减少钢板在长骨段强度弱化的肿瘤部位固定的稳定风险。肱骨骨折合并有下肢损伤,且同时预计需要拐杖来帮助康复的患者使用髓内钉固定是较好的选择,它已被证实更适合负重活动锻炼。然而,对于前述的情况,最近的临床研究也支持钢板固定方式。在肱骨干骨折是否需要髓内扩髓仍然是一个有争议的话题。由于有损伤桡神经的风险,由骨折移位导致软组织剥离的患者,不适合扩髓。开放置钉在降低神经和血管损伤风险的同时,也缩小了间接复位和有限切开、较少破坏骨折断端血供的优势。

(2)弹性髓内钉:弹性髓内钉固定既可用于成年人,也可用于儿童肱骨干骨折。许多外科医生希望通过弹性髓内钉的简单操作技术来降低手术并发症。弹性髓内钉可顺行插入,也可逆行插入。为控制旋转,推荐使用多枚弹性髓内钉固定。并发症包括髓内钉移位、骨不连和旋转不稳定。

3.外固定

对于开放性骨折、感染性骨不连、烧伤、节段性骨缺损等患者适合外固定架固定。外固定应通过可控的方式在直视下插入以避免神经、血管损伤。对于 Gustilo Ⅲ型开放性骨折，外固定架是一个很好的选择。然而，Gustilo Ⅰ型和Ⅱ型开放性骨折可使用接骨板或髓内钉进行固定。外固定架固定通常是在软组织愈合前，以及功能支具前或终末固定前的临时固定。一般不建议作为终末固定方式来治疗肱骨干骨折。

（三）手术入路

1.肱骨干的后侧入路

先从肱三头肌的长头和外侧头间的间隙显露。随后再分离深层的内侧头即可暴露肱骨干。与此入路显露有关的危险包括损伤桡神经和损伤肱深动脉。手术过程中必须识别和保护这两个重要的结构。此外，应注意不要损伤尺神经或臂丛外侧皮神经。

2.肱骨干前外侧入路

在前外侧入路中，首先沿三角肌与胸大肌肌间沟显露，在远端通过将肱肌肌纤维纵行向两侧分开，即可显露肱骨。主要的危险是桡神经及肌皮神经，因为其进入肌间隔远端。

3.肱骨干后外侧入路

此入路主要是从外侧肌间隔中进入，远端允许向肱骨外侧髁延伸，近端可延伸至腋神经与肱骨近端交界处。它的主要优点是可探查在肱骨的后部走行及前侧走行部分的桡神经。

六、并发症

在治疗肱骨干骨折时，可能出现的并发症包括骨髓炎、骨折畸形愈合、延迟愈合或不愈合、血管损伤、桡神经损伤。

（一）骨髓炎

肱骨骨髓炎比较罕见，但可出现在开放性骨折或手术治疗的病例中。其诊断较困难，除非存在明显感染的迹象。开放性骨折和使用免疫抑制药者并发骨髓炎的风险较正常人偏高。清创灌洗和使用的入路远端允许向肱骨外侧髁延伸，近端可延伸至腋神经与肱骨近端交界处。核医学的研究发现，使用包裹铟标记的白细胞和 ^{99m} 锝的亚甲基二膦显像的标记物有利于肱骨骨髓炎的诊断。抗生素和骨水泥链珠的填充可治疗肱骨骨髓炎，但需先去除死骨，在肢体功能重建中，肱骨短缩3cm不影响上肢的功能。

（二）畸形愈合

肱骨轻度的成角和旋转畸形,只要不超出一定的限度,一般不影响上肢的功能。通常,20°～30°的成角畸形和15°的旋转畸形被认为是可以接受的。畸形愈合经常需要通过截骨手术矫正,使用髓内钉或接骨板固定都可获得牢靠固定。

（三）不愈合

肱骨骨不连最常发生在严重骨血流阻断、多段骨折、横行骨折、骨折内固定不稳、高能量损伤或严重多发伤患者。肱骨干骨折不愈合率占所有骨折的2%～5%。骨不愈合治疗的关键是复位骨折碎片,维持生物学和生物力学的稳定性。切开复位加自体骨松质移植,并用4.5mm的动力加压板固定是骨不连的首选治疗方法。对于节段性缺损患者,可能需带血管的腓骨移植重建并植入骨松质或短缩固定。在治疗肱骨骨不连时一般不选用髓内钉或交锁钉固定,其治疗效果不佳。

（四）血管损伤

肱骨干骨折合并血管损伤的病例极其罕见。先固定骨折还是先修复血管取决于受伤的时间和残肢灌注的情况。缺血再灌注损伤有发生骨筋膜隔室综合征的风险,预防性筋膜切开术应受到重视。侧支血流量可以保持肱动脉损伤患者的远端动脉的搏动,因此,存在远端脉搏并不能排除肱动脉的损伤。

（五）桡神经损伤

约90%的桡神经损伤继发于神经机械性麻痹,大部分可以自然恢复。但在开放性骨折、Holstein-Lewis螺旋形骨折,穿透性创伤可能会导致神经断裂。神经探查适应证主要包括开放性骨折伴桡神经麻痹和肱骨中下段螺旋形骨折闭合复位后神经功能丧失者。桡神经完全性功能障碍者,肌电图和神经传导速度的测定应在伤后6～12周进行。如果显示有动作电位,可继续观察。如果没有动作电位或提示去神经纤维颤动,临床医生可以选择探查和修复桡神经。如果桡神经损伤经证实已无法恢复,可以行选择性肌腱转位手术来重建肢体功能。

（梁延琛　阎　伟）

第三节　肘部损伤

一、肘部关节脱位

（一）肘关节脱位

肘关节脱位很常见,多发生于青少年,成人和儿童也有时发生,约占全身四大关节脱位总数的一半。由于肘关节脱位类型较复杂,并以后脱位最常见,早期若能正确诊断及处理,后遗症少见,早期若未能及时处理或合并肘部及其他结构损伤时,常留有不同程度的肘关节功能障碍或畸形。

1.损伤机制及类型

肘关节脱位主要系间接暴力所致。肘部系前臂和上臂的连接结构,暴力的传导和杠杆作用是引起肘关节脱位的基本外力形式。

(1)肘关节后脱位:是肘关节脱位中最多见的一种类型,以青少年为主要发生对象。如摔倒后,手掌着地,肘关节完全伸展,前臂旋后位,由于人体重力和地面反作用力引起肘关节过伸,尺骨鹰嘴的顶端猛烈冲击肱骨下端大鹰嘴窝,即形成力的支点。外力继续加强引起附着于喙突的肱前肌和肘关节囊的前侧部分撕裂,则造成尺骨鹰嘴向后移位,而肱骨下端向前移位的肘关节后脱位。

由于构成肘关节的肱骨下端内外髁部宽而厚,前后又扁薄,侧方有副韧带加强其稳定,但如发生侧后方脱位,很容易发生内外髁撕脱骨折。

(2)肘关节前脱位:单纯肘关节前脱位较少见,又常合并尺骨鹰嘴骨折。其损伤原因多系直接暴力,如肘后直接遭受外力打击或肘部在屈曲位撞击地面等,导致尺骨鹰嘴骨折和尺骨近端向前脱位。这种类型肘部软组织损伤较严重。

(3)肘关节侧方脱位:多见于青少年。分为内侧脱位和外侧脱位2种,通常是肘关节处于内翻或外翻应力所致,伴有肘关节的侧副韧带和关节囊撕裂,肱骨的下端可向桡侧或尺侧破裂的关节囊侧移位。因强烈内外翻作用下,由于前臂伸或屈肌群猛烈收缩引起肱骨内、外髁撕脱骨折,尤其是肱骨内上髁更容易发生骨折。有时骨折片可嵌在关节间隙内。

(4)肘关节分裂脱位:这种类型脱位极少见。由于上下传导暴力集中于肘关节时,前臂呈过度旋前位,环状韧带和尺桡骨近侧骨间膜被劈裂,引起桡骨头向前方脱位,而尺骨近端向后脱位,肱骨下端便嵌插在二骨端之间。

2.临床表现

外伤后,肘关节肿痛,关节置于半屈曲状,伸屈活动受限。如肘后脱位,则肘后方空虚,鹰嘴部向后明显突出;侧方脱位,肘部呈现肘内翻或外翻畸形。肘窝部充盈饱满,肱骨内、外髁及尺骨鹰嘴构成的倒等腰三角形关系改变。

X线检查可确定诊断,是判断关节脱位类型和合并骨折及移位状况的重要依据。

3.治疗

(1)手法复位:新鲜肘关节后脱位:手法复位,多用牵引复位法。局部或臂丛神经阻滞麻醉,如损伤在半小时内亦可不使用麻醉。术者一手握住伤肢前臂、旋后,使肱二头肌松弛后进行牵引,助手双手紧握患肢上臂作反牵引,先纠正侧方移位,再在继续牵引下屈曲肘关节,同时将肱骨稍向后推,复位时可感到响声,如已复位,关节活动和骨性标志即恢复正常,如果一人操作,可用膝肘复位法或椅背复位法。

注意事项:复位前应检查有无尺神经损伤,复位时应先纠正侧方移位,有时要先将肘稍过伸牵引,以便使嵌在肱骨鹰嘴窝内的尺骨冠状突脱出,再屈肘牵引复位。若合并肱骨内上髁骨折,复位方法基本同单纯肘关节脱位,肘关节复位之时,肱骨内上髁多可随之复位;但有时骨折片嵌入肱尺关节间隙,此时将肘关节外展或外翻,使肘关节内侧间隙增大,内上髁撕脱骨折借助于前臂屈肌的牵拉作用而脱出关节得以复位。若骨折片虽脱出关节,但仍有移位时,加用手法复位,及石膏固定时加压塑形。如果嵌顿无法复位者,需要考虑手术切开。

对于某些肘关节陈旧性脱位(早期)的手法复位,需在臂丛麻醉下,做肘部轻柔的伸屈活动,使其粘连逐渐松解。将肘部缓慢伸展,在牵引力作用下逐渐屈肘,术者用双手拇指按压鹰嘴,并将肱骨下端向后推按,即可使之复位。如不能复位时,切不可强力复位,应采取手术复位。如合并有尺神经损伤,手术时应先探查神经,在保护神经下进行手术复位,复位后宜将尺神经移至肘前,如关节软骨已破坏,应考虑作肘关节成形术或人工关节置换术。复位后的处理:复位后,用石膏或夹板将肘固定于屈曲90°位,3~4周后去除固定,逐渐练习关节自动活动,要防止被动牵拉,以免引起骨化肌炎。

(2)手术治疗。

手术适应证:新鲜脱位闭合复位失败者;肘关节脱位合并肱骨内上髁撕脱骨折,骨碎片复位差;陈旧性肘关节脱位,不宜闭合复位者;一些习惯性肘关节脱位患者。

开放复位:需在臂丛麻醉下。取肘后纵形切口,肱骨内上髁后侧暴露并保护尺神经。肱三头肌肌腱做舌状切开。暴露肘关节后,将周围软组织和瘢痕组织剥离,清除关节腔内的血肿、肉芽及瘢痕。辨别关节骨端关系并加以复位。缝合关节周围组织。为防止脱位可采用一枚克氏针自鹰嘴至肱骨下端固定,1~2周后拔出。

4.并发症

僵直和创伤后关节炎是肘关节脱位后的常见并发症。早期解剖复位对防止关节炎改变是必要的,但可能会有一定程度的关节伸直受限。

异位骨化很常见,包括侧副韧带和关节囊的钙沉积,但它很少需要治疗。严重的异位骨化几乎可以造成肘关节的完全融合。异位骨化在脱位后很常见,最早可于伤后3~4周在X线片上看到,其严重程度与损伤的大小及固定时间的长短有关,也与肘关节早期被动牵拉有关。坚强的内固定、骨折修复后彻底冲洗软组织、早期活动也许可减少异位骨化。

(二)桡骨头脱位

1.解剖与分型

(1)桡骨头参与2个关节的组成:其环状关节面与尺骨桡切迹、环状韧带和方形韧带的束缚构成上桡尺关节；桡骨头凹与肱骨小头构成肘关节的肱桡部分。在临床上诊断桡骨头脱位一般都以肱桡关系的改变进行判断。正常情况下，在肘关节正位 X 线片上，桡骨干上段轴线向近侧的延长线应通过肱骨小头关节面的中点，向内侧或向外侧的偏移均视为桡骨头脱位。在侧位片上，肱骨小头与桡骨头凹在肘关节任何的屈伸位置上都是一个相应的杵臼关系。在肘关节屈曲 90° 的侧位 X 线片上，桡骨干轴线向近侧的延长线应通过肱骨小头中心，向前或向后的移位分别诊断为前脱位或后脱位。

(2)桡骨头脱位一般分为前脱位和后脱位 2 种类型。

前脱位：桡骨头脱位于肱骨小头前方，为前臂旋前暴力所致。当前臂处于旋前位，桡侧突然遭受暴力冲击时，也可造成桡骨头前脱位。暴力大者，将桡骨头推向尺侧嵌入肱肌肌腱中，闭合复位难以成功。

后脱位：桡骨头脱位于肱骨小头后方，为前臂轴向暴力所致。其发生机制为当肘关节过度屈曲时，桡骨头与肱骨小头上位的桡骨窝相抵，前脱位已无空间。当前臂于旋前位，桡骨干即斜向交叉在尺骨干上，其纵轴方向为自内下斜向外上，桡骨头已具向外后脱位之势。此刻若前臂遭受轴向暴力，自腕部沿桡骨干向上传达，即迫使桡骨头冲破环状韧带向后外方脱出，由于与肱骨小头撞击，常合并桡骨头前侧边缘骨折。若暴力仍未中止，进而发生下桡尺关节分离，形成前臂两极性脱位或同时发生尺骨骨折。

(3)根据桡骨头脱位的程度桡骨头脱位分为 2 度。

Ⅰ度：肱桡关节的杵臼关系移位，但未完全分离，即桡骨头半脱位。

Ⅱ度：肱桡关节的杵臼关系完全移位，桡骨头脱出在肱骨小头的前方或后方，即桡骨头完全脱位。

陈旧性孤立性桡骨头脱位在 X 线片上的特点是桡骨头凹发育呈凸状，桡骨干发育较长，这是桡骨头长期失去肱骨小头的生理挤压所造成的。陈旧性孟氏损伤应伴有尺骨弯曲畸形，必要时拍健侧前臂 X 线片对比。先天性桡骨头脱位是双侧性的，一般无临床症状。

2.鉴别诊断

桡骨头脱位的诊断一般不会发生困难，关键在于与陈旧性桡骨头脱位、陈旧性孟氏骨折和先天性桡骨头脱位相鉴别，以便选择正确的治疗方法，可从以下几个方面考虑：外伤史、临床体征、X 线相片显示的桡骨头形状、尺骨是否异常弯曲、对侧前臂 X 线片对比，给予正确诊断，杜绝医源性伤害。

3.治疗

新鲜性桡骨头脱位的复位一般比较容易。复位后，前脱位肘关节屈曲 90°，前臂旋后位固定；后脱位肘关节半伸位，前臂中立位固定，固定时间为 3 周，固定器材为长臂石膏托。前脱位复位后不稳定的病例,肘关节固定在过屈位,以不影响前臂血运为度。复位失败的病例,应及时切开复位,修补环状韧带,不稳定者用 1 根克氏针固定,肘关节屈 90°位,针自肘后穿入桡骨头,3 周后拔除。

小儿陈旧性桡骨头脱位可采用切开复位、环状韧带重建术。环状韧带取材于肱三头肌外缘。对桡骨头凹呈凸状改变,桡骨干超长的病例,可同时行桡骨头关节面成形术和桡骨干短缩术,小儿不应进行桡骨头切除术。成人陈旧性桡骨头脱位有临床症状者可进行桡骨头切除术。

先天性桡骨头脱位无症状者不予处理,有疼痛、功能障碍和外观明显畸形者,可用桡骨头切除术治疗。但对儿童桡骨头骨折不应做桡骨头切除术,因术后容易发生桡尺骨交叉愈合或桡骨头再生。

(三)桡骨头半脱位

本病又叫牵拉肘,其名称形象地描述其受伤机制和特征。本病的其他诊断名称有:桡骨头半脱位、牵拉性桡骨头半脱位、上尺桡关节环状韧带半脱位和保姆肘等。

本病为幼儿常见损伤,4 岁以下最常见,占 90%,发病高峰期在 1～3 岁,男孩多,左侧较右侧多见。

1.解剖特点及其发病机制

牵拉肘是在幼儿肘部伸直和前臂旋前位突然牵拉手腕部所致,在其要跌倒的瞬间猛然用力向上拽其胳膊或给幼儿穿衣服时用力猛拉其手所致,也可在摔倒后造成,比较少见。其好发于幼儿,与其肌肉、关节囊韧带薄弱、松弛和富于弹性的特点有关。Stone、Ryan、Salt 以及 Macra 和 Freeman 等分别对不同年龄婴儿尸体标本的发病机制进行了探索,发现骨性桡骨头直径明显大于桡骨颈,两者比例与成人截然不同,并得出较为一致的结论,即牵拉肘是由环状韧带牵拉桡骨颈至桡骨头部所致。

2.临床表现与诊断

患儿牵拉伤后,常立即出现哭闹,患肢拒绝活动和持物。大多数患者家属能明确指出是由于胳膊被拽伤后引起。

检查可见患肢常处在旋前位,肘关节屈曲或用对侧手扶着患肢。肘部一般无肿胀,桡骨头外侧拒按,肘部被动屈伸尚可,但旋前旋后活动受限,有交锁感。施力抗阻旋后引起患儿瞬间剧痛,可感关节内有弹响。

X 线影像表现骨关节无明显改变,诊断价值不大。

根据牵拉伤病史和局部检查无明显骨折征象便可初步诊断,手法复位后症状消失便能确诊。仅对伤因不明确、临床表现不典型或者须拍片排除骨折的患者进行 X 线检查。

3.治疗及预后

本病治疗比较简单,手法复位容易,操作前最好先哄得患儿合作。复位方法:术者一手握住患儿肱骨下段和肘部,另一手握住前臂远端,使肘关节屈曲 90°,并小心保持前臂旋前位置不变,在两手对抗牵引下迅速施力使前臂旋后,此时常可感觉关节内有弹响,随后疼痛消失,患肢活动自如。复位后三角巾悬吊数日或1周,应告知患儿父母在 5 岁前牵拉手腕有再脱位的危险性。

个别患儿前臂旋后时无复位感觉,弹响可能在反复旋转前臂 1～2 次后出现。早期国外文献曾报道 1 例 5 岁患儿因环状韧带陷入关节太多而需手术切开韧带复位,这种情况十分罕见。

大多数患儿手法复位后症状马上消失,若患肢活动完全恢复正常则无须制动,但要避免再受牵拉。个别患儿复位后局部仍有疼痛不适或患肢尚不敢随意活动,可能是就诊晚,复位距受伤时间长或合并环状韧带撕裂,故症状还会持续 3～5 天,宜用颈腕带或长臂后托石膏固定1～2周,直至症状消失。

本损伤预后良好,2 岁以下容易复发,约 5% 的患儿因牵拉手腕再发脱位,这些患者最好予以石膏托固定 2～3 周。随着年龄的增加,肌肉与关节囊韧带增强则对此病有自限能力,5 岁后发病已很少见。

二、肘关节骨折

(一)肱骨髁上骨折

肱骨髁上骨折常发生于 5～12 岁儿童,占儿童肘部骨折中的 50%～60%。骨折后预后较好,但容易合并血管神经损伤及肘内翻畸形,诊治时应注意。

1.致伤机制和类型

(1)伸展型:占肱骨髁上骨折的 95%。跌倒时肘关节呈半屈状手掌着地,间接暴力作用于肘关节,引起肱骨髁上部骨折,骨折近侧端向前下移位,远端向后上移位,骨折线由后上方至前下方,严重时可压迫或损伤正中神经和肱动脉。按骨折的侧方移位情况,又可分为伸展尺偏型和伸展桡偏型骨折;其中伸展尺偏型骨折易引起肘内翻畸形,可高达 74%。

(2)屈曲型:约占肱骨髁上骨折的 5%。由于跌倒时肘关节屈曲,肘后着地所致,骨折远侧段向前移位,近侧段向后移位,骨折线从前上方斜向后下方。

2.临床表现及诊断

肘关节肿胀、压痛、功能障碍,有向后突出及半屈位畸形,与肘关节后脱位相似,但可从骨擦音、反常活动、触及骨折端及正常的肘后三角等体征与脱位鉴别。检查患者应注意有无合并神经血管损伤。约 15% 的患者合并神经损伤,其中以正中神经最常见。应特别注意有无血运障碍,血管损伤大多是损伤或压迫后发生血管痉挛。血管损伤的早期症状为剧痛、桡动脉搏动消失、皮肤苍白、麻木及感觉异常等5"P"征,若处理不及时,可发生前臂肌肉缺血性坏死,致晚期缺血性肌挛缩,甚至造成严重残疾。

3.治疗

(1)手法复位外固定:绝大部分肱骨髁上骨折手法复位均可成功,据统计达90%以上。手法复位应有良好麻醉,力争伤后4～6小时进行早期手法复位,以免肿胀严重。复位时对桡侧移位可不必完全复位,对尺侧方向的移位要矫枉过正,以避免发生肘内翻畸形。二次手法复位不成功者则改行开放复位,因反复多次手法复位可加重损伤和出血,诱发骨化性肌炎。伸直型骨折复位后用小夹板或石膏固定患肢于90°屈肘功能位4～6周;屈曲型则固定于肘关节伸直位。

(2)骨牵引复位:适用于骨折时间较久、软组织肿胀严重或有水泡形成,不能进行手法复位或不稳定性骨折患者。采用上肢悬吊牵引,牵引重量1～3kg,牵引5～7天后再手法复位,必要时可牵引2周。

(3)手术治疗。

①血管损伤探查:合并血管损伤必须早期探查。探查的指征是骨折复位解除压迫因素后仍有5"P"征。探查血管的同时可行骨折复位及内固定。

②经皮穿针固定:用于儿童不稳定型骨折,可从内外上髁分别穿入克氏针或肘外侧钻入2枚克氏针固定。

③开放复位内固定:适用于手法复位失败者。儿童用克氏针固定,成人用钢板螺钉内固定。

(4)肱骨髁上骨折并发症。

①神经损伤:以桡神经最为多见,其次为正中神经和尺神经,掌侧骨间神经损伤症状易被忽视。

②肱动脉损伤:由骨折断端刺伤所致,严重者可致完全断裂。典型的有5"P"征。可发生前臂肌肉缺血性坏死,至晚期缺血性肌挛缩,最严重的会发生坏疽而截肢。确诊有血管损伤,必须立即行血管探查术。血管连续性存在但表现为痉挛者,可行星状神经节阻滞,也可局部应用罂粟碱或局麻药解除痉挛;若上述处理无效或血管断裂,切除损伤节段行静脉移植术,恢复肢体远端血供。若存在前臂骨筋膜间室综合征,必须行前臂筋膜间室切开减压术。

③前臂骨筋膜间室综合征:发生于儿童肱骨髁上者多因肱动脉损伤、血管痉挛或破裂,也有部分为前臂严重肿胀时不适当的外固定引起前臂骨筋膜间室压力升高所致。临床上必须予以高度重视,处理不当可形成 Volkmann 缺血性挛缩。除5"P"征外,前臂骨筋膜间室压力测压大于 30mmHg(1mmHg＝0.133kPa)可作为诊断依据。一旦确诊,必须行前臂筋膜间室切开减压术,同时探查修复肱动脉,部

分病例需掌侧和背侧两处减压。对筋膜间室切开减压术,须牢记"宁可操之过早,不可失之过晚"。对于肿胀重、移位明显的肱骨髁上骨折,上肢过头悬吊牵引是最好的预防方法。

④肘关节畸形:可出现肘内翻及肘外翻,并以内翻常见。畸形原因为复位不良导致骨折远端成角和旋转,并非骨骺因素。可行肱骨髁上截骨矫正。

⑤骨化性肌炎:多为粗暴复位和手术所致。

(二)肱骨髁间骨折

肱骨髁间骨折是青壮年严重的肘部损伤,常呈粉碎状,复位较困难,固定后容易发生再移位及关节粘连,影响肘关节功能。该骨折较少见。

1.致伤机制及类型

肱骨髁间骨折是尺骨滑车切迹撞击肱骨髁所致,也可分为屈曲型和伸直型两类;按骨折线可分为"T"形和"Y"形;有时肱骨髁部可分裂成 3 块以上,即属粉碎性骨折。

Riseborough 根据骨折的移位程度,将其分为 4 度。

(1)Ⅰ度:骨折无移位或轻度移位,关节面平整。

(2)Ⅱ度:骨折块有移位,但两髁无分离及旋转,关节面也基本平整。

(3)Ⅲ度:骨折块有分离,内外髁有旋转,关节面破坏。

(4)Ⅳ度:肱骨髁部粉碎成 3 块以上,关节面严重破坏。

2.临床表现及诊断

外伤后肘关节明显肿胀,疼痛剧烈,肘关节位于半屈位,各方向活动受限。检查时注意有无血管神经损伤。

X 线片不仅可明确诊断,而且对骨折类型及移位程度的判断有重要意义。

3.治疗

治疗的原则是良好的骨折复位和早期功能锻炼,促进功能恢复。目前尚无统一的治疗方法。

(1)手法复位外固定:麻醉后先行牵引,再于内外两侧加压,整复分离及旋转移位,用石膏屈肘 90°位固定 5 周。

(2)尺骨鹰嘴牵引:适用于骨折端明显重叠,骨折分离、旋转移位,关节面不平,开放性或严重粉碎性骨折,手法复位失败或骨折不稳定者;牵引重量为 1.5～2.5kg,时间为 3 周,再改用石膏或小夹板外固定 2～3 周。

(3)钢针经皮撬拨复位和克氏针经皮内固定:在 X 线片透视下进行,对组织的损伤小。

(4)开放复位固定。

①手术适应证。

a.青壮年不稳定型骨折,手法复位失败者。

b.髁间粉碎性骨折,不宜手法复位及骨牵引者。

c.开放性骨折患者。

②手术入路:采用肘后侧切口手术,以鹰嘴截骨入路最为常用,采用标准肘关节后侧入路,绕尺骨鹰嘴桡侧使其稍有弯曲,掀起皮瓣,游离及妥善保护尺神经。为显露滑车和肱骨小头,行尺骨鹰嘴截骨。将肱三头肌向上方翻起,从而显露整个肱骨远端。术后鹰嘴截骨块复位,以张力带和(或)6.5mm松质骨螺钉固定。该入路显露良好,但有截骨端内固定失效及骨不愈合的风险。其他尚有肱三头肌腱舌形瓣法和肱三头肌腱剥离法显露肱骨远端,有导致肱三头肌腱撕脱的危险,已较少使用。

③内固定种类:用克氏针张力带、重建钢板和"Y"形解剖钢板等内固定。最近开始应用 AO 设计的分别固定内外侧柱的锁定加压钢板,双侧接骨板设计使骨折固定更为牢固;后外侧接骨板在肘关节屈曲时起张力带作用,内侧接骨板对肱骨远端内侧提供良好的支撑。强调术后早期能锻炼,防止关节僵硬。

（三）肱骨外髁骨折

肱骨外髁骨折是常见的儿童肘部骨折之一,约占儿童肘部骨折的 6.7%,其发生率仅次于肱骨髁上骨折,常见于 5～10 岁儿童。骨折块常包括外上髁、肱骨小头骨骺、部分滑车骨骺及干骺端骨质,属于 Salter-Harris 骨骺损伤的第Ⅳ型。

1.致伤机制及类型

引起肱骨外髁骨折的暴力,与引起肱骨髁上骨折的暴力相似,再加上肘内翻暴力共同所致。根据骨折块移位程度,分为 4 型。

(1)Ⅰ型:外髁骨骺骨折无移位。

(2)Ⅱ型:骨折块向外后侧移位,但不旋转。

(3)Ⅲ型:骨折块向外侧移位,同时向后下翻转,严重时可翻转 90°～100°,但肱尺关节无变化。

(4)Ⅳ型:骨折块移位伴肘关节脱位。

2.临床表现及诊断

骨折后肘关节明显肿胀,以肘外侧明显,肘部疼痛,肘关节呈半屈状,有移位骨折可扪及骨折块活动感或骨擦感,肘后三角关系改变。

其 X 线片表现为成人可清楚显示骨折线,但儿童仅显示外髁骨化中心移位,必须加以注意,必要时可对对侧肘关节进行 X 线检查以对照。

3.治疗

肱骨外髁骨折属关节内骨折,治疗上要求解剖复位。

(1)手法复位:多数病例手法复位可获得成功。对Ⅰ型骨折,用石膏屈肘 90°位固定患肢 4 周。对Ⅱ型骨折,宜首选手法复位,复位时不能牵引,以防骨折块翻转;前臂旋前屈曲肘关节,用拇指将骨折块向内上方推按、复位。对Ⅲ型骨折可试行手法复位,不成功则改为开放复位。对Ⅳ型骨折则应先推压肱骨端复位肘关节脱位,一般骨折块也随之复位,但禁止牵引以防止骨折块旋转。

(2)撬拨复位:在透视条件下用克氏针撬拨骨折复位,术中可将肘关节置于微屈内翻位以利操作。此法操作简单,损伤小,但应熟悉解剖结构,避免损伤重要的血管神经。

(3)开放复位:适用于以下几种情况。

①严重的Ⅲ型骨折移位或旋转移位。

②肿胀明显的移位骨折,手法复位失败。

③某些陈旧性移位骨折。复位后儿童可用丝线或克氏针内固定,成人可用克氏针及螺钉固定,术后用石膏托固定 3～4 周。

(四)肱骨外上髁骨折

肱骨外上髁骨折多发于成年男性患者,约占肱骨远端骨折的 7%。

1.致伤机制

多由于患者前臂过度旋前内收时跌倒,伸肌剧烈收缩而造成撕脱骨折。骨折片可仅有轻度移位或发生 60°～180°旋转移位。

2.临床表现及诊断

有跌倒外伤史;肘关节半屈位,伸肘活动受限;肱骨外上髁部肿胀、压痛;有时可扪及骨折块。结合 X 线片显示,不难诊断。

3.治疗

(1)手法复位:肘关节屈曲 60°～90°并旋后,挤压骨折片复位,术后石膏外固定 3 周。

(2)撬拨复位:适用于手法复位困难者或骨折后时间较长者。

(3)开放复位:适用于上述方法复位失败和陈旧性骨折病例,复位后用克氏钢针内固定,术后长臂石膏托屈肘 90°固定 3～4 周。

(五)肱骨内髁骨折

肱骨内髁骨折,是指累及肱骨内髁包括肱骨滑车及内上髁的一种少见损伤,好发于儿童。

1.致伤机制及类型

多是间接暴力所致,摔倒后手掌着地,外力传到肘部,尺骨鹰嘴关节面与滑车撞击可导致骨折,而骨折块的移位与屈肌牵拉有关。由于肱骨内髁后方是尺神经,所以肱骨内踝骨折可引起尺神经损伤。

根据骨折块移位情况,可将骨折分为 3 型。

(1)Ⅰ型:骨折无移位,骨折线从内上髁上方斜向外下达滑车关节面。

(2)Ⅱ型:骨折块向尺侧移位。

(3)Ⅲ型:骨折块有明显旋转移位,最常见为冠状面上的旋转,有时可达 180°。

2.临床表现及诊断

肘关节疼痛,肿胀;压痛,以肘内侧明显;活动受限;肘关节呈半屈状;有时可触及骨折块。

X 线片对肱骨内髁骨折有诊断意义。但对儿童肱骨内髁骨化中心未出现前则较难由 X 线片辨别,必要时应拍健侧 X 线片对比。

3.治疗

(1)手法复位:一般手法复位可成功。复位后前臂旋前,屈肘 90°石膏外固定 3～5 周。

(2)开放复位:适用于以下几种情况。

①旋转移位的Ⅲ型骨折。

②手法复位失败的有移位骨折。

③肘部肿胀明显,手法复位困难的Ⅱ型骨折。

④有明显尺神经损伤者,复位后用克氏针交叉固定,尺神经前移至内上髁前方,术后石膏外固定 4～5 周。

(六)肱骨内上髁骨折

肱骨内上髁骨折仅次于肱骨髁上骨折和肱骨外髁骨折,发病率约为 10%,占肘关节骨折的第三位。多见于儿童,因儿童内上髁属骨骺,故又称为肱骨内上髁骨骺撕脱骨折。

1.致伤机制及类型

跌倒时前臂过度外展,屈肌猛烈收缩将肱骨内上髁撕脱,骨折块被拉向前下方。与此同时,维持肘关节稳定的内侧副韧带丧失正常张力,使得内侧关节间隙被拉开或发生肘关节后脱位,撕脱的内上髁被夹在关节内侧或嵌入关节内。尺神经受到骨折块的牵拉和挤压,严重者甚至和骨折块一起嵌入关节,引起损伤。根据骨折块移位及肘关节的变化,可将骨折分为 4 型。

(1)Ⅰ型:肱骨内上髁骨折,轻度移位。

(2)Ⅱ型:撕脱的内上髁向下、向前旋转移位,可达关节水平。

(3)Ⅲ型:骨折块嵌于关节内。

(4)Ⅳ型:骨折块明显移位伴肘关节脱位,该型为内上髁最严重的损伤。

2.临床表现及诊断

该骨折易漏诊。肘关节内侧肿胀、疼痛,皮下瘀血及局限性压痛,有时可触及骨折块,X 线片检查可确定诊断,有时需与健侧片对比。合并肘关节脱位时,复位前后一定要仔细阅片,确定骨折块是嵌夹于关节间隙内。但对 6 岁以下儿童骨骺未出现,要靠临床检查才能诊断。合并尺神经损伤并非少见,必须仔细检查手部功能,以免漏诊。

3.治疗

(1)手法复位:无移位的肱骨内上髁骨折,不需特殊治疗,直接外固定;有移位的骨折,包括轻度旋转移位和Ⅳ型骨折,均宜首选手法复位;但复位后骨折对位不稳定,容易再移位,因此石膏外固定时,内上髁部要加压塑形,固定 4～5 周。合并肘关节脱位者,在肘关节复位时内上髁骨折块常可随之复位。骨折块嵌夹于关节内者,复位时肘外翻,紧张前臂屈肌可将骨折块拉出。

(2)开放复位:适用于以下几种情况。

①旋转移位的Ⅲ型骨折,估计手法复位难成功的。

②闭合复位失败。

③合并尺神经损伤者,对儿童肱骨内上髁骨骺,可用粗丝线缝合或细克氏针交叉固定,术后上肢功能位石膏外固定 4～6 周。

(七)肱骨小头骨折

肱骨小头骨折是少见的肘部损伤,占肘部骨折的 0.5%～1%。成人多发生单纯肱骨小头骨折,儿童则发生有部分外髁的肱骨小头骨折。易被误诊为肱骨外髁或外上髁骨折。

1.致伤机制及类型

间接暴力经桡骨传至肘部,桡骨头成锐角撞击肱骨小头造成骨折,所以桡骨头骨折病例均应考虑肱骨小头骨折的可能。可分为Ⅳ型。

(1)Ⅰ型:完全性骨折(Hahn-Steinthal 骨折),骨折块包括肱骨小头及部分滑车。

(2)Ⅱ型:单纯肱骨小头完全骨折(Kocher-Lorenz 骨折),有时因骨折片小而在 X 线片上很难发现。

(3)Ⅲ型:粉碎性骨折或肱骨小头与滑车均骨折且二者分离。

(4)Ⅳ型:肱骨小头关节软骨挫伤。

2.临床表现及诊断

肘关节外侧和肘窝部可明显肿胀和疼痛,肘关节活动受限。X 线片检查可确定诊断。

3.治疗

治疗上要求解剖复位。多数学者主张先试行闭合复位外固定。

(1)手法复位:牵引肘关节成完全伸直内翻位,术者用两拇指向下按压骨折片,常可复位。复位后用石膏固定肘关节于90°屈曲位。

(2)开放复位内固定术:适用于骨折手法复位失败者。可采用肘前侧、外侧及肘后外侧手术入路,术中注意防止桡神经深支损伤。可用克氏针、可吸收螺钉、松质骨螺钉固定;选用中空微型螺钉固定时,螺钉头埋于软骨面下。

(3)肱骨小头骨折片切除:适用于骨折片小而游离,肱骨小头粉碎性骨折(Ⅲ型)及老年人肱骨小头移位的Ⅱ型骨折。

(八)肱骨远端全骨骺分离

肱骨远端全骨骺分离较少见,其临床特点与肱骨髁上骨折相似。由于幼儿肘部骨骺的骨化中心未出现之前发生骨骺分离,易与肱骨外髁骨折和肘关节脱位相混淆,而骨骺骨化中心出现后的全骨骺分离易诊断为肱骨髁骨折,再加上骨骺的骨折线不能X线片显影,肘部损伤时的X线片表现相似,所以极易误诊。治疗不当易引起肘关节畸形。

1.致伤机制

肱骨远端骨骺包括肱骨小头、滑车、内上髁及外上髁,其分离部位在肱骨远端骨骺线上,分离多属Salter-HarrisⅡ型骨骺损伤,多由间接暴力所致。损伤时肘关节伸直或微屈手掌着地,肘部承受强大的内旋、内翻与过伸应力,引起全骨骺分离。

2.临床表现及诊断

患肘肿胀,活动障碍。诊断主要依靠X线片检查。其典型表现为分离的肱骨远端骨骺连同尺骨、桡骨一并向后、内侧移位,而外髁骨骺与桡骨近端始终保持正常的对位关系。读X线片时应注意外髁骨骺与肱骨干及桡骨近端的对位关系,有无旋转移位,以及肱骨干与尺桡骨长轴的对位关系,必要时可加拍对侧肘关节照片进行对比。

3.治疗

治疗原则为闭合复位外固定。

(1)手法复位:整复方法同肱骨髁上骨折。对尺侧方向移位必须完全矫正,以免发生肘内翻畸形。伤后肘部肿胀明显者,可复位后作尺骨鹰嘴骨牵引,3~5天肿胀消退后再固定,外固定采用屈肘90°位石膏固定2~3周。

(2)开放复位:适用于手法复位失败的严重分离移位者。复位后用细克氏针内固定,术后屈肘90°石膏固定3周。

(九)尺骨鹰嘴骨折

尺骨鹰嘴骨折常发于成人,较常见。绝大部分骨折波及半月状关节面,属关节内骨折。骨折移位与肌肉收缩有关。治疗上要求解剖复位、牢固固定及早期功能锻炼。

1.致伤机制

直接暴力与间接暴力均可导致鹰嘴骨折。直接暴力导致粉碎性骨折,间接暴力引起撕脱骨折。骨折移位与肌肉收缩有关。由于肱肌和肱三头肌分别止于尺骨的喙突和鹰嘴,二者分别为屈伸肘关节的动力,故鹰嘴的关节面侧为压力侧,鹰嘴背侧为张力侧,骨折时以肱骨滑车为支点,骨折背侧张开或分离。骨折可分为 5 种类型。

2.临床表现及诊断

肘后侧明显肿胀,压痛,皮下瘀血;肘关节呈半屈状,活动受限;被动活动可有骨擦感,可扪及骨折线;肘后三角关系破坏。X 线片检查可明确诊断及骨折移位程度。对怀疑儿童骨折及骨骺分离的,可拍健侧肘关节 X 线片对照。

3.治疗

(1)手法复位:无移位骨折用石膏外固定肘关节于功能位 3～4 周或先固定肘关节于伸直位 1～2 周,再屈肘功能位固定 1～2 周。轻度移位者则置肘关节伸直位骨折片按压复位。复位后伸直位固定 2～3 周,再改为屈肘位固定 3 周。

(2)开放复位。

①手术适应证:

a.手法复位后关节面仍不平滑者。

b.复位后骨折裂隙仍大于 3mm 者。

c.开放性骨折患者。

d.合并有肌腱、神经损伤者。

e.陈旧性骨折有功能障碍。

②手术入路:采用肘后侧切口。

③内固定种类及方法:内固定需遵循张力带原则。对简单横形或斜形骨折,用克氏针张力带固定。某些斜形骨折,尚需附加螺钉内固定。对于粉碎性骨折和累及冠状突远端的骨折,应用后方钢板固定,包括 1/3 管型钢板、重建钢板或最新设计的 3.5mm 尺骨鹰嘴解剖型锁定加压钢板固定。必要时辅用外固定,提倡术后早期活动,防止关节僵硬。

(十)尺骨冠状突骨折

尺骨冠状突主要的作用是稳定肘关节,阻止尺骨后脱位,防止肘关节过度屈曲。冠状突骨折可单独发生,也可并发肘关节后脱位,骨折后易发生移位。

1.致伤机制及分类

该类骨折多为间接暴力所致。可分为 3 型:

(1)Ⅰ型:撕脱骨折。

(2)Ⅱ型:骨折块小于关节面 50%。

（3）Ⅲ型:骨折块大于关节面50％。

2.临床表现

肘关节肿胀;疼痛、活动受限。X线检查能确定诊断。

3.治疗

（1）保守治疗:多数冠状突骨折仅为小片骨折（Ⅰ型）,和无移位的骨折一样,仅需屈肘位90°石膏外固定5～7天后,即改用前臂悬吊2周,同时开始主动肘关节功能锻炼;对分离较明显或Ⅱ型骨折可试行手法复位。

（2）手术治疗:对Ⅲ型骨折可行开放复位内固定;对骨折片分离大,骨折块游离于关节腔的,也可考虑手术切除骨折块。

（十一）桡骨头骨折

桡骨头骨折多见于青壮年,发病率较高,治疗不及时可造成前臂旋转功能障碍。

1.致伤机制及类型

跌倒时肩关节外展,肘关节伸直并外翻,桡骨头撞击肱骨小头,引起桡骨头颈部骨折;这种骨折常合并肱骨小头骨折或肘内侧损伤。由于桡骨头与其颈干不在一直线上,而是偏向桡侧,故外伤时桡骨头外1/3易骨折。按 Mason 和 Johnston 分类法可分为4型。

（1）Ⅰ型:骨折无移位。

（2）Ⅱ型:骨折有分离移位。

（3）Ⅲ型:粉碎性骨折。

（4）Ⅳ型:合并肘关节脱位。

2.临床表现及诊断

肘关节外侧肿胀,压痛,肘关节屈、伸及旋转活动受限,旋后功能受限更加明显。X线检查可明确损伤的类型和移位程度,必要时可加拍对侧肘关节 X 线片对比。

3.治疗

（1）保守治疗:对Ⅰ型、Ⅲ型骨折无移位者,用石膏固定肘关节于功能位;对Ⅱ型骨折则采用手法复位,牵引后前臂旋前内翻,挤压桡骨头骨折复位,复位后石膏外固定3～4周。

（2）手术治疗:包括以下3种术式。

①开放复位:适用于关节面损伤较轻,估计复位后仍可保持良好功能的Ⅱ、Ⅲ型骨折,可用微型螺钉、微型钢板及克氏针等行内固定,也可在肘关节镜下行骨折内固定术。采用微型螺钉内固定时,螺钉头必须埋于环状关节软骨面下,以免影响上尺桡关节旋转。微型钢板应置于桡骨头的前外1/3安全区内,安全区为桡骨头

环状关节面上约 1/3(不参与关节构成的区域),简单的临床定位为桡骨头上相当于桡骨茎突与 Lister 结节间的部分,在该处放置钢板可避免前臂旋转时撞击尺骨关节面,致关节疼痛及旋转受限。

②桡骨头切除:适用于 Ⅱ 型骨折超过关节面 1/3、对合不良,Ⅲ 型骨折分离移位,合并肱骨小头关节面损伤及陈旧性骨折影响功能者。切除范围为超过桡骨头颈外围 1.5cm。但对儿童则不宜行桡骨头切除。由于其有下尺桡关节半脱位、肘外翻、骨化性肌炎、创伤性关节炎等诸多并发症,已基本被内固定重建术和人工桡骨头置换术所取代。

③人工桡骨头置换术:适用于无法进行内固定重建的 Ⅲ 型、Ⅳ 型骨折,内固定失败,合并有肘内侧损伤或尺骨上端骨折者,因为行人工桡骨头置换可保证肘关节的稳定性,有利于关节功能恢复。

(十二)桡骨头骨骺分离

桡骨头骨骺分离在儿童肘部骨关节损伤中常见。

1.致伤机制及类型

桡骨头骨骺分离的致伤机制与桡骨头骨折相似。多属 Salter-Harris Ⅱ 型和 Ⅰ 型损伤。可分为 4 型。

(1)Ⅰ 型:歪戴帽型,约占 50%。

(2)Ⅱ 型:压缩型。

(3)Ⅲ 型:碎裂型。

(4)Ⅳ 型:压缩骨折型。

2.临床表现及诊断

凡肘部受伤后出现肘外侧肿胀、疼痛、压痛及功能障碍者,均应 X 线片检查以明确诊断。

3.治疗

(1)手法复位:多数病例效果良好,伸肘旋前、内翻肘关节,按压桡骨头可复位,复位后屈肘 90°石膏外固定 3 周。

(2)撬拨复位:适用于手法复位无效的歪戴帽压缩骨折且分离者。

(3)开放复位:适用于上述方法复位不满意者,一般复位后不需要钢针固定,仅陈旧性骨折复位后要用克氏针内固定,以免术后移位。

骨骺融合前的桡骨头骨骺分离不宜切除桡骨头,否则可明显影响前臂发育。

三、肌腱韧带损伤

(一)肱二头肌腱断裂

肱二头肌腱断裂可发生在肩胛骨盂上粗隆的长头腱起始部,肌腱上端的长短头,肌腹肌腱联合部,其中以肱二头肌长头腱的结节间沟部断裂最常见,占50%以上。

1.致伤机制

急性损伤多因屈肘位突然急剧收缩或同时有暴力突然作用于前臂所致,多为拉断伤或撕脱伤。之所以在结节间沟部位或关节囊内易发生肱二头肌长头腱断裂,是因为该处肌腱经常受到磨损及挤压,逐渐发生退行性变及瘢痕化,加速了肌张力的减退。

2.临床表现及诊断

(1)发病年龄:急性断裂多见于青壮年,慢性磨损所致断裂多好发于中老年人及运动员。

(2)病史:多数有急性外伤史,突感上臂部剧痛并闻及肌腱断裂声。

(3)症状:臂前侧疼痛,屈肘力减弱。

(4)体征:肩前侧肿胀、压痛,屈肘肌力明显下降,屈肘时可见上臂中下段有向远端退缩的二头肌肌腹隆起的包块,能左右推动,有压痛,包块近侧出现凹陷。

根据典型病史、症状及体征,急性断裂的早期诊断并不困难。但对慢性磨损所致的断裂,由于其他肌肉的代偿仍有一定屈肘力,容易漏诊或误诊。

3.治疗

一般采用手术治疗,效果良好。对长头肌腱断裂,由于肌腱本身多已有病变,常不能直接缝合,可根据情况将其固定在肩胛骨喙突,肱骨结节间沟下方,肩胛下肌、肱二头肌短头或三角肌止点处等。固定时应有适当张力。术后屈肘90°固定4～6周后逐渐进行肘关节功能锻炼。对年老体弱或皮肤病损不宜手术者,可行非手术治疗。

(二)肘关节内侧副韧带损伤

1.致伤机制

一般情况下,肘关节屈曲时内侧副韧带后束呈紧张状态,此时做肘外翻,应力不易集中于内侧副韧带,常分散至肱骨下端和尺骨上端;肘关节完全伸直时,内侧副韧带前束紧张,此时做肘外翻,应力常集中于内侧副韧带,易引起肘关节内侧副韧带损伤;若内侧副韧带不断裂,则外翻应力转化为对肱桡关节的纵向压缩力而导致肱骨外髁骨折或桡骨头、颈骨折。

2.临床表现及诊断

(1)病史:多有明确外伤史。

(2)症状:肘部疼痛,活动时加重。

(3)体征:肘关节周围压痛,以内侧关节间隙压痛最明显,并明显肿胀、瘀斑;肘关节活动受限,难以完全伸直或屈曲;被动活动肘关节可致剧烈疼痛和异常外翻活动;一般外翻角达 30°以上时表示肘关节内侧副韧带断裂;结合 X 线片检查,诊断不困难。

3.X 线片检查

正常情况下肘关节内侧关节间隙无增宽,若外翻应力位 X 线片显示内侧关节间隙明显增宽,则表明有肘内侧副韧带断裂。同时 X 线片也可明确是否有骨折等并发症。

4.治疗

(1)保守治疗:对内侧副韧带损伤较轻、症状轻、被动外翻畸形较轻者,可屈肘位 70°~90°石膏固定 3 周后进行主动功能锻炼。

(2)手术治疗:对韧带损伤严重,症状明显,明显被动外翻畸形者,宜手术治疗。在修复内侧副韧带同时修复撕裂的关节囊前部和前臂屈肌群起点。若合并桡骨头骨折,应在修复内侧副韧带的同时行桡骨头骨折的复位固定。术后屈肘 90°石膏固定 2~3 周后进行主动功能锻炼。

(梁延琛　衣雪平)

第四节　前臂骨折

前臂骨折是一种常见的损伤,常由于跌倒或直接打击引起。26%的前臂双骨折患者为年龄<15 岁的儿童。前臂损伤的治疗效果取决于一些因素,包括患者的年龄、骨质条件、损伤类型、合并伤和康复治疗等。

前臂骨折主要包括 4 种类型:①尺骨或桡骨单一骨折;②桡骨骨折合并远端尺桡关节(DRUJ)脱位(盖氏骨折);③尺骨骨折合并桡骨小头脱位(孟氏骨折);④尺骨与桡骨双骨折。前臂大部分骨折的治疗,除外一些单一的尺骨干骨折,一般需手术治疗。

一、解剖

前臂解剖的复杂性在于它包含两个平行且可移动的长骨,整体通过上下尺桡关节起到类似于关节的功能。一些肌肉起于前臂止于手部,并提供手部功能。因此,前臂骨折后,恢复前臂的旋转、手腕和肘部的活动度及握力非常重要。

(一)骨

桡骨近端有桡骨结节与尺骨相关节,其远端也有结节与尺骨形成下尺桡关节。桡骨近端结节还是肱二头肌止点。桡骨有一个生理弧度,必须在骨折治疗中得以恢复。每丧失 5°会导致 15°旋前和旋后的损失。前臂骨折切开复位内固定(ORIF)术后,握力及前臂活动度的恢复与正常桡骨弓的复位密切相关。

（二）骨间膜

骨间膜位于两个骨之间,对协助前臂功能及稳定性非常重要。骨间膜可分为近端、中间和远端。中间 1/3 是最强的,对维持前臂的稳定作用最显著。

（三）肌肉

1.掌侧

侧间室由肱桡肌、桡侧腕长伸肌(ECRL)和桡侧腕短伸肌(ECRB)构成,由桡神经支配。屈肌旋前部分为三层,由正中神经和尺神经支配。

(1)表层:该层包括 4 块肌肉,均起自肱骨内上髁,跨越整个前臂。如果把手置于旋后位,则很容易记住它们的方向。拇指表示旋前圆肌,示指代表桡侧腕屈肌,中指代表掌长肌(约 10% 的人缺如),环指表示尺侧腕屈肌。

(2)中间层:是指浅屈肌。

(3)深层:是指深屈肌、拇长伸肌及旋前方肌。

2.背侧

(1)浅层:该层的伸肌起自肱骨外上髁。从尺侧至桡侧分别为:①肘肌;②尺侧腕伸肌;③小指伸肌;④指总伸肌。

(2)深层:①拇长展肌、拇长伸肌和拇短伸肌提供拇指运动功能,从尺侧到桡侧斜行穿越前臂。②其余深层肌肉是旋后肌和示指伸肌。

（四）神经

1.桡神经

(1)桡神经有浅感觉,分支沿着前臂的外侧面肱桡肌下走行。

(2)桡神经的前支支配肱桡肌、ECRL 和 ECRB。

(3)深支即为骨间后神经(PIN)。它走行于旋后肌的两个头之间,在拇外展肌起点远端出现。约 25% 的患者,PIN 直接贴近肱二头肌结节。

①为了保护神经,不要将拉钩置于桡骨近端的后表面。

②暴露前臂近端时,宜将前臂旋后以保护神经。

2.正中神经

正中神经进入前臂和肘窝区域,穿过旋前圆肌,走行于指浅屈肌和指深屈肌之间。

3.尺神经

尺神经走行于尺侧腕屈肌下、指深屈肌上。尺动脉位于神经的桡侧。

（五）动脉

桡动脉和尺动脉是肱动脉的分支。

1.桡动脉

前臂近端,桡动脉位于肱二头肌肌腱内侧,斜行跨过旋后肌、旋前圆肌和拇长屈肌起点,在桡骨远端前方易于扪及。

2.尺动脉

尺动脉走行于指浅屈肌和指深屈肌之间,其远端走行于尺侧腕屈肌和指浅屈肌之间。

二、尺桡骨骨干双骨折

尺桡骨骨干双骨折的发生率在前臂骨折中仅次于桡骨远端骨折而居第二位,且治疗较为复杂,预后差,是临床难题之一,应加以重视。

(一)致伤机制

主要由以下两种暴力所致。

1.直接暴力

除直接打击、碰撞及前臂着地跌倒外,工伤所引起的机器绞压性损伤也占相当比例,且后者软组织损伤严重,易引起开放性骨折。且骨折常呈多段或粉碎性,从而增加了治疗上的困难,是构成预后不佳的直接因素。而直接打击者,其骨折线多与外力作用点在同一水平,以横行骨折、楔形骨折为多见,预后较好。

2.间接暴力

跌倒后手部着地时外力由下而上传递,从桡骨远端经骨间膜到尺骨,以致形成尺桡骨双骨折,也可由外力扭曲所致。由于骨间膜纤维走向及应力的传导是由桡骨的上方斜向尺骨的下端,因此桡骨骨干骨折平面一般高于尺骨骨折平面,以斜形、螺旋形及短斜形多见。

(二)诊断与分型

尺桡骨双骨折在诊断上多无困难,除注意一般骨折症状外,还应注意有无血管、神经及肌肉组织的伴发伤。尤其是被机器绞压者,软组织的损伤可能重于骨的损伤,易引起挤压综合征或缺血性挛缩等,在临床检查时必须反复加以强调。

X线片正侧位平片检查不仅能明确诊断,且有助于分型、随访观察及疗效对比。应常规拍摄,并包括尺桡上关节及尺桡下关节,以防漏诊。

依据骨折的特点及临床治疗上的要求不同,一般分为稳定型和不稳定型。

1.稳定型

稳定型指复位后骨折断端不易再移位的横行骨折、短斜形以及无需复位的不完全骨折、青枝骨折和裂缝骨折等。此型适合非手术疗法。但在临床上,除儿童病例外,这种情况较少。

2.不稳定型

不稳定型指手法复位后骨折断端对位难以维持者,包括斜形、螺旋形及粉碎性骨折、上下尺桡关节不稳,或者尺桡骨骨干双重骨折等。因其不稳定,在治疗上困

难较多，

（三）治疗

根据骨折分型及具体情况不同而酌情处理。

1.稳定型

绝大多数患者可通过非手术疗法达到治疗目的。

（1）无移位者：行上肢石膏托或上肢石膏固定，消肿后更换石膏1～2次。注意石膏塑形，尤其是对骨间隙的分离加压塑形，有利于骨间膜的修复及功能重建。石膏固定时间一般为8～10周，并根据临床愈合程度而决定拆除时间，切勿过早。

（2）有移位者：一般需在石膏牵引床上操作，先以尺骨鹰嘴骨牵引进行对抗，尤其中上1/3及中1/3者，如此可使肱二头肌处于松弛状态。根据骨折端的移位方向及肌肉拉力等进行手法复位。当X线片显示对位满意后，逐渐放松牵引，以使骨折断端相抵住，而后行上肢石膏固定。在石膏定型前按骨折移位相反方向进行塑形，并同时对骨间隙予以分离加压定型。术后定期观察，消肿后及时更换石膏，有成角畸形者可通过楔形切开矫正。

2.不稳定型

（1）一般性病例：指新鲜骨折、断端无缺损、粉碎及双段骨折患者，应在牵引下，按有移位的稳定型病例先试以闭合复位＋上肢石膏固定，并加手指铁丝夹板牵引。X线片显示对位满意者按前法处理，复位不佳的则需手术治疗。

（2）严重不稳或手法复位失败者：前者指双段骨折、粉碎性骨折及合并尺桡关节破损者，需开放复位＋内固定术。内固定物可选用3.5mm加压钢板，或选用髓内钉等，但操作过程中切忌对骨膜进行广泛剥离。

（四）预后

预后与多种因素有关，18岁以下的青少年、单纯性骨折及稳定型等预后多较好，以下情况者预后不佳。

1.软组织广泛性损伤

多为机器绞压性损伤，除神经支同时受挫外，多伴有肌肉组织的广泛性挤压挫灭伤，易引起坏死及瘢痕化。

2.骨间膜损伤严重

即使骨折对位满意，如骨间膜损伤严重，甚至缺损及瘢痕化，前臂的旋转功能也多受明显影响。

3.开放性损伤

严重软组织受损较多，会影响对骨折端的处理及愈合，预后多欠佳。

4.骨质缺损

易发生延迟愈合或不愈合而影响疗效。

三、尺桡骨干骨折

（一）损伤机制

直接暴力，传导暴力均可引起桡骨干骨折，骨折多为横形、短斜形。因有尺骨的支撑，桡骨骨折的短缩、重叠移位甚少，但常有桡骨骨折端之间的旋转畸形存在。

由于桡骨各部附着的肌肉不同，因此，不同部位的桡骨骨折将出现不同的旋转畸形。成人桡骨干上 1/3 骨折时，骨折线于肱二头肌，旋后肌以远、旋前圆肌近端、附着于桡骨结节的肱二头肌及附着于桡骨上 1/3 的旋后肌，牵拉骨折近段向后旋转移位，使之位于旋后位；而附着于桡骨中部及下端的旋前圆肌和旋前方肌，牵拉骨折远段向前旋转移位，使之位于旋前位。桡骨干中段或中下 1/3 段骨折时，骨折线位于旋前圆肌抵止点以下，由于肱二头肌与旋后肌的旋后倾向被旋前圆肌的旋前力量相抵消，骨折近段处于中立位，而远段受附着于桡骨下端旋前方肌的影响，位于旋前位。

（二）临床症状

临床检查时，局部肿胀，骨折端压痛，旋转功能障碍。可闻及骨擦音。X 线检查时，应包括腕关节，注意有无下尺桡关节脱位。

（三）治疗

1.桡骨单骨折

多可闭合复位，夹板或石膏固定。桡骨干中段或中下 1/3 段骨折，因其周围软组织相对较薄，多可通过闭合复位治疗。若移位较多，不能复位者可考虑切开整复内固定。而桡骨近 1/3 骨折，由于周围软组织丰富，闭合复位如有困难，应考虑行切开复位钢板固定。如钢板固定可靠，术后不用外固定，早期进行功能锻炼。

桡骨中下 1/3 处掌面较平坦，此部位的桡骨骨折行切开复位内固定术时，切口可选择掌侧或背侧切口。桡骨近侧骨折时掌侧切口对桡神经损伤的概率要小于背侧切口，所以选择掌侧切口可能更为妥当。

2.尺骨干骨折

无桡骨头脱位的尺骨单骨折是常见损伤。它们通常是对前臂直接打击的结果并且时常是无移位的或仅有少量移位。

Dymond 将在任何平面成角超过 10°或者移位超过骨干直径 50％的尺骨骨干骨折称为移位骨折。这些移位骨折比无移位骨折更不可预知，而且应该注意下述情况：①移位的尺骨骨折可能伴有桡骨头不稳定。②移位的尺骨骨折有成角倾向，或许因为骨间膜支撑稳定性的损失所引起。③远端尺骨骨折可能出现短缩畸形并引起下尺桡关节的症状。

尺骨全长处于皮下，浅在，闭合复位多能成功。不稳定性骨折，经皮穿入克氏针是个简便有效的办法,但仍需应用石膏外固定。使用加压钢板可免去外固定,且有利于愈合和功能恢复。多节段骨折应用 1 个长钢板在尺骨表面固定或髓内钉固定。对所有开放移位的尺骨干骨折在伤口冲洗和清创之后使用钢板固定。尺骨下 1/4 移位骨折,因旋前方肌的牵拉,可造成远骨折段的旋后畸形,整复时将前臂旋前,放松旋前方肌,可以纠正远折段的旋后畸形,以利复位。

四、孟氏骨折

伴有桡骨头脱位的尺骨骨折在所有前臂骨折里较少见,发生率小于 5%。1814 年,有学者描述了这种尺骨近 1/3 骨折合并桡骨头前脱位的损伤(即孟氏骨折)。在 1967 年,另有学者建议称之为 Monteggia 损伤,指出 Monteggia 的最初描述是尺骨近 1/3 到鹰嘴之间骨折伴有桡骨头前脱位。

大多数类型的 Monteggia 骨折包括成人和儿童,根据文献报告对成人每个类型的发病率作出估定是困难的。有学者在 1940 年报道了当时最常见的桡骨头前脱位。后有专家强调后方的损伤比原先的更常见,而且如果损伤机制和治疗的潜在并发症未引起足够重视,治疗将出现问题。

(一)损伤机制

Evans 认为Ⅰ型损伤的损伤机制是前臂被迫旋前造成。在他的Ⅰ型损伤病例中既没有显示在尺骨皮下的挫伤也没有显示任何在直接打击损伤中看到的骨折碎块,所以他假定了这一机制。Evans 更进一步用实验研究支持他的理论。他通过用钳固定尸体肱骨并且慢慢旋前臂产生了伴有桡骨头前脱位的尺骨骨折。尺骨骨折而外力继续存在前臂继续旋前,桡骨头被迫从稳定的肘关节囊里向前脱出。

Ⅱ型损伤在 1951 年被 Penrose 描述。在观察骨折这一变化后,他将一个带有弯曲肘的尸体肱骨固定,并且施加力量到远端桡骨,引起肘的后脱位。然后他通过在尺骨近侧钻孔使尺骨强度变弱,并再一次在远端桡骨上直接加力,随后引出了 Bado Ⅱ型损伤。即产生前面带有粉碎块向后成角的尺骨骨折和带有桡骨近端关节面边缘骨折的桡骨头后脱位。他从这些结果得出结论,Ⅱ型损伤是在肘内侧韧带破裂之前尺骨骨干变弱后肘脱位的一种变化。

Ⅲ型损伤被 Mullick 描述,他假定作用在肘上的主要力量是外展力。假如前臂旋前,则桡骨头向后外侧脱位。

Bado 认为Ⅳ型损伤是Ⅰ型损伤伴有桡骨干骨折。

(二)影像学表现

移位的尺骨骨折及任何上肢损伤一定要包括肘部真实正位和侧位的 X 片。肘部真实正位只有肱骨和前臂平放在 X 线片夹上时才可获得;肱骨和前臂横置于 X 线片夹上屈曲近 90°,无论前臂是否旋前、旋后或中立位,都可获得真实肘的侧位

X 片。

桡骨头脱位和尺骨骨折在 X 线片上极易判断,但孟氏骨折的漏诊率却出乎意外的高。其原因首先是 X 线片未包括肘关节;其二是 X 线机球管未以肘关节为中心,以至于桡骨头脱位变得不明显;其三是体检时忽略了桡骨头脱位的发生,以致读片时亦未注意此种情况;其四是患者伤后曾做过牵拉制动,使脱位的桡骨头复了位,以致来院检查时未发现脱位,但固定中可复发脱位。

(三)分类

1967 年 Bado 将其归纳为 4 型:

Ⅰ型:约占 60%,为尺骨任何水平的骨折,向前侧成角,并合并桡骨头前脱位。

Ⅱ型:约占 15%,为尺骨干骨折,向后侧(背侧)成角,并合并桡骨头后脱位。

Ⅲ型:约占 20%,为尺骨近侧干骺端骨折,合并桡骨头的外侧或前侧脱位,仅见于儿童。

Ⅳ型:约占 5%,为桡骨头前脱位,桡骨近 1/3 骨折,尺骨任何水平的骨折。

(四)临床症状

症状和体位与骨折类型有关,Ⅰ型可于肘前窝触到桡骨头,前臂短缩,尺骨向前成角。Ⅱ型可于肘后触及桡骨头,尺骨向后成角。第Ⅲ型可于肘外侧触及桡骨头和尺骨近端向外侧成角。第Ⅳ型桡骨头处于肘前,尺桡骨骨折处有畸形及异常活动。这 4 种类型的骨折,肘关节及前臂均有明显肿胀,疼痛,压痛。患者不能活动肘关节和旋转前臂。桡神经深支损伤为最常见的合并症,应检查相应的神经功能。

(五)治疗

儿童 Monteggia 骨折,闭合复位治疗是满意的,但如何治疗成人孟氏骨折,存在着争论。Speed 发现大多数人孟氏骨折经闭合复位治疗,其结果并不满意,因而主张切开复位并内固定尺骨,同时重建环状韧带(以筋膜条为主)。Evans 则主张旋后位复位并维持 6~8 周。Bado 同意 Evans 的观点,认为保守治疗是成人 Monteggia 骨折早期的最好治疗办法。Boyd 和 Boals 建议以加压钢板或髓内针做尺骨的坚强内固定,但桡骨头应闭合复位,除非闭合复位失败,否则并无切开复位的指征。当桡骨头有明显骨折时他们建议切除桡骨头,他们治疗的病例优良率达77%。经过多年的争论,趋于一致的意见是桡骨头脱位并无手术的必要。如尺骨内固定坚强,亦无必要重建环状韧带。

对Ⅰ型、Ⅱ型、Ⅲ型骨折过去习惯于采取闭合复位的治疗方法。近年来随着对前臂旋转功能认识的深化,对尺骨复位要求严格。凡闭合复位不能达到要求时应切开复位,坚强内固定,以期获得更好的治疗结果。对Ⅳ型骨折,无疑更应早期切开复位,尺桡骨骨折均行坚强内固定。

　　闭合复位需在臂丛阻滞下进行,牵引该患肢,并于脱位的桡骨头处加压(Ⅰ型向后,Ⅱ型向前)即可整复桡骨头脱位,此时尺骨骨折多已复位,如仍有成角及侧方移位应加以纠正。整复完成后以长臂前后石膏托固定。Ⅰ型固定于前臂旋后,屈肘110°位;Ⅱ型固定于前臂旋后,屈肘70°(半伸直位)。直至尺骨愈合后,去除石膏,进行功能锻炼。

　　早期未治疗或治疗不当而致畸形愈合或不愈合者,应视情况分别加以处理。如果仅是轻度尺骨成角畸形愈合、桡骨头脱位,而仅切除桡骨头。如为中度的尺骨成角畸形、桡骨头脱位,行桡骨头切除,尺骨骨突切除及骨间膜松解术,当可改善前臂的旋转功能。如为严重的尺骨成角畸形愈合、桡骨头脱位,应做尺骨的截骨复位内固定术及桡骨头切除术,术中同时松解骨间膜。当尺骨不愈合,桡骨头脱位或半脱位,应行尺骨内固定植骨术,桡骨头同时切除。

　　桡骨头虽能复位,而尺骨骨折位置不良时应切开复位,钢板或髓内针内固定。有时破裂的环状韧带妨碍桡骨头的复位或桡骨头的脱位是自近端穿过环状韧带,交锁于肱骨外上髁处,此时切开复位宜采用 Boyd 切口,可以兼顾两者。手术内固定治疗者,术后应用长臂石膏托制动4～6周。Ⅰ、Ⅲ、Ⅳ型骨折固定于前臂旋转中立位,屈肘110°位;Ⅱ型骨折固定于屈肘70°位。

　　合并桡神经深支损伤为一常见合并症,桡骨头复位后几乎都能自行恢复,不需要手术探查。

　　1.手法复位

　　应用手法治疗新鲜闭合性孟氏骨折是一种有效而简便的治疗措施。尤其小儿肌肉组织较纤弱,韧带和关节囊弹性较大,容易牵引分开,桡骨头也易还纳。尺骨近端无移位者,复位更加容易。

　　2.手术治疗

　　适应证:①某些经手法复位失败者,多为青壮年;②陈旧性损伤,肘关节伸屈功能受限及前臂旋转障碍。

　　手术治疗的目的是矫正尺骨畸形及维持桡骨头稳定性并恢复功能。

　　开放复位和骨折内固定:手法复位失败者宜早施行开放复位,某些陈旧性损伤,但时间尚短,桡骨小头尚可复位者(3～6周内)。

　　尺骨畸形矫正,桡骨头复位及环状韧带重建术,适用于陈旧性损伤,尺骨骨折愈合畸形严重及桡骨头脱位者。以成人多见。

　　3.特殊治疗

　　(1)不能复位的桡骨头:假如对桡骨头闭合复位不成功,将行切开复位。可通过 Boyd 切口显露肘关节。复位常见的障碍物是桡骨头前方的关节囊或环状韧带。桡骨头复位后,可考虑修复关节囊或环状韧带。

（2）桡骨头骨折：如伴有桡骨头的严重骨折，可先行桡骨头切开复位内固定，假如骨折不能修复重建则行桡骨头切除术。假如桡骨头切除危害肘关节稳定性时，应考虑行人工桡骨头假体置换。

（3）术前桡神经损伤：对于损伤时伴有桡神经或骨间背侧神经瘫痪且桡骨头很容易复位的患者，不推荐这次手术时探查桡神经或骨间背神经。通常这只是神经失用，对于大多数患者来讲，其功能将在损伤后 6～12 周恢复。假如神经在 3 个月后仍无恢复，应进行诊断检查，根据结果决定是否行神经探查术。

（4）开放骨折：开放骨折作为急性损伤，假如伤口允许，应早期切开复位和钢板固定。一期可以不关闭皮肤，但应彻底清创。外固定仅用于严重污染不能钢板固定的骨折。

累及鹰嘴的尺骨干广泛粉碎骨折可能存在恢复尺骨解剖长度的问题。假如桡骨头复位后稳定，将促进尺骨长度的复原以便它可在正常解剖长度被钢板固定。假如桡骨头不稳定，则应打开肘关节，确保在直视下将桡骨头复位。尺骨长度是重要的，应以 1 个或 2 个被塑形的 3.5mm 有限-接触动力加压钢板固定近端粉碎的尺骨骨折，使之与鹰嘴外形相符。假如需要，一条经过鹰嘴顶端的张力带金属丝经过钢板的一个孔，与之绑成一体，有助于进一步稳定骨折。

对于 Bado Ⅳ 型损害（桡骨和尺骨的双骨折），宜首先固定尺骨，在桡骨骨干骨折切开复位前复位桡骨头，如果桡骨头复位困难，既可通过桡骨进路也可通过尺骨进路打开肘关节。但两个骨干应分别应用两个切口进入。

4.治疗结果

Anderson 等对前臂骨折的治疗评估标准如下：

优秀：骨愈合伴有肘和腕屈曲/伸展小于 10°的损失。

良好：骨愈合伴有肘和腕屈曲/伸展小于 20°的损失；和前臂旋转小于 50％的损失。

不满意：骨愈合伴有肘和腕屈曲/伸展大于 30°的损失；和前臂旋转大于 50％的损失。

失败：畸形愈合，不愈合或无法解决的慢性骨髓炎。

应用这些标准，Anderson 等和 Chapman 等报告超过 90％的被调查者获得满意结果。不满意的结果归因于冠状突畸形愈合、近端桡尺骨骨性连接、尺骨畸形愈合和疼痛性近侧桡尺关节病。对 Monteggia 损伤治疗的最具挑战性的问题是有关冠状突和桡骨头的处理。

5.手术后的处理

术后应用长臂石膏托固定 4～6 周，Ⅰ、Ⅲ、Ⅳ 型骨折固定于前臂中立位，曲肘110°位，Ⅱ 型骨折固定于屈肘 70°位。石膏去除后行功能锻炼。Robin 认为包扎和石膏在5～7天去除并以长臂支具代替较好。根据在手术时稳定性的评估,如果患者合作且手术中骨折经完整范围的运动仍稳定,则7～10天后可允许患者去除后侧支具,并在医生指导下做增加肘关节主动活动度训练。

如手术时骨折处稳定性或桡骨头稳定性有问题,当患者仍处于麻醉时,应确定稳定范围。术后应用长石膏,在7～10天后使用支具,在先前确定的稳定范围内允许运动。在最初3周内每周进行X线检查,然后每月检查一次直到尺骨骨折愈合。

(六)预后

如果早期正确诊断,正确处理,其预后是良好的,近年来文献报道使用手术治疗坚固内固定者优良率甚高。如为严重开放损伤或合并感染,则预后较差。

五、盖氏骨折

盖氏骨折指桡骨中下1/3骨折,合并下尺桡关节脱位或半脱位,并不常见,占前臂骨折3%～6%。Galeazzi在1934年描述了这一桡骨骨折合并下尺桡关节脱位或半脱位的损伤。

(一)损伤机制

Galeazzi骨折可因直接打击桡骨远1/3段的桡背侧而成;亦可因跌倒,手掌着地的传递应力而造成;还可因机器绞轧而造成。受伤机制不同,其骨折也有不同特点。

(二)影像学表现

通常骨折部位在桡骨中下1/3交界处,为横形或短斜形,多无严重粉碎。如桡骨骨折移位显著,下尺桡关节将完全脱位。于前后位X线片上,桡骨表现为短缩,远侧尺桡骨间距减少,桡骨向尺骨靠拢。侧位X线片上,桡骨通常向掌侧成角,尺骨头向背侧突出。

(三)分类

(1)桡骨远端青枝骨折合并尺骨小头骨骺分离,均为儿童,此型损伤轻,易于整复。

(2)桡骨远1/3骨折:骨折可为横形、短斜形、斜形。短缩移位明显,下尺桡关节脱位明显。多为跌倒手撑地致伤。前臂旋前位致伤时桡骨远折段向背侧移位;前臂旋后位致伤时桡骨远折段向掌侧移位。临床上掌侧移位者多见。此型损伤较重,下尺桡关节掌背侧韧带、三角纤维软骨盘已断裂(三角纤维软骨盘无断裂时多有尺骨茎突骨折)。骨间膜亦有一定的损伤。

(3)桡骨远1/3骨折,下尺桡关节脱位,合并尺骨干骨折或尺骨干外伤性弯曲。多为机器绞轧伤所致,损伤重,可能造成开放伤口,此时除下尺桡关节掌、背侧韧带,三角纤维软骨盘破裂外,骨间膜多有严重损伤。

（四）临床症状

对于无移位或相对无移位的骨折，唯一症状可能是肿胀和骨折附近的触痛。如果移位较大，将有桡骨短缩和后外侧成角。下尺桡关节脱位或半脱位可引起尺骨头突起和在关节上的明显压痛。桡骨头脱位很少出现在桡骨干骨折中。大部分骨折是闭合骨折，开放骨折通常由近端骨块末端刺破皮肤所致。神经和血管损伤比较少见。

发生于桡骨中下 1/3 交界处的骨折，通常有一横形或短斜形骨折线。大部分为非粉碎性骨折。假如骨折移位很大，则下尺桡关节将出现脱位或半脱位。在正位 X 线片上，由于下尺桡关节间隙增大，桡骨相对缩短。在侧位 X 线片中，骨折通常向背侧成角，而尺骨头向背侧突出。下尺桡关节损伤可能是单纯韧带损伤，或韧带保持完整但尺骨茎突可被撕脱。

（五）治疗

Hughston 指出，闭合复位和固定后骨折位置难于维持，4 个主要变形因素可能导致复位失败：①手的重量及地心引力作用，容易引起下尺桡关节半脱位和桡骨骨折向背侧成角；②在桡骨骨折远端掌侧面上旋前方肌嵌入，使它转向尺骨而且牵拉它向近端和掌侧移位；③肱桡肌容易使桡骨远端的碎片以下尺桡关节为轴产生旋转移位同时引起短缩；④拇外展肌和伸拇肌引起侧韧带短缩和松弛，使腕处尺偏位。

由于上述因素，即使最初骨折无移位或通过闭合复位术获得良好位置，但在石膏管形内移位也是常见的。应用手法整复、夹板固定能够克服上述部分因素，因此对于Ⅰ型及部分Ⅱ型横断骨折，可行夹板固定，对于不稳定Ⅱ型及Ⅲ型骨折，应行切开复位内固定以获得良好的旋前和旋后功能和避免下尺桡关节紊乱和关节炎变化。

为了获得良好的前臂旋转功能，避免下尺桡关节紊乱，桡骨骨折必须解剖复位。因此，切开复位固定术几乎是必选的方法。髓内针于此处宽大的髓腔内难于提供坚固的固定作用，较难防止骨折端间的旋转。

采用掌侧 Henry 进路。应用止血带，作一纵形切口，以骨折为中心在桡侧腕屈肌和肱桡肌之间进入。骨折几乎总是位于旋前方肌近侧缘上方，将嵌入的旋前方肌从桡骨分离显露远端骨块掌面以放置钢板。

治疗中下段和下 1/3 桡骨骨折应用加压钢板固定，钢板应置于桡骨掌面，术后中立位石膏固定 4～6 周。对于可复位但不稳定的下尺桡关节应用一尺桡针固定。尺桡针 3 周之后拔除。

钢板螺钉固定显然是最好的方法，但要获得好的结果，钢板要有足够的长度及强度，且螺丝钉在碎片近端和远端有良好的固定。术后用前臂石膏前后托，前臂旋转中立位制动4～6周,以使下尺桡关节周围被损伤的组织获得愈合。患者在去除石膏后,应积极进行功能锻炼。

(六)预后

闭合复位或内固定不当而失效者,预后不良。如内固定坚固,下尺桡关节及桡骨骨折解剖复位者预后良好。

（梁延琛 杨清毅）

第五节 手外伤

一、手部骨折

手指骨和掌骨骨折是常见的,约占所有骨折的10%。

(一)指骨骨折

1.分类

关节外指骨骨折按部位描述,包括基底部、骨干、中节和近节指骨颈以及远节指骨粗隆。这些损伤可进一步描述为移位和无移位、开放和闭合、有无合并旋转或成角畸形。它们可能联合皮肤、神经、固有动脉、肌腱的损伤。

手指骨骼解剖结构是一个居中的骨链。在这条骨链中,指骨骨折可导致可预见的畸形。

(1)中节指骨:骨折近端有指浅屈肌(FDS)介入,致中节指骨向背侧成角。骨折远端有FDS介入使中节指骨向掌侧成角。

(2)近节指骨:指骨近端的骨间附件固定近端骨折片屈曲,而中央束使远端部分背伸,从而导致骨折向掌侧成角。

2.评估

肿胀、疼痛、活动受限或畸形应考虑骨折并进行影像学检查。指骨骨折的30%可能是开放性的。应确定是否合并屈肌腱或固有神经损伤。不愈合和感染率在开放性骨折中更高。摄侧位X线片时应让各手指不同程度地屈曲,防止各指骨的重叠。

3.治疗

(1)一般原则:要求骨折精确复位,骨折稳定后伤指尽早活动。其他手指也应及早活动,以防止关节僵硬。近侧指间关节是手指运动和功能最重要的关节。

(2)稳定性骨折:稳定指骨骨折如具有良好的影像学对线,可给予粘贴胶带、夹板或管形石膏处理。7～10天后应复查X线检查。

(3)移位骨折:移位骨折若可复位并获得稳定的位置可非手术治疗,包括石膏或夹板固定,然后行保护下功能锻炼。必要时经皮穿针以防止骨折移位。

(4)不稳定骨折:骨折不能复位或尽管闭合复位,但有持续不稳定存在,需要切开复位内固定处理。治疗方案包括克氏针内固定、骨内线缆、骨片螺钉、钢板螺钉内固定。

(5)节段性骨缺损:骨缺损经常与严重的软组织损伤有关。初步处理应包括打开敷料、软组织彻底冲洗和清创。这些骨折通常是高度复杂的,并可能需要外固定维持长度,直到最终可以植骨进行骨的重建。可能需要皮瓣覆盖创面。

4.并发症

(1)活动受限:由于屈肌腱和伸肌腱紧贴于指骨,可能导致肌腱粘连于指骨。为提高骨折愈合后的活动度,需行肌腱松解治疗。PIP屈曲挛缩也是指骨骨折后常见的并发症。如果经物理治疗后无改善,则需行关节松解治疗。

(2)畸形愈合:矫正成角畸形需行指骨闭合式楔形截骨术。手指旋转短缩畸形需行指骨横形去旋转截骨术治疗。

(3)感染。

(4)不愈合。

(5)暴露在外的克氏针可并发浅表针道感染。钢板和螺钉固定指骨骨折往往并发各种不适症状,需要待骨折愈合后将内固定取出,同时行伸指装置松解术。

(二)掌骨骨折

掌骨骨折占所有手部骨折的 36%。

1.分类

掌骨骨折根据部位可分为:掌骨头骨折、掌骨颈骨折、掌骨干骨折、掌骨基底部骨折。这些骨折通常进一步分为无移位骨折或移位骨折,闭合性骨折或开放性骨折,成角畸形、旋转畸形、短缩畸形。

2.评估

X线片可显示骨折对线情况。Brewerton X线检查对评估掌骨头骨折特别有帮助。

3.治疗

(1)掌骨头骨折:无移位的掌骨头骨折可用管形石膏固定或用粘贴胶带治疗。移位的斜形骨折需切开复位克氏针或小螺钉内固定。小的骨软骨骨折可切除骨折片。即使是无移位的横形掌骨头骨折也可能出现掌骨头缺血性坏死。

(2)掌骨颈骨折:又称为拳击手骨折、斗士骨折或击打骨折。作用于小指或环指掌骨头的直接打击可导致掌骨颈的骨折并成角。如果骨折成角<15°,可在尺侧用沟形夹板治疗 2 周,随后全范围运动练习。若骨折成角为 15°~40°,需复位后用沟形夹板治疗。如果骨折成角>40°,出现临床不可接受的畸形,推荐行闭合复位后经皮穿针固定骨折。第五掌骨颈骨折向背侧成角 40°是可以接受的,由于第五掌指关节代偿运动,最终可获得很好的功能。第二和第三掌骨颈骨折残余成角＞15°是不可接受的,因为这些掌骨的掌指关节代偿活动不足。

(3)掌骨干骨折:掌骨干横行骨折通常是由直接打击造成,骨折向背侧成角。这些骨折通常适合于闭合复位管形石膏治疗。掌骨干螺旋形骨折和长斜形骨折本质上是不稳定的,存在短缩和旋转。旋转畸形握拳时,表现为手指的重叠。掌骨干骨折切开复位内固定推荐用于旋转不良、第二和第三掌骨骨折向背侧成角＞10°、第四和第五掌骨骨折向背侧成角＞20°、任何短缩＞3mm 的骨折。多根掌骨干的移位骨折是切开复位内固定的指征。治疗方式包括克氏针,骨间缆线,骨片钉、钉板系统。长斜形骨折和螺旋形骨折非常适合骨片钉内固定。短斜形和横行骨折需用中和钢板和螺钉内固定。手术治疗掌骨骨折需要同时治疗相关软组织损伤,若骨折高度粉碎则可能需要外固定和经皮克氏针固定。

(4)掌骨基底部骨折:稳定的掌骨基底部骨折可单独用管形石膏固定。移位掌骨基底部骨折需闭合复位经皮穿针固定。

4.并发症

(1)畸形愈合:掌骨干骨折背侧成角可打乱内在或外在肌腱的平衡。要纠正这种成角畸形,可能有必要用背侧闭合楔形截骨或掌侧开放楔形截骨术。通过掌骨基底部去旋转截骨术可纠正旋转畸形。

(2)其他并发症:包括骨不连、MCP 关节挛缩、内在肌挛缩、再骨折。

(三)第一掌骨基底部骨折

第一掌骨基底部骨折可减弱侧捏功能和拇指对指功能。

1.分类

(1)Bennett 骨折脱位。

(2)Rolando"Y"形或"T"形髁部骨折。

(3)Epibasal 骨折。

(4)粉碎性骨折。

2.评估

(1)临床检查:拇指基底部有肿胀和疼痛,常伴大鱼际区发绀。

(2)影像学检查:需摄正位、侧位和斜位 X 线片。斜位 X 线片则是必需的,以评估腕掌关节的对位情况。

3.治疗

(1)无移位骨折:无移位的、良好对位的骨折可给予石膏固定 4 周,随后用可拆卸夹板治疗。

(2)移位骨折:移位骨折合并 CMC 关节不匹配或半脱位需手术治疗。若 CMC

关节不匹配只有1～3mm是可以接受的。若移位的Bennett骨折脱位掌尺侧骨块很小，则可给予纵向牵引和经皮克氏针内固定治疗。大的骨折块可能需切开复位用克氏针或小拉力螺钉内固定。粉碎性骨折需经关节克氏针固定或用外固定架通过间接复位来维持掌骨长度。

4.并发症

并发症包括畸形愈合、骨不连、创伤后关节炎。关节面的精确复位可减少创伤后关节炎的发生。只要骨折块达到稳定愈合而无CMC关节半脱位，超过3mm的CMC关节不匹配也可接受。

（四）儿童骨骺骨折

超过34%的儿童手部骨折涉及骺板。这种骨折的常见位置在近节指骨基底部、远节指骨基底部和第二、第三、第四掌骨基底部。

1.分型

Salter-Hams分型被用于手的骨骺损伤。

（1）Ⅰ型损伤：是常见于幼儿的剪力损伤，预后良好。

（2）Ⅱ型损伤：通常见于10岁以上的儿童，也是因剪力或成角暴力造成。预后也较好。

（3）Ⅲ型损伤：也见于10岁以上的儿童，损伤向关节内延伸。此损伤需精确复位关节面以避免创伤后关节炎。

（4）Ⅳ型损伤：也有关节内延伸，并有干骺端的骨折移位。骨折必须实现解剖复位。若未解剖对位则预后差。

（5）Ⅴ型损伤：可发生于任何年龄，但在手部极为罕见。这类骨折通常认为是由严重的轴向负载作用于骺板造成。预后较差，即使手术也不能改善预后。

2.并发症

包括畸形愈合、创伤性关节炎、残留畸形和骺板生长停滞。虽然Salter-HamsⅡ型无移位骨折可出现生长障碍，但Ⅳ型和Ⅴ型骨折的预后明显更差。

二、手的关节损伤

（一）概述

1.解剖

手的小关节均为屈戌关节。掌指关节（MCP）具有杵臼结构，而近侧指间关节（PIP）和远侧指间关节（DIP）具有球窝形状。其稳定性取决于关节的轮廓、侧副韧带和掌板。掌板在侧面有坚强的附着，但远端菲薄。

2.小关节损伤

侧副韧带、掌板、伸肌腱的部分或完全撕裂可导致手指关节半脱位或完全脱位。这些损伤可并发关节内骨折,包括撕脱性骨折和骨折脱位。

3.评估

手指的肿胀、压痛、瘀斑应高度怀疑关节损伤。应力试验可揭示由潜在的骨折或韧带损伤造成的不稳定。在韧带松弛的病例中,健侧对照查应力试验有助于诊断。关节活动度受限可因关节半脱位或移位的关节内骨折块造成。评估这些损伤需优质的 X 线片,包括前后位(AP)X 线片、以受伤关节为中心的侧位 X 线片,以及一两张斜位 X 线片。必要时行断层扫描能更好地显示中央凹陷性骨折。

4.治疗和预后

无痛性自由活动和关节稳定是这类损伤的治疗目标。治疗时必须纠正半脱位和恢复可接受的关节面。研究表明,手的小关节损伤后 1 年,关节的疼痛和活动度仍可能改善。

(二)远侧指间关节(DIP)损伤

1.锤状指

突然的屈曲暴力作用于 DIP 关节,可将伸肌腱从远节指骨撕裂,伴或不伴骨折片。大的骨折块若涉及关节面>30%,远节指骨有向掌侧半脱位的风险。

(1)评估:检查可见疼痛、肿胀和远侧指间关节下垂。X 线片提示 DIP 关节屈曲畸形,可能有附着于伸肌腱止点的骨折块。远端指骨的掌侧半脱位可伴随骨折,尤其是骨折片很大时。

(2)锤状指的分型。

①Ⅰ型:包括闭合损伤或钝性损伤,肌腱的连续性损伤,伴或不伴小的骨折片。

②Ⅱ型:涉及在 DIP 关节平面或其近端的撕裂,肌腱的连续性损伤。

③Ⅲ型:涉及深部磨损,有皮肤、皮下组织、腱性组织缺损。

④Ⅳ型:涉及儿童的骨骺骨折,过度屈曲损伤涉及 20%～50%的关节面骨折,或过伸损伤并涉及关节面通常>50%的骨折,并末节指骨早期或后期向掌侧半脱位。

(3)治疗。

①非手术治疗:锤状指损伤的小骨折片涉及关节面<30%或移位≥2mm 时,推荐用夹板或石膏固定。将锤状指全天固定于伸直位 6 周,接着仅夜间固定 4 周。

②手术治疗:锤状指畸形且骨折片涉及关节面>30%,移位>2mm 或合并远节指骨掌侧半脱位时需手术治疗。DIP 关节掌侧半脱位是绝对的手术指征。建议骨折切开复位内固定(ORIF)纠正 DIP 关节的掌侧半脱位,并用纵行克氏针固定远侧指间关节于过伸位。根据需要进行肌腱的修复。使用拉出纽扣技术可能导致皮肤腐烂(纽扣的下方)。用缝合锚固定可能更可取。

(4)并发症:并发症包括永久性的锤状指畸形、继发鹅颈畸形,以及关节不匹配或掌侧半脱位导致的远侧指间关节创伤性关节炎。

2.远侧指间关节背侧脱位

过伸暴力作用于指尖可导致掌板和侧副韧带断裂,而深部的肌腱保持完整。由于皮肤被牢固地约束于下面的骨骼,这些损伤经常合并掌侧软组织的撕裂(64%的病例)。

(1)评估。

①临床检查:远侧指间关节可有压痛及畸形。患者不能弯曲或伸直关节。

②影像学检查:在手法复位前需摄正位和侧位 X 线片。脱位通常是向背侧,很少向侧面脱位:是否合并撕脱骨折应明确。

(2)分型:包括闭合脱位、开放脱位、骨折脱位。

(3)治疗。

①闭合复位:轻柔的闭合复位术应在掌部阻滞麻醉下进行。末节指骨牵引后越过指骨髁复位:虽然再脱位的趋势很小,但复位后其稳定性需再评估。复位后 X 线片可证实关节复位、无合并骨折。短期固定(10~14 天)通常就足够了。对开放伤在复位前应进行彻底的冲洗和清创。

②手术治疗:掌板的嵌入、指深屈肌腱的嵌入、移位的骨软骨骨折块可导致远侧指间关节不可复性脱位。在这些情况下,有必要行切开复位提出卡入的掌板、籽骨或骨折块。深肌腱的嵌入意味着至少有一条侧副韧带破裂,并且在这种情况下,固定应持续 3 周。

(4)并发症:包括创伤后僵硬、复发性不稳定、创伤性关节炎、感染(化脓性关节炎和骨髓炎)。

(三)PIP 关节损伤

1.近侧指间关节侧副韧带扭伤

外展或内收暴力施加于伸直的手指,可导致 PIP 关节桡侧副韧带或尺侧副韧带的撕裂。桡侧副韧带比尺侧副韧带损伤更常见。

(1)诊断:临床检查可触及损伤部位的明确压痛点。韧带断裂通常发生在近节指骨平面,相对少见于韧带的中部。应力试验应在关节伸直或屈曲 20°进行。缺乏坚强的止点可诊断完全撕裂。正位应力 X 线片见成角>20°也可诊断完全撕裂。小的骨折片可见于侧副韧带起点。数码照片可以更容易检查。

(2)治疗。

①非手术治疗:部分撕裂和大多数的完全撕裂可以用静态夹板固定 7~14 天,随后用胶带固定到邻指 3 周。主动运动从一开始就鼓励进行:深层瘢痕组织形成常会后遗关节不适和侧副韧带增厚,可持续 3~6 个月。

②手术治疗:手术适应证包括软组织嵌入的影像学证据、移位的指骨髁骨折、

3周静态夹板固定后的持续不稳定。对示指的桡侧副韧带手术则很必要,以恢复侧副韧带的强度。

2.PIP关节掌板损伤

PIP关节过伸位损伤可能导致掌板从中间指骨撕裂,伴或不伴骨折块。

(1)诊断。

①临床检查:近侧指间关节梭形肿胀,伴掌板体表的明显压痛点。

②影像学检查:侧位X线片上可显示位于中间指骨基底部的小撕脱骨折片,通常小于关节面的10%。近侧指间关节通常是复位的,没有半脱位。

(2)治疗:闭合治疗是有指征的。稳定的损伤用背侧夹板固定于屈曲20°位1周,随后在胶布保护下关节主动活动。

(3)并发症:包括创伤后屈曲挛缩、疼痛与运动范围受限,后期鹅颈畸形。

3.PIP关节背侧脱位

PIP关节背侧脱位是手部最常发生的关节损伤之一。PIP关节过伸,暴力使手指反向移位,导致中节指骨背侧脱位,累及近节指骨,撕裂掌板。

(1)诊断。

①临床检查:脱位通常导致手指具有明显的畸形,除非它已经被教练或旁观者复位。过伸应力试验用来确定剩余不稳定。单纯的背侧脱位可能预示侧副韧带的稳定。

②影像学检查:X线片表明近侧指间关节脱位。可见从中间指骨撕下的一个小的撕脱骨折块,可分辨掌板的远端位置。

(2)治疗:纵向牵引闭合复位在掌部神经阻滞麻醉下进行。大多数背侧脱位可较容易复位。对稳定的复位,胶带保护下屈伸活动可早期开始,持续3~6周。不太稳定的损伤可能需要延长阻挡夹板固定3周。如果掌侧骨折片含有掌侧关节面的15%以上,手术干预是必要的。开放性脱位应在手术室彻底冲洗,如果有必要可延长皮肤原伤口:手指的旋转畸形可能表明中节指骨髁滞留侧索和中央束之间。这种情况往往是闭合牵引不可复位的,并且需要切开复位、修复伸肌结构。

(3)并发症:包括创伤后屈曲挛缩、间隙太宽畸形和过伸不稳定。

4.PIP关节掌侧脱位

中央束损伤后卡压于近节指骨。

(1)诊断。

①临床检查:畸形和活动受限通常是显而易见的。如果关节已经自发地复位,中节指骨抗阻力主动伸直障碍提示中央束破裂。如果侧索或中央束滞留于近节指骨头下方,则可能发生不可复性脱位。

②影像学检查:X线片可显示近侧指间关节掌侧脱位。可见一个小的撕脱骨

折在中间指骨的背侧,由中央束撕裂卡压所致。

(2)治疗:可纵向牵引和屈曲 MCP 及 PIP 关节试行闭合复位。复位后测试中央束的稳定性和强度。如果中央束是完整的,短时间固定之后可以进行有限运动范围的功能锻炼。中央束破裂必须用静力夹板固定伸直位 6 周或开放手术修复破坏的中央束装置。

(3)并发症:包括伸直挛缩、PIP 或 DIP 关节僵硬、进展性 Boutonnière 畸形。中央束断裂漏诊可致进行性伸直结构损伤掌侧半脱位,结果导致 Boutonnière 畸形。整体不稳定是另一种并发症。

5.PIP 关节骨折脱位

过伸、压缩、剪切暴力可能发生 Pilon 骨折脱位。这些损伤是最易致残的 PIP 关节损伤。

(1)诊断。

①临床检查:可见肿胀、疼痛、活动受限,常无严重畸形。这种损伤通常误诊为扭伤。

②影像学检查:X 线评估势在必行。在以损伤关节为中心的侧位 X 线片中,可见关节内骨折片。随着中间指骨背侧半脱位的严重程度,骨块大小从一小片至占关节表面达 50% 变化。近侧指间关节屈曲位的侧位 X 线片有助于评估是否会再脱位。

(2)治疗:有效的治疗方式包括背伸位夹板固定、骨牵引、切开复位内固定术和掌板成形术。

①闭合复位治疗:屈曲稳定的 PIP 关节可用背侧伸直位夹板进行处理:允许自主屈曲,4 周后方允许逐步伸直活动。骨折块占关节面<30% 的也非常适合这种方法。

②手术治疗。

a.切开复位内固定:大骨折块累及关节面 50% 以上可予以外科手术修复,用拔出钢丝、克氏针或加压螺钉固定。Pilon 骨折合并关节面压缩需抬高、植骨克氏针固定。

b.掌板成形术:粉碎性骨折需要切除掌侧骨片,掌板前移至中节指骨来重获稳定,重塑破坏的关节面。

c.骨牵引:对极度粉碎的骨折,可能没有别的选择,只能持续纵向牵引直到骨折成形。

d.并发症:包括复发性脱位、关节活动受限(在半脱位的近侧指间关节的铰链运动)和创伤后关节炎。

（四）MCP 关节损伤

1.拇指掌指关节尺侧副韧带损伤

拇指掌指关节尺侧副韧带损伤也被称为猎场看守人拇指或滑雪杖拇指。掌指关节强有力的尺侧副韧带对有效地侧捏关节至关重要。

（1）评估。

①临床检查：在 MCP 关节尺侧面可及压痛。若明显的发胀可提示 Stener 损伤（拇内收肌腱膜卡压于尺侧副韧带撕裂端和近节指骨之间）。尺侧副韧带桡侧应力试验应与健侧拇指进行比较。稍屈曲时测试的是固有侧副韧带，伸直时测试的是掌侧副韧带。在屈曲和伸直位同时测得止点松弛，则可确认韧带完全撕裂并关节不稳定。临床检查前需先行数码摄片检查。

②影像学检查：应力试验前应进行拇指摄 X 线片检查看是否伴随骨折。应力位 X 线片见掌指关节张开＞35°表示韧带完全撕裂。

（2）治疗。

①非手术治疗：尺侧副韧带部分撕裂、止点完整、应力试验中张开＜35°的可以用石膏固定，或用功能支具维持掌指关节轻度屈曲位 3～4 周。

②手术治疗：尺侧副韧带完全撕裂联合 MCP 关节不稳定（应力试验张开＞35°）或有移位的骨折块，需要手术来重新使尺侧副韧带附着。在这些情况下，通常存在 Stener 损伤，非手术治疗不会愈合至近节指骨。手术修复韧带可通过缝合锚或拔出钢丝来实现。尺侧副韧带慢性损伤需要韧带重建或将拇收肌腱前移至近节指骨。

（3）并发症：包括伴随疼痛的残余不稳定、侧捏力量减弱、MCP 关节掌侧半脱位和晚期关节炎的变化。

2.拇指掌指关节桡侧副韧带损伤

拇指掌指关节桡侧副韧带损伤不太常见，且容易漏诊，导致治疗可能会延误。

（1）评估。

①临床检查：可触及拇指 MCP 关节的桡侧肿胀和压痛。应力试验可引出疼痛或证实关节的桡侧张开。掌侧半脱位通常并发于拇指 MCP 关节桡侧副韧带损伤。

②影像学检查：拇指两个位置的 X 线片被用来评估相关骨折。来自掌骨的小骨软骨骨折块通常能显示出来。

（2）治疗。

①石膏固定：几乎所有的桡侧副韧带损伤一旦确诊，都需用管形石膏或拇指人字夹板固定 4～6 周。管形石膏需预防 MCP 关节掌侧半脱位。

②手术治疗：如果 MCP 关节不稳定或有掌侧半脱位，则需手术修复桡侧副韧带。韧带通常从掌骨头撕裂，需要用缝合锚或拔出钢丝修复。

（3）并发症：与拇指 MCP 尺侧副韧带损伤所列的相同。

3.手指 MCP 侧副韧带损伤

暴力作用于指蹼,可导致手指掌指关节桡侧副韧带或尺侧副韧带损伤。掌指关节侧副韧带通常在近节指骨附着处断裂,有时包含一撕脱骨片。

（1）诊断。

①临床检查:在两掌骨头之间的指蹼可见轻微肿胀。局部压痛可证实损伤的部位。掌指关节轻柔的应力试验,在伸直或屈曲位时可诱发疼痛或表现出不稳。

②影像学检查:X 线片可显示从掌骨头部撕脱的小骨块。

（2）治疗。

①非手术治疗:大多数手指侧副韧带损伤可用非手术治疗处理。推荐使用手指粘贴胶带保护 MCP 关节的副韧带,对不稳定损伤可间断使用夹板固定掌指关节在屈曲 50°以上位置。预期 3 个月以上可以缓慢改善症状。

②手术治疗:手术治疗适用于撕脱骨折涉及关节面的 20% 或移位>2mm 的患者。手术修复的相对适应证包括示指或小指的桡侧副韧带损伤。

（3）并发症:包括不稳、松弛、无力或疼痛。比起不稳定,慢性疼痛和继发粘连是更常见的后遗症,因此建议应用静态夹板固定应不超过 3 周。伸直挛缩也可发生。

4.MCP 关节背侧脱位

MCP 关节脱位最常发生向背侧脱位,最常见于示指、拇指和小指;背侧脱位可能简单(可复位)或复杂(不可复位)。

（1）评估。

①单纯脱位:可见掌指关节处于过伸位且有明显畸形。X 线片显示近端指骨位于掌骨头的背侧过伸 60°～90°位置。

②复杂脱位:畸形并不明显,关节仅稍微过伸。一个常见的发现是在远端掌横纹处有皮肤凹陷(皱褶)。X 线片显示出近节指骨和掌骨近平行排列。若在增宽的掌指关节间隙中出现籽骨表明卡入其中。

（2）治疗。

①简单脱位:应进行轻柔闭合复位,先过中掌指关节,然后将近节指骨推入掌骨头前方。应避免直接纵向牵引,因为这样可能会使简单脱位变成复杂脱位。

②复杂脱位:闭合复位可以尝试一次,但最复杂的脱位需要在手术室切开复位。开放复位可以通过背侧入路或掌侧入路来实现,并且需要拉出嵌入的掌板。掌侧入路时可见桡侧指神经跨在示指掌骨头上或尺侧指神经跨在小指掌骨头上。如有需要,可将掌板纵行劈开来协助关节复位。背侧入路可免除损伤指神经的风险,并可处理任何相关的掌骨头骨折。复位后,该 MCP 关节通常是稳定的,并允许

在粘贴胶带保护下主动屈伸锻炼。

（3）并发症：可包括指神经损伤、关节僵硬和关节炎（如果合并掌骨头骨折）。

（五）腕掌（CMC）关节损伤

腕掌关节脱位和骨折脱位：第二、第三、第四腕掌关节是稳定的关节，仅允许轻微滑移运动，被归类为微动关节。第五腕掌关节有更大的活动度，它类似于第一腕掌关节。作为鞍状关节，第五掌腕关节不仅可滑移，而且还可旋转运动，以允许其可以对拇指活动。腕掌关节靠很强的掌骨间韧带和腕掌韧带维持关节背侧和掌侧面的稳定。腕掌关节骨折脱位需严重的暴力。脱位一般向背侧（除非暴力从背侧直接作用，使腕掌关节向掌侧脱位）。掌侧脱位较背侧脱位罕见，但由于第五腕掌关节活动度增加，所以在第五腕掌关节掌侧脱位相对常见一些。

1.评估

由于腕掌关节骨结构的重叠，X线片评估损伤非常困难，倘若要准确了解损伤则需要各种角度的 X 线片。X 线片可显示腕掌关节半脱位或脱位（伴或不伴涉及 CMC 关节面的骨折块）。计算机断层扫描（CT）可显示更难诊断的问题。手的 30°旋前位片可能是必要的，以评估关节表面的对位情况。

2.治疗

闭合复位一般在纵向牵引下较容易，但不能单纯用管形石膏来维持复位。除了用石膏固定外，联合经皮克氏针内固定很有必要。再脱位或不完全复位常发生于第二和第五腕掌关节，是桡侧伸腕长肌腱和尺侧腕伸肌腱牵拉掌骨的结果。因为这些损伤合并复位不稳和明显的肿胀，所以闭合复位后用石膏固定往往会造成复发。

3.并发症

并发症包括再脱位、疼痛、无力和关节炎。CMC 关节创伤性关节炎可用关节融合术得到有效的治疗。

三、手部韧带损伤

手部最常见的韧带损伤是拇指掌指关节尺侧侧副韧带损伤，常造成拇指对指力和精细指捏能力丧失。1961 年，Weller 就确认这是滑雪运动中特别常见的一种损伤，Cantero、Reill 和 Karutz 报道的资料分别有 53％和 57％是由滑雪所致。因此，该损伤又称为滑雪拇指。

（一）功能解剖

拇指掌指关节是单一的铰链式关节，平均屈伸活动为 $10°\sim60°$。关节旋转轴为偏心性，关节囊两侧各有两个强有力的侧副韧带加强，即固有侧副韧带和副侧副韧带，维持关节的被动稳定性。

固有侧副韧带从第一掌骨小头的背外侧向远掌侧行走,止于近节指骨基部的外侧结节,宽 4～8mm、长 12～14mm,相当厚,能承受 30～40kg 外力。副侧副韧带从第一掌骨髁上固有侧副韧带的掌侧起,部分越过掌侧籽骨,至掌侧纤维软骨,当关节伸直位时紧张。

(二)损伤机制

拇指掌指关节尺侧侧副韧带损伤可由拇指用力外展、旋转和过伸所致。在滑雪损伤时,多由不正确的握雪杆滑行引起。打球时,尤其是在接球时,可能为球的直接创伤所致。使用手杖也可致慢性损伤。在手着地跌倒时,处于外展位的拇指使尺侧侧副韧带过度负重,而滑雪杆柄在拇指和示指之间更加重了这种负重。韧带损伤的程度主要取决于作用力的方向、受力瞬间拇指所处的位置和关节所受的压力。

外力所致侧副韧带断裂一般有 3 种类型:

(1)远侧止点附近断裂。

(2)远侧小骨片撕脱。

(3)韧带中间断裂。

(三)临床表现

患者有典型的外伤史,拇指掌指关节的损伤侧疼痛、肿胀、大多伴有局部皮下青紫、运动明显受限。局部明显压痛,特别是掌指关节侧方运动时可引起剧烈疼痛。通常情况下,拇指掌指关节向外翻约 25°,即是侧副韧带断裂的可靠征象。如果关节能在伸直位侧翻,表明掌板和侧副韧带均已断裂;如轻度屈曲的关节外翻约 20°,表明仅有侧副韧带损伤。陈旧性韧带损伤者,在瘢痕区行走的皮神经常引起放射性疼痛。

拍摄拇指掌指关节正侧位 X 线片,伴有骨性韧带撕脱时,可以确定骨片的大小和部位,为临床治疗方法的选择提供参考。

(四)治疗

1.非手术治疗

单纯挫伤、扭伤、部分韧带断裂而无拇指掌指关节过度外翻和不稳定时,用石膏托将整个拇指直至指间关节固定 3 周即可。

2.手术治疗

新发侧副韧带损伤应在损伤后行一期修复,根据损伤的情况不同,采用不同的方法。

韧带断裂可在伤后立即或 4～7 天局部肿胀消退后,进行直接缝合。延迟的一期缝合,可在伤后 2 周内进行。手术在臂丛神经阻滞麻醉和止血带下进行,跨越拇指掌指关节的尺侧背部弧形切口,切开皮肤及皮下组织,保护行走于切口内的桡神经分支。纵行切开拇收肌腱,在其深面显露断裂的侧副韧带,一般多见于韧带的中部和远端。将其直接缝合,也可钢丝抽出缝合法或者带线锚钉将撕脱的侧副韧带固定于近节指骨基部的骨粗糙面处,缝合拇收肌腱和皮肤。

陈旧性侧副韧带损伤无法直接修复时,可行自体肌腱移植,于拇指掌指关节内侧行"8"字形韧带成形术或用筋膜片移植修复。

关节进行性疼痛性畸形关节炎伴不稳定性活动时,可行关节固定术,将掌指关节固定于屈曲 20°位。

术中可用一枚克氏针将掌指关节行临时固定,以利于修复的韧带愈合;术后用前臂石膏托将拇指于内收位固定 4～5 周;小骨片撕脱而用抽出缝合法、克氏针或微型螺丝钉行骨固定者,术后固定 6 周。拆除石膏托时,拔除抽出钢丝,开始进行拇指功能锻炼。

四、手部肌腱损伤

(一)屈肌腱损伤

1.解剖

肌腱是由Ⅰ型胶原纤维组成。屈肌腱的大多数血管位于腱外膜,它连续于肌腱内包裹独立胶原束的腱内膜。指浅屈肌腱劈开包绕指深屈肌腱(FDP),止于中节指骨。指深屈肌腱止于末节指骨。指浅屈肌腱随着屈曲运动在掌中的滑移为 26mm,在近节指骨为 16mm。指深屈肌腱随屈曲运动在掌中滑移为 23mm,在近节指骨滑移 17mm,在中节指骨上滑移 5mm。在手掌和手指的远端,屈肌腱被滑液鞘包裹。内侧滑膜层覆盖屈肌腱,壁层连续于环形滑车和十字滑车。纤维骨管从 MCP 关节延伸至末节指骨,以确保手指有效的屈曲。环形滑车可提供机械稳定性,而十字滑车则允许手指关节的灵活性。必须保护近节指骨上的 A2 滑车和在中节指骨上的 A4 滑车,以防止弓弦畸形。在 A1、A3 和 A5 的滑车分别源自 MCP关节、PIP 关节和 DIP 关节的掌板。拇指有 A1 滑车、斜形滑车和 A2 滑车。

2.营养

肌腱的营养是由直接的纤维管连接和滑液扩散组成。节段性纤维管连接通过短的和长的血管连接来供给浅屈肌腱和深屈肌腱营养。指屈肌腱的血管区面积在背侧比掌侧丰富。滑液弥散是屈肌腱的另一种营养途径,可能比血流灌注更迅速和完全。滑液中的营养物质通过肌腱表面的脉络"吮吸"被泵入肌腱内,肌腱的滑动可增强营养物质吸收。

3.屈肌腱的愈合

屈肌腱同时具有内在的和外在的愈合能力。愈合过程包括炎性反应期、成纤维细胞期(或胶原产生期)和重塑期。在最初 3～5 天以炎性反应期为主。此期间,修复的强度几乎完全由缝线本身来传递。成纤维细胞期或胶原产生期一般开始于第 5 天,并直到第 21 天。在此阶段,修复的强度迅速增加,由肉芽组织桥接缺陷。在这一时期适当的被动活动可加速胶原纤维的重建、增加拉伸强度、减少粘连并改善滑移度。重塑阶段在第 21 天之后,随着成纤维细胞在修复部位的完全成熟,需通过 112 天转变为正常的肌腱细胞。在 8 周时,成熟的胶原蛋白重新排列呈一直线。屈肌腱周围粘连形成的程度与组织破碎的程度或肌腱表面损伤的数量成正比。非甾体抗炎药(布洛芬和吲哚美辛)可减少粘连形成,但也可显著降低肌腱愈合过程中修复的强度。

4.屈肌腱拉伤

手指屈肌腱损伤处理不当可致严重残疾。

(1)分型:屈肌腱损伤根据其独有的解剖特点分区(Verdan Ⅰ～Ⅴ区)。

①Ⅰ区是 FDS 的远端。在这个平面,只有深屈肌腱被包含在纤维骨管内。

②Ⅱ区全部在纤维骨管内。FDP 和 FDS 都包含在这个紧密的纤维骨管里。这个区域是最难取得较好疗效的区域,因此,它被 Sterling Bunnell 博士称为"无人区"。

③Ⅲ区是手掌部位。在这个平面,虽然两条肌腱都可能损伤,但由于没有骨腱钮,所以直接修复的预后很好。

④Ⅳ区包括腕管。由于腕骨的保护常使屈肌腱免受损伤,但常合并正中神经或尺神经损伤。

⑤Ⅴ区包括手腕和前臂。由于在腕横韧带近端,屈肌腱受限较少,并且被疏松的结缔组织包围,所以在这个区域的修复也有很好的预后。在此区合并周围主要神经和血管的损伤也很普遍。

(2)临床检查:需观察手指所处的姿势。随着腕关节的屈伸活动,肌腱固定效应可以证实它未受损。指浅屈肌腱和指深屈肌腱的抗阻力试验需分别进行。在抗阻力活动时疼痛提示肌腱部撕裂。

(3)治疗:一期手术修复的适应证为几乎所有的屈肌腱撕裂,即使在Ⅱ区的损伤也是如此。

(4)时限:可行一期或延期修复,修复需伤口清洁。在修复的部位应有适当的软组织覆盖。修复需在伤后尽早进行,虽然有时需延期 2～3 周进行,但也不危及最终的结果。并发骨折并不是屈肌腱修复的禁忌证。破伤风预防措施必须考虑所有的手部贯通伤。

(5)手术技巧:由于肌腱从损伤部位回缩,沿伤口纵向延长则很有必要。肌肉牵拉近断端,而手指伸直牵拉远断端。常应用 Bruner 锯齿状切口或侧正中切口。

破坏腱鞘可加重粘连,有必要用无创技术进行屈肌腱修复。屈肌腱鞘需保留,且必须保留 A2 和 A4 滑车,以预防复合屈曲时不会有弓弦畸形。缝合技术采用的是3-0 或 4-0 不可吸收的合成线作轴心缝合,以防止在术后早期出现分离间隙。环周加固缝合一圈,使肌腱表面平整。目前,腱鞘修复虽仍有争议,但可提高肌腱的滑动度和内部滑膜的营养。

(6)按区修复。

①Ⅰ区:指深屈肌腱需一期直接修复。如果附着于末节指骨的腱性组织<1.0cm,需用拉出钢丝使肌腱重新塞入末节指骨。肌腱向远端推进不能>1.0cm。

②Ⅱ区:FDS 和 FDP 肌腱需尝试同时修复,以保留手指的自由活动和屈曲动力。修复指浅屈肌腱可防止偶发的 DIP 关节过伸畸形,并为指深屈肌腱提供更平滑的滑移床。

③Ⅲ区:可有多根屈肌腱损伤,可合并掌浅弓的血管损伤或掌指神经损伤。对于有严重污染伤口或挤压伤,只修复指深屈肌腱比修复深、浅两条肌腱更好。

④Ⅳ区:虽然少见,但该区域的刺伤可致屈肌腱及正中神经损伤。手术探查对于诊断屈肌腱的部分裂伤是必要的。

⑤Ⅴ区:这个平面的砍伤通常涉及多个屈肌腱损伤,还有正中神经和尺神经、桡动脉或尺动脉损伤。这一区的损伤又称为"意大利面手腕"。

⑥拇指:拇指只有一条屈肌腱。除了Ⅲ区的修复,手术修复相对比较简单,因此区有大鱼际肌群,使其中的拇长屈肌(FPL)腱断端很难找出。通常需要在腕管单独做切口,安全地找出回缩的屈肌腱断端。

(7)预后因素:清洁的切割伤比挤压伤预后好。有合并伤如骨折或皮肤缺损会使预后更差。Ⅱ区损伤的预后最差。虽然目前儿童存在受伤结构偏小和治疗的合作能力的特殊管理问题,但年轻患者往往比老年患者预后好。

(8)屈肌腱损伤康复计划:修复术后处理包括背侧夹板和可控范围内活动6 周。完全固定适用于年轻的或不合作的患者。固定于手腕屈曲 35°、MCP 关节屈曲 45°、指间关节伸直位。可控范围内活动可限制粘连的形成。早期功能锻炼包括被动运动(Duran 方案)、组合式橡皮筋下轻柔的被动/主动肌腱屈伸练习(Kleinert 方案)。手术修复后 3～5 天启动这个方案。主动屈伸练习可以在修复后 4～6 周开始。独立的抗阻力练习或屈肌的电刺激治疗需延迟至 6 周后开始。对于年龄较小的儿童,屈肌腱修复术后康复训练应在石膏固定 4 周后开始。

(9)结果:尽管屈肌腱修复技术在持续改进,但正常的功能恢复还是很难实现。手术修复在Ⅰ区、Ⅲ区、Ⅳ区和Ⅴ区的结果比较好。Ⅱ区修复后的功能仍不能明确。结果往往以总的主动活动度(TAM)来进行报道的,其总和是 MCP、PIP 和

DIP 关节主动屈曲度减去这 3 个关节伸直不全的度数。

(10)部分撕裂:无法确诊的部分撕裂可致机械触发或破裂。涉及的横截面积<25%的肌腱撕裂可切除斜形翼片。涉及横截面积 50%的撕裂伤可以围绕周边连续缝合处理。撕裂伤的横截面积>50%者应行轴心缝合,并围绕周边连续缝合加固。

(11)二期修复:伤后 4 周延迟一期修复仍不太可能实现。二期修复需行屈肌腱移植术或用 Silastic Hunter 棒进行节段性重建,也包括可能修复的滑车重建。患者多次手术失败可致缺少肌腱供区,可能要做近侧指间关节融合术甚至肌腱切断术。

(12)并发症。

①粘连:粘连可限制主动屈曲活动,但被动活动可在正常范围内。屈肌腱松解术可改善主动活动。肌腱松解术需在比较积极的患者中进行,且很少在伤后 3 个月内做。评估运动功能进展建议行局部麻醉。如果在全身麻醉下,可能需要在近端加做切口行肌腱牵引或转移。肌腱松解术后 24 小时即应开始主动运动功能锻炼。

②修复肌腱再断裂:修复肌腱再断裂一旦确诊,应立即进行重新修复。其疗效仍可能接近一期修复。在肌腱松解术中或术后出现再断裂,需用游离移植物进行节段性重建。

③四马战车效应:当一手指与一邻近受伤的手指有共同的肌肉起始部时,如手指的指深屈肌腱,未受伤手指可出现主动活动度减少。Verdan 将这一效应类比为罗马二轮战车,4 匹马的缰绳控制一致。4 个 FDP 肌腱有一个共同的肌腹,因此,任何一手指的 DIP 关节屈曲通常会导致其他 3 个手指的 DIP 屈曲。任何手指 DIP 屈曲受限(如指深屈肌腱切断后修复所致的过度短缩)也会导致其他 3 个手指 DIP 屈曲受限。相对于 FDP 而言,FDS 拥有独立的肌肉,每个手指有独立的屈伸功能。

5.指深屈肌(FDP)断裂

(1)概述:FDP 撕脱最常发生于年轻的成年男子踢足球和玩橄榄球时。大多数患者的环指受累。断裂发生于指深屈肌最大收缩时手指被迫过伸。此诊断的特殊体征是伤指无法主动屈曲 DIP 关节。

(2)分型:指深屈肌撕脱伤由 Leddy 和 Packer 分型。

①Ⅰ型:FDP 肌腱全程回缩至手掌,并保持在蚓状肌的起点。因两条腱钮均已断裂,所以深肌腱血供的重要组成部分已丢失。

②Ⅱ型:FDP 肌腱回缩至 PIP 关节平面,指深屈肌腱的长纽带保持完好,从而保留更多的血液供应和维持更多的长度;在侧位 X 线片中偶尔可见一小骨片位于PIP 关节平面。

③Ⅲ型:FDP肌腱撕裂并伴有一大的骨片,FDP肌腱被拉往远端A4滑车。大骨片可并发远侧指间关节内粉碎性骨折。

(3)治疗:FDP肌腱撕裂一旦确诊,应尽早手术修复,最好在伤后2周内进行。

①Ⅰ型:手术修复应在伤后7～10天进行,将FDP肌腱推进到远节指骨并用拔出钢丝纽扣固定。如果延迟治疗,由于肌腱的营养供应被破坏,肌腱会收缩和坏死,且无法再被推进至远节指骨。

②Ⅱ型:建议将指深屈肌腱手术修复至远节指骨上。由于有更好的血供和肌腱长度的保留,与Ⅰ型损伤相比,这型损伤在伤后稍晚一些还可以手术修复,可在伤后4周或更长时间手术。

③Ⅲ型:有必要行骨折的切开复位内固定来恢复DIP关节的一致性,并可使屈肌腱重新塞入远节指骨。在罕见的情况下,深肌腱也可从大的骨片上撕裂,需作为Ⅰ型或Ⅱ型损伤来治疗。

④被忽视的损伤:如伤者就诊太晚,DIP关节不稳定可行肌腱固定术或关节融合术治疗。

(4)并发症:这类损伤误诊为手指的扭伤或挤压伤将延误治疗,并使最终结果陷入困境。尽管做了修复,屈肌腱粘连仍可能限制手指的屈曲功能。深肌腱重新推进修复后,常见DIP关节10°～15°的伸指受限。术后康复必须仔细跟踪,特别是肌腱撕裂后延期修复的患者,以免造成PIP屈曲挛缩畸形。

(二)伸肌腱损伤

1.解剖

与屈指相比,伸指是一个复杂且更难懂的运动,它合并外在伸肌腱和手的内在肌作用:伸肌腱被矢状带稳定在MCP关节上,矢状带附着于近节指骨和MCP关节的掌板。指总伸肌腱在远端分为三束至MCP关节,中央束直达中节指骨并可伸PIP关节。两个侧束与骨间肌和蚓状肌会合,并形成横向韧带至末梢(伸肌腱末端),附着于末节指骨以伸展DIP关节。在近节指骨上,固有伸肌腱在骨折或肌腱撕裂后特别容易粘连。伸肌腱侧带也同样可能在骨折或撕裂后粘连于中节指骨。骨间肌包括背侧4条用于外展示指、中指和环指,以及掌侧3条用于外展示指、环指和小指。所有骨间肌通过掌侧到MCP关节的轴线,提供有效的MCP关节屈曲和指间关节伸直。所有骨间肌由尺神经深支支配。斜形韧带也有助于手指的功能。手指的横向支持韧带从屈肌腱鞘至联合横向带的边缘,用于防止横向带的过度背侧移位。斜形支持韧带从近节指骨掌侧顶部向外侧伸肌腱末端,连接PIP和DIP关节的运动。三角韧带保持横向韧带在中节指骨上,防止横向韧带过度向掌侧移位。Grayson韧带从掌侧到血管神经束,当手指屈曲时保持固有动脉和神经在合适的位置,避免出现弓弦畸形时手指弯曲,Cleland韧带是从背侧到神经血管束。

2.伸肌腱撕裂伤

伸指装置撕裂的处理所需的技巧和知识与屈肌腱损伤相同。

(1)分型:根据损伤区域,伸肌腱撕裂被分为Ⅰ～Ⅸ区。

①Ⅰ区是远侧指间关节。

②Ⅱ区是中节指骨。

③Ⅲ区是近侧指间关节。

④Ⅳ区是近节指骨。

⑤Ⅴ区是掌指关节。

⑥Ⅵ区是掌骨。

⑦Ⅶ区是腕背侧支持带。

⑧Ⅷ区是前臂远端。

⑨Ⅸ区是前臂中上段。

(2)诊断和临床检查:创伤后主动伸指受限应考虑部分或完全性伸肌腱损伤。

(3)治疗。

①Ⅰ区:伸肌腱末端在 DIP 关节平面撕裂,可造成锤状指畸形。虽然可被动活动,但主动伸直消失。由于没有中央束的拉伸对抗、PIP 掌板松弛,可观察到近侧指间关节处于过伸位。开放性肌腱撕裂伤应使用未染色缝线修复,并用克氏针贯穿固定远侧指间关节于伸直位,再加夹板外固定保护。有限的运动可开始于伤后6 周,单用夜间夹板固定仍需 2 个月。深部损伤有皮肤、皮下组织或肌腱组织的缺损,需行肌腱移植或 DIP 关节融合术。

②Ⅱ区:伸肌装置在中节指骨平面损伤,通常是由于撕裂而不是撕脱造成的。因为肌腱在中节指骨展开较宽且为弯曲形状,所以肌腱部分撕裂很常见。部分撕裂伤(<50%的肌腱)可给予创可贴治疗,随后7～10 天可轻柔主动运动。完全撕裂伤需手术缝合修复,并用静态夹板保持完全伸直 6 周,可能需用克氏针固定 DIP关节于伸直位。

③Ⅲ区:伸肌腱的中央束在 PIP 关节断裂可导致横向韧带向掌侧移位,形成Boutonnière 畸形。DIP 关节可发生代偿性过伸。开放性肌腱撕裂伤应缝合修复,用克氏针贯穿固定 PIP 关节于伸直位但不过伸,并加用夹板固定 6 周以上。DIP关节任由其屈曲以保持侧带的偏移。先拔除克氏针,然后去除夹板开始屈伸功能锻炼。

④Ⅳ区:这类伸肌腱撕裂类似于Ⅱ区的撕裂,由于肌腱的宽度以及弯曲覆盖于指骨上,所以它们通常是部分撕裂伤。单纯的侧带撕裂伤可以手术修复,随后在保护下立即活动。完全撕裂伤需要直接修复,PIP 关节用静态夹板或克氏针固定在

伸直位 6 周。有的患者也可使用动态牵引。

⑤Ⅴ区:在 MCP 关节的伸肌腱撕裂伤需切开修复伸指装置,接着用动态夹板保护。必须将矢状带修复缝合至伸肌腱,否则,肌腱可以从掌指关节背侧半脱位且手指仍然会出现伸指障碍。在 MCP 关节,伸指装置损伤往往可能继发于人咬伤。检查这一区域的撕裂伤时应高度怀疑。人咬伤的伤口存在感染、化脓性关节炎和伸肌腱裂伤等高风险。这种伤口必须进行冲洗和清创、伸肌腱修复,并使用适当的抗生素治疗。如果污染严重,肌腱撕裂可能不得不推至 5～7 天后行二期修复。动态夹板在处理 MCP 关节平面的撕裂时特别有效。

⑥Ⅵ区:手背的伸肌腱撕裂伤比手指的预后更好。在Ⅵ区肌腱位于皮下组织而不贴近掌骨,有足够的横向空间来埋入肌腱缝合口。因为有更大的肌腱移动空间,所以用动态夹板可达到有效的康复。动态夹板可在手术修复后 3～5 天开始使用。

⑦Ⅶ区:在腕关节平面的伸肌装置损伤与伸肌支持带损伤有关。需将支持带部分切除,以助于肌腱显露和防止机械卡压或修复术后粘连。保留一部分支持带以预防腕关节活动时出现弓弦状。此外,早期使用动态夹板已被证实有很好的疗效。

⑧Ⅷ区:修复前臂远端的伸肌腱撕裂,需将远端向近端肌腹逼近。将纤维组织缝在肌腹,应用多组缝线且不能勒住肌肉。有效的肌腹修复术后处理需将手腕静态固定在背伸 45° 4～5 周。

⑨Ⅸ区:前臂近端的伸肌腱撕裂可并发桡神经损伤。如果受伤只涉及肌腹,应仔细修复肌腹,用掌长肌编织修复是一种有效的技术,可修复 50% 以上肌肉撕裂的损伤。需探查桡神经,若有损伤即需修复。术后将腕关节固定在背伸 45° 位,如果受伤的肌肉起点在肱骨外上髁以上,则还需将肘关节固定在屈曲 90° 位。固定需持续 4 周,随后保护下功能锻炼 4 周。

3.伸肌腱断裂(闭合伤)

(1)末端断裂(锤状指):闭合性损伤或钝伤可将伸肌腱从远节指骨撕下,导致锤状指畸形。此损伤可被称为锤状指、棒球指或下垂指。

①诊断:虽然全范围被动活动存在,但可见在 DIP 关节末节手指下垂。可见 PIP 关节过伸,尤其见于 PIP 掌板松弛的患者。指伸肌腱远端解剖揭示 DIP 关节血供不足,这就解释了它易于受伤断裂的原因,切开缝合修复断裂的肌腱或夹板应用不当可致效果不佳。

②治疗:伸肌腱在 PIP 关节平面的闭合性撕裂伤,应用外夹板保持 DIP 关节处于伸直位(不过伸)8 周,然后 4 周内逐渐将夹板去除。如早期得到治疗,优良率为 80%。治疗结果为一般或较差,多由治疗延误或夹板佩戴不当所致。未合并骨折

的肌腱损伤,不一定要直接手术修复。不能佩戴夹板的患者需用经关节不露尾克氏针固定 6 周,如牙科医生、外科医生或专业运动员,仍需在大部分时间佩戴夹板以防克氏针断裂。

③并发症。

a.夹板的并发症:夹板治疗锤状指的并发症发生率高达 40%,通常包括暂时的皮肤问题,如背侧浸渍、皮肤刺激症状或胶带过敏。其他并发症包括甲沟横裂、戴夹板时疼痛或 DIP 关节过伸时皮肤坏死。可能出现残余伸指受限,需要更长时间的全天夹板固定治疗。

b.手术的并发症:据报道,手术治疗锤状指的并发症发生率>50%。并发症包括永久性的指甲畸形、关节不匹配、感染、克氏针或拔出钢丝失效、创伤性关节炎、关节半脱位和后遗伸指无力。在一个系列研究中,45 例患者中有 7 例需接受二次手术,其中包括 4 例关节融合术和 1 例截指术。

c.鹅颈畸形:锤状指畸形与 PIP 掌板松弛同时存在,使得 PIP 关节可过伸,从而导致鹅颈畸形。纠正锤状指畸形通常需恢复近侧指间关节的中央束和 DIP 关节末梢正确平衡。纠正这一问题的一项技术是用掌长肌腱螺旋重建斜形韧带。其次,Fowler 法的伸肌腱中央束松解被认为可重新平衡伸指装置。

d.被忽视的锤状指畸形:慢性锤状指畸形的处理包括关节融合术或二期伸肌腱重建。如果关节良好且无关节炎,可将伸肌腱推进 2～3mm,接着再用克氏针固定 DIP 关节于伸直位 6 周。如果已出现明显的退行性关节炎,唯一可行的手术方式是关节融合术。

(2)中央束断裂(Boutonnière 指)。

①概述:在 PIP 关节的中央束闭合性损伤破裂,由于侧带向掌侧移位,可导致 Boutonnière 畸形。因 PIP 关节不能背伸,所以 DIP 关节代偿性过伸。急性屈曲暴力作用于 PIP 关节可造成这种损伤。PIP 关节的掌侧脱位也可导致中央束撕裂。

②诊断:最初可见近侧指间关节肿胀,可伴有轻微的伸指乏力。Boutonnière 畸形可到损伤后 10～21 天才出现。PIP 关节 15°～20°伸指受限或抗阻力伸指力弱可提示中央束断裂。

③治疗。

a.急性闭合性损伤:急性中央束断裂且尚未发展为侧带向掌侧半脱位的,可给予静态夹板固定 PIP 关节于完全伸直位 6 周。鼓励行 DIP 关节主动和被动屈曲练习,可使侧带集中,防止斜形支持带紧缩,促进中央束恢复。保持 PIP 关节伸直有多种方法可供选择,包括静态夹板、石膏固定或经关节克氏针固定。若中央束在 PIP 关节带一骨块撕脱,则需切开修复,将骨块切除或将中央束修复至中节指骨,用克氏针贯穿固定 PIP 关节 2～6 周。

　　b.延期治疗:对于确诊的 Boutonnière 畸形的延期治疗需先拉伸关节和夹板固定。任何肌腱的治疗步骤最好等关节重新获得全范围的被动活动后再开始。对夹板治疗没有反应的僵硬可能需要行关节囊松解,然后再进行中央束的修复或推进术。只有在长时间非手术治疗失败后才考虑手术治疗。手术方法的选择包括中央束前移至中节指骨(Kilgore 法)、侧索传输(Matev 法)、在中节指骨伸腱切断术(Fowler 法)。治疗结果差与 PIP 挛缩较最初评估时＞30°、术前 PIP 关节未达到完全伸直或患者年龄＞45 岁有关。

　　(3)伸肌腱创伤性脱位(矢状带破裂):在 MCP 关节,桡侧矢状带的破裂可导致伸肌腱从掌骨头半脱位或脱位。中指最常受累。

　　①诊断:伸肌腱通常向尺侧脱位,伴手指不完全伸直且患指尺偏畸形。伸指活动时,伸肌腱可重新归位于掌骨头背侧,在试图主动屈曲时再次半脱位。

　　②治疗:急性撕裂,将裂口一期缝合可得到良好的修复。如不可能一期修复,则用伸肌腱的远端基底部分从尺侧穿至桡侧副韧带,以稳定伸肌腱,这一方法是由 Carroll 描述的。已见多例用石膏固定 MCP 关节伸直位 4 周非手术成功的报道。若伤后立即制订治疗方案,非手术治疗则比较容易成功。

五、手部神经损伤

(一)解剖学基础

　　手部神经支配来自正中神经、尺神经和桡神经。

　　正中神经于肘窝部,穿过旋前圆肌两头,行走在指浅屈肌和指深屈肌之间。在前臂近端发出分支至旋前圆肌、桡侧腕屈肌、掌长肌、指浅屈肌;穿过旋前圆肌时发出骨间前神经,与骨间前动脉伴行于指深屈肌和拇长屈肌之间,分支支配拇长屈肌和指深屈肌。腕上部在桡侧腕屈肌和掌长肌之间行走,经腕管至手掌,在腕横韧带远侧缘从其桡侧发出返支,进入鱼际肌支配拇短展肌、拇对掌肌、拇短屈肌外侧头和第一、第二蚓状肌。另分成三条指掌侧总神经,支配桡侧三个半手指掌面和近侧指间关节以远指背的皮肤。

　　尺神经经肱骨内上髁后方的尺神经沟穿经尺侧腕屈肌至前臂,发出分支支配尺侧腕屈肌和指深屈肌尺侧半。主干在指浅屈肌和尺侧腕屈肌之间下行,经腕部尺神经管(Guyon 管)分为深、浅两支,浅支发出一个分支到掌短肌,两条感觉支中一条为小指尺侧指固有神经,另一条为指掌侧总神经,到小指和环指的相对缘。深支与尺动脉深支伴行经小指展肌和小指短屈肌之间,穿过小指对掌肌至深部,沿途发出分支支配上述三肌,另有分支到第三蚓状肌、第四蚓状肌、全部骨间肌、拇收肌、拇短屈肌内侧头。尺神经背支在腕上约 5cm 处从尺神经分出后,经尺侧腕屈肌深面至腕背及手背,与尺神经浅支一起,支配手背和手掌尺侧及尺侧一个半手指掌面和背面的感觉。

桡神经与肱深动脉伴行,经肱三头肌长头与内侧头之间至上臂后侧,发出分支支配肱三头肌,继而在其内、外侧头之间沿肱骨桡神经沟下行,穿外侧肌间隔,在肱桡肌和肱肌之间下行,于肱骨小头平面发出分支支配肱桡肌和桡侧腕长伸肌。在肱桡关节近侧约 3cm 处分为深、浅支。深支穿经旋后肌浅头形成的 Frohse 弓,在旋后肌两头之间,发出分支支配该肌。于旋后肌远侧缘,立即分为数个肌支分别支配小指固有伸肌、指总伸肌、尺侧腕伸肌、拇长展肌、拇长伸肌、拇短伸肌及示指固有伸肌。浅支在桡侧腕伸肌之上,被肱桡肌所覆盖,发出一支至桡侧腕短伸肌,继而在前臂远端桡侧经鼻烟壶进入手背,支配手背桡侧和桡侧三个半手指背侧(除外示指、中指近侧指间关节以远)的感觉。

(二)临床表现

手腕和手指屈伸活动的肌肉及其神经支配的分支均位于前臂近端,正中神经、尺神经、桡神经于前臂近端及肘部损伤可致屈指和伸指功能障碍。手部外伤时,常累及前臂远端和腕部,除桡神经仅引起虎口部感觉减退外,正中神经、尺神经损伤可导致手内部肌功能障碍和手部重要感觉障碍。

1.正中神经损伤

拇短展肌麻痹导致拇指外展功能障碍及拇、示指捏物功能障碍,手掌桡侧半和拇、示、中指及环指桡侧半掌面,拇指指间关节和示、中指及环指桡侧半近侧指间关节以远的感觉障碍,主要表现为示指感觉消失。

2.尺神经损伤

骨间肌和蚓状肌麻痹所致环、小指爪形手畸形,即掌指关节过伸、指间关节屈曲畸形;骨间肌和拇收肌麻痹所致的 Froment 征,即示指用力与拇指对指时,呈现示指近侧指间关节明显屈曲、远侧指间关节过伸及拇指掌指关节过伸、指间关节屈曲;以及手掌尺侧、环指尺侧半和小指的掌侧,手背尺侧和尺侧一个半手指背侧的感觉障碍,主要表现为小指感觉消失。

3.桡神经损伤

桡神经在腕部以下无运动支,仅表现为手背桡侧及桡侧三个半手指近侧指间关节近端的感觉障碍,主要表现为虎口部背侧局部感觉减退或消失。

4.手掌和手指部的神经损伤

常伤及指总神经和指固有神经,可分别引起两手指相邻侧的感觉功能障碍和手指一侧的感觉功能障碍。

(三)治疗

手部神经损伤的治疗原则上是越早修复,功能恢复越好。神经损伤较轻,断端较整齐,无明显缺损;皮肤覆盖较好,伤口污染较轻,经清创后估计不会感染者,均应一期立即进行直接缝合。手部神经修复的主要方法为神经缝合(包括外膜缝合和束膜缝合),一般来说,神经干损伤时采用神经外膜缝合,而在神经感觉、运动支可以分离时应采用束膜缝合,如腕部尺神经损伤,可将尺神经的深、浅支予以分离,分别进行束膜缝合。神经缝合时如有张力,可采用适当游离两神经断端、改变关节的位置(如缝合正中神经时屈曲腕关节)、神经移位(如肘后尺神经断裂,将尺神经两断端移至肘前,在屈肘位将神经缝合。此时决不能为了在肘后将尺神经原位缝合,而将肘关节较长时间固定在伸直位,影响肘关节的功能恢复)等方法加以克服。即使神经缺损过大,实在无法直接缝合时,只要局部软组织条件较好,也可行一期神经移植。为避免供区神经切取后所造成的感觉缺失,可将被切取的神经的远侧断端采用端侧吻合的方法,将其缝合到邻近的正常神经干上,通过正常神经干的侧支发芽,再生神经纤维长入,而恢复其感觉功能。

神经为部分损伤时,应仔细将未损伤的部分加以分离保护,而将损伤的部分予以清创后进行缝合。

术后应用石膏托将患肢适当固定,保持缝合的神经于松弛位,以利其愈合。固定时间根据其缝合时的张力大小,一般为4～6周。为预防感染,适当应用抗菌药物,并适当应用神经营养药物以促进神经再生。

拆除固定后应尽可能进行功能锻炼,并辅以物理治疗。功能锻炼和局部的物理治疗对于促进神经再生和防止肌肉萎缩有一定作用。

神经功能的恢复对手的功能十分重要。在手部感觉未恢复之前,应特别注意对伤肢加以保护,以免烫伤或冻伤,一旦发生则伤口难以愈合。在感觉恢复的早期通常呈现出感觉过敏,随着时间的推移,再生的神经发育成熟,感觉过敏现象将逐渐消失。

六、手部血管损伤

(一)解剖学基础

手部的动脉主要来源于桡动脉和尺动脉。骨间掌侧、背侧动脉与尺、桡动脉的分支形成腕背动脉网,有时伴正中神经行走的正中动脉十分粗大,成为手部血供的主要来源之一。

尺动脉终末支与桡动脉浅支形成的掌浅弓,位于掌腱膜深面,从其发出的指总动脉与来自正中神经和尺神经的指总神经伴行,在屈指肌腱两侧向远端行走,在掌指关节平面穿出掌腱膜,成为指固有血管神经束,分别至两手指的相邻侧。

桡动脉主干在桡腕关节处,绕过桡骨茎突远侧,于拇长展肌和拇短伸肌腱深面进入鼻烟壶,穿过第一掌骨间隙至手掌,发出拇主要动脉,分为3支分别至拇指两侧和示指桡侧,形成各自的指固有动脉。其终末支与尺动脉深支在屈指肌腱深面和骨间肌浅面形成掌深弓,由其发出掌心动脉向远端行走,并与指总动脉吻合。

桡、尺动脉的腕背支,掌侧骨间动脉的背侧支和背侧骨间动脉,在腕背形成腕背动脉弓,从其发出4条掌背动脉,向远端于指背两侧形成指背动脉,并在指蹼间隙与指掌侧动脉吻合。

手部动脉间有丰富的吻合支,但仍有掌浅弓和指总动脉构成的变异,手部血管损伤时,应注意观察手指的血供状况。

手的静脉主要在背侧,从指甲下和指端形成静脉网,逐渐在指背汇集成较粗的静脉,指背两侧较粗的静脉间有横形的静脉弓相连。然后向近端于手背形成手背静脉弓,桡侧者汇入头静脉,尺侧汇入贵要静脉。腕背正中还有1～2条浅静脉至前臂。

尺动脉和桡动脉损伤多见于腕部切割伤,常伴有屈腕和屈指肌腱、正中神经和尺神经损伤,严重者可有广泛的软组织挫伤或软组织缺损,伴血管、神经、肌腱缺损。

(二)临床表现

手部血液循环十分丰富。一般情况下,单纯尺动脉或桡动脉断裂不会影响手部的血液循环。但由于尺、桡动脉形成的掌浅弓可能存在变异,有时尺动脉或桡动脉损伤可能会危及部分手指的血供,仍应引起重视,并应予以仔细检查。有时尺动脉和桡动脉同时完全断裂,只要腕部背侧软组织完整,如骨间背侧动脉及其侧支循环能够代偿,也不会影响手部的血供。在这种情况下,即使不修复损伤的桡、尺动脉,一般不会引起缺血性坏死。尽管如此,手部主要动脉的损伤,虽然可能不会引起手的缺血性坏死,但毕竟会导致手部血供不足,对手部功能带来一定的影响。

(三)治疗

手部的主要血管损伤,即尺、桡动脉损伤,处理原则是:不管是尺动脉或桡动脉的单一损伤,还是尺动脉和桡动脉同时损伤,不论其损伤后是否影响手部的血供,只要具备血管修复的必要条件,均应进行一期血管修复,如有必要还需进行血管移植,以保证手部充足的血液供应,利于手部各种功能恢复。

血管修复术后应将伤肢于腕关节屈曲位,用前臂背侧石膏托予以固定。并适当应用抗凝解痉和抗菌药物,以防血管痉挛和血管栓塞,以及伤口感染。一般于术后2周拆除石膏托固定,并同时拆除缝线,开始进行功能锻炼。

(薛海鹏　刘晓晨)

第二章　下肢损伤

第一节　股骨颈骨折

各年龄段均可能发生股骨颈骨折,但以 50 岁以上的老年人最为多见,女性多于男性,常在骨质疏松症的基础上发生。中青年股骨颈骨折常由较大外伤暴力引起。股骨颈骨折的致残率和致死率均较高,已成为导致老年人生活质量下降甚至死亡的主要威胁之一。

股骨颈位于股骨头与股骨粗隆部之间,是人体承受剪力最大的解剖段。

一、损伤机制

(一)引起股骨颈骨折最常见的外伤机制

一是外力从侧面对大转子的直接撞击;二是躯干在倒地时相对于持重下肢旋转,而股骨头则卡在髋臼窝内不能随同旋转,加上股骨颈前方强大的髂腰韧带和后方的髂股韧带挤压股骨颈。正常股骨颈部骨小梁的走向呈狭长卵圆形分布,长轴线与股骨头、颈的轴心线一致,有利于在正常生理情况下承受垂直载荷,但难以对抗上述横向水平应力而易于发生断裂。

(二)绝经后和老年性骨质疏松症

造成骨量下降和松质骨结构异常,最终导致骨的力学强度下降、骨折危险性增加,股骨颈为骨质疏松性骨折的好发部位之一。

(三)股骨颈部在同一段时间内受到反复超负荷的外力作用

股骨颈部骨小梁可不断发生显微骨折而未及时修复,即使是中青年也可能最终导致疲劳性骨折。

二、诊断

老年人摔跌后主诉髋部或膝部疼痛的,应考虑股骨颈骨折的可能。检查时可发现大转子上移至髂前上棘与坐骨结节连线以上,腹股沟韧带中点下方有压痛,患肢轻度屈曲、内收并有外旋、短缩畸形,肿胀可不明显,叩击患者足跟时可致髋部疼痛加重。多数患者伤后即不能站立和行走,部分骨折端嵌插的患者症状很轻,甚至可以步行赴医院就诊,下肢畸形也不明显,极易漏诊。正侧位摄片可明确诊断和确定骨折类型。怀疑有骨折而进行急诊 X 线检查不能确诊的患者,应嘱咐其卧床休息,2 周后再次进行 X 线复查。

三、分类

股骨颈骨折分类方法甚多,常用的有以下几种。

(一)按骨折部位分类

1.头下型

骨折线完全在股骨头下。

2.头颈型

骨折线的一部分在股骨头下,另一部分则经过股骨颈。

3.经颈型

全部骨折线均通过股骨颈中部。

4.基底型

骨折线位于股骨颈基底部,其后部已在关节囊外。

(二)按骨折移位程度分类

1.Ⅰ型

不全骨折或外翻嵌插骨折。

2.Ⅱ型

完全骨折无移位。

3.Ⅲ型

完全骨折部分移位,远侧端轻度上移并外旋。

4.Ⅳ型

骨折完全错位,远侧端明显上移并外旋。

Garden 分类法目前使用较广,但也有不少学者认为在临床实践中实际上很难完全区分这 4 种类型。因此,可以更简单地按移位情况将股骨颈骨折分为无移位骨折(Garden Ⅰ、Ⅱ型)和有移位骨折(Garden Ⅲ、Ⅳ型),同样能起指导治疗的作用。

(三)按骨折线走向分型

按骨折线与股骨干纵轴垂线交角(Linton 角)分型。

1.外展型

最稳定,Linton 角小于 30°。

2.中间型

尚稳定,Linton 角为 30°～50°。

3.内收型

不稳定,Linton 角大于 50°。骨折部所受剪力最大。

四、治疗

(一)非手术治疗

非手术治疗通常仅限于无法行走且手术风险太高或活动时有轻微疼痛的老年患者。对于这些患者,治疗目标应该是尽快从卧床状态转换至轮椅活动,以减少长期卧床的并发症,如肺不张、血栓栓塞性疾病、尿路感染和压疮。

(二)手术治疗

1.手术时机

只要患者病情稳定,就应尽快接受手术治疗。对于老年患者,手术应延期至患者的体液和电解质紊乱得到纠正后。最近研究表明,骨科和老年医学科联合治疗这一模式对于减少发生像谵妄这样的并发症和提高生存率有优势。对于年轻患者,移位性股骨颈骨折需要进行急诊手术,为了降低骨坏死的风险,应进行切开复位内固定术。

2.麻醉注意事项

对于无法接受早期手术的患者,可考虑放置股神经阻滞导管以辅助控制疼痛并减少老年患者麻醉药品的使用。对于全身麻醉和局部麻醉,围术期病死率的差异性在研究上并没有得出一致的结论。

(三)非移位性股骨颈骨折

非移位性股骨颈骨折的推荐治疗包括多个拉力螺钉平行的内固定,建议使用3枚或4枚螺钉固定。如果使用3枚拉力螺钉,可呈倒三角形排列。倒三角形排列下方的螺钉应紧贴股骨颈下部。后上的2枚螺钉应紧贴股骨颈后方。

关节囊切开:一些学者建议治疗非移位性股骨颈骨折时切开关节囊。他们的理论是切开关节囊可以降低囊内血肿所形成的压力,进而降低骨坏死的风险。对于关节囊切开是否能真正降低骨坏死的风险确实存在争议,然而这一技术仍有它的支持者,特别是针对年轻患者时。手术前,保持患肢处于屈曲、外展、外旋位已被证实可以减少关节囊内的压力。

(四)移位性股骨颈骨折

移位性股骨颈骨折的治疗方式大部分取决于患者的年龄及活动能力。对于年轻患者,可进行闭合复位或切开复位内固定术。手术目标是解剖复位,手术入路可以采取 Smith-Petersen 入路或 Watson-Jones 入路以达到恰当的复位。对于年龄更大、活动更少的患者,大部分学者建议行人工股骨头置换术。对于老年人中接受切开复位内固定术和股骨头置换的两组患者,临床研究表明股骨头置换组在提高预后和降低手术翻修率方面有显著优势。

1.内固定

当选择进行内固定时,为了尽量降低骨不连和骨坏死并发症的发生风险,解剖复位是必要的。如果尝试进行闭合复位不能达到解剖复位,则应行切开复位,通常使用多枚平行的拉力螺钉实现固定。对于股骨颈基底部骨折,也可以使用动力髋螺钉。

2.人工股骨头置换

人工置换可选择股骨头置换的方式,使用双极假体或单极假体,也可选择全髋置换术。双极假体相对于单极假体有一个理论上的优势,双极假体的第2个关节可以减少髋臼磨损。然而在临床上,双极假体的第2个关节经常失去功能,最终双极假体变为单极假体。另外,不像单极假体,双极假体通常有一个金属-聚乙烯关节,如果这个关节像设计的那样发挥功能的话,可导致髋臼磨损和骨质溶解。对于大部分要求不高的老年患者来说,假体材料推荐使用单极假体。

3.全髋关节置换

既往患有髋关节退行性疾病(如类风湿关节炎、Paget病、骨关节炎)的患者发生股骨颈骨折时,应考虑行全髋关节置换术。一些研究表明,即使在那些无关节炎的老年患者中,在疼痛控制和功能改善方面,全髋关节置换术也优于股骨头置换术。另外,在不能遵从髋关节脱位预防措施警示的痴呆患者中,全髋关节置换术有着更高的脱位概率。像帕金森病或偏瘫之类神经系统疾病的患者脱位的概率更高,通常采取股骨头置换术治疗。

(五)术后管理

股骨颈内固定术后的负重范围是由完全无负重到患者可以承受的负重。生物力学研究表明,即使患者无负重,由于肌肉收缩,髋关节和膝关节之间实际上仍存在肌肉收缩的反作用力。许多老年患者无法耐受关节不负重。基于此,老年患者为避免长期卧床的并发症,可以承受一定的负重,以辅助行动。对于年轻患者,只有在骨折内固定存在问题时,才考虑限制负重。

五、并发症

(一)骨不连

股骨颈的骨不连发生率很大程度取决于骨折的移位。非移位性股骨颈骨折或嵌插骨折在行内固定术后,发生率约为5%或更少。而移位性骨折在行切开复位内固定术后的骨不连发生率接近30%。对于接受了切开复位内固定术的年轻患者,骨不连是最常见的并发症。增加骨不连风险的其他因素,包括非解剖复位和需透析肾衰竭这样的病理状态。骨不连通常表现为腹股沟或大腿的疼痛。大多数股骨颈骨折患者骨不连时需要再次手术。对于年轻患者,需要尽量保留股骨头,可采取转子间的外翻截骨钢板内固定术;对于老年患者,可行股骨头置换术。

(二)骨坏死

由于逆行的血供,在股骨颈骨折后股骨头容易形成骨坏死。类似于骨不连,骨坏死的概率很大程度上与骨折移位的角度相关。非移位性股骨颈骨折或嵌插骨折发生骨坏死的概率为8%或更低,然而 Garden Ⅳ 型骨折骨坏死率>30%。在显示骨坏死的早期征象上,MRI 比 X 线检查更灵敏。晚期改变 X 线片也可显示,包括软骨破坏和股骨头退变。症状通常为腹股沟或大腿的疼痛,约有33%的患者将来需要手术治疗,为了尝试重建股骨头的血供,可考虑钻孔和骨移植。对于继发骨坏死的老年患者,治疗通常为假体置换。

(三)病死率

在大多数研究中,老年髋部骨折患者在医院的病死率通常为3%～5%。髋部骨折患者的1年病死率通常高于进行年龄匹配的对照组,范围为20%～40%。死亡的危险因素包括既往患有心肺疾病、认知受损、肺炎和男性。

(四)血栓栓塞性疾病

即使有所预防,髋部骨折后血栓栓塞性疾病的发生率仍很高,一些报道显示高达23%。许多医院使用包括低分子肝素、华法林、阿司匹林及气动加压靴来预防深静脉血栓(DVT)和肺栓塞(PE)。对于怀疑发生 DVT 的患者,超声是创伤最小的检查。为了诊断 PE,螺旋 CT 已经很大程度上取代了肺通气/灌注检查而成为主要的检查手段。

六、并发症的治疗

(一)内固定失败

内固定失败的危险因素包括骨量减少、粉碎性骨折和非解剖性复位。患者通常表现为腹股沟疼痛、臀部疼痛或两者都有。治疗手段包括内固定翻修术、外翻截骨术、股骨头置换或全髋关节置换。翻修术或截骨术通常应用于年轻患者,而假体置换通常倾向应用于老年患者。

(二)股骨粗隆骨折

股骨粗隆骨折发生的原因包括股骨外侧多个未使用的钉孔和骨折内固定的起始钉孔在转子的末端。股骨粗隆骨折的治疗方法包括使用长滑动板和滑动鹅头钉来进行翻修或将内固定更换为髓内钉。两种方法都需要实现股骨颈解剖复位。

（三）关节置换失败

关节置换失败归因于无菌性松动、感染或髋臼磨损。切口表面感染可通过外科清创和使用第四代头孢类抗生素治疗。而深部感染可能需要分期手术或取出假体。髋臼磨损在单极假体或双极假体中都可能发生。许多研究表明，双极假体在1年内基本上相当于单极假体。股骨头置换术后继发的髋臼磨损通常表现为腹股沟疼痛，治疗上通常更换假体为全髋关节。临床出现大腿疼痛前，可在影像学上显现出股骨干松动的迹象。

（张维亮　吕文学）

第二节　股骨干骨折

股骨干骨折是指转子下 2～5cm 的股骨折。青壮年和儿童常见，约占全身骨折的 6%。多由强大的直接暴力或间接暴力造成，直接暴力包括车辆撞击、机器挤压、重物击伤及火器伤等，引起股骨横断或粉碎骨折；间接暴力多是高处跌下、产伤等所产生的杠杆作用及扭曲作用所致，常引起股骨的斜形或螺旋骨折。

一、致伤机制

（一）概述

股骨干骨折的发生率略低于粗隆部骨折和股骨颈骨折，约占全身骨折的 3%，但其伤情严重，好发于 20～40 岁的青壮年，对社会造成的影响较大。10 岁以下的儿童及老年人也时有发生。

（二）致伤机制

由于股骨被丰富的大腿肌肉包绕，健康成人股骨骨折通常由高强度的直接暴力所致，例如机动车辆的直接碾压或撞击、机械挤压、重物打击及火器伤等均可引起。高处坠落到不平地面所产生的杠杆及扭曲传导暴力也可导致股骨干骨折。儿童股骨干骨折通常由直接暴力引起且多为闭合性损伤，也包括产伤。暴力较小而导致的股骨干骨折者除老年骨质疏松外，应警惕病理性因素。

（三）骨折移位

股骨周围肌群丰富，且大多较厚，力量强大，以致股骨干完全骨折时断端移位距离较大，尤其是横行骨折更明显。骨折后断端移位的方向部分取决于肌肉收缩的合力方向，另外则根据外力的强度与方向以及骨折线所处的位置而定。整个股骨干可以被看成一个坚固的弓弦，正常情况下受内收肌群、伸膝肌群及股后肌群强力牵引固定。股骨干骨折后该 3 组肌肉强力牵引使弓弦两端接近，使得骨折端向上、向后移位，结果造成重叠畸形或成角畸形，其顶端常朝前方或前外方。具体按照骨折不同部位,其移位的规律如下。

1.股骨干上1/3骨折

近侧断端因髂腰肌及耻骨肌的收缩向前屈曲,同时受附着于股骨大转子的肌肉,如阔筋膜张肌、臀中肌及臀小肌的影响而外展外旋;近侧骨折断端越短,移位越明显;远侧断端因股后肌及内收肌群的收缩向上,并在近侧断端的后侧。由于远侧断端将近侧断端推向前,使后者更朝前移位。

2.股骨干中1/3骨折

骨折断端移位情况大致与上部骨折相似,只是重叠现象较轻。远侧断端受内收肌及股后肌收缩的作用向上向后内移位,在骨折断端之间形成向外的成角畸形,但如骨折位于内收肌下方,则成角畸形较轻。除此以外,成角或移位的方向还取决于暴力的作用方向。这一部位骨折还常常由于起自髋部止于小腿的长肌的作用而将股骨远断端和小腿一起牵向上方,导致肢体短缩,Nelaton线变形,大粗隆的最高点比股骨颈骨折更位于髂前上棘与坐骨结节连线的上方。其另一个特点是,足的位置由于重力的作用呈外旋位。

3.股骨干下1/3骨折

除纵向短缩移位外,腓肠肌的作用可使骨折远端向后移位,其危险是锐利的骨折端易伤及腘后部的血管和神经。

二、临床表现

股骨干骨折多为强暴力所致,因此应注意全身情况及相邻部位的损伤。

(一)全身表现

股骨干骨折多由于严重的外伤引起,出血量可达 1000～1500mL。如果是开放性或粉碎性骨折,出血量可能更大,患者可伴有血压下降、面色苍白等出血性休克的表现;如合并其他部位脏器的损伤,休克的表现可能更明显。因此,对于此类情况,应首先测量血压并严密动态观察,并注意末梢血液循环。

(二)局部表现

可具有一般骨折的共性症状,包括疼痛、局部肿胀、成角畸形、异常活动、肢体功能受限及纵向叩击痛或骨擦音。此外,应根据肢体的外部畸形情况初步判断骨折的部位,特别是下肢远端外旋位时,注意勿与粗隆间骨折等髋部损伤的表现相混淆,有时可能是2种损伤同时存在。如合并有神经血管损伤,足背动脉可无搏动或搏动轻微,伤肢有循环异常的表现,可有浅感觉异常或远端被支配肌肉肌力异常。

(三)X线片表现

一般在 X 线正侧位片上能够显示骨折的类型、特点及骨折移位方向,值得注意的是,如果导致骨折的力量不是十分剧烈,而骨折情况严重,应注意骨质有无病理改变的 X 线片征象。

三、诊断

根据受伤史再结合临床表现及 X 线片显示,诊断一般并不复杂。但对于股骨干骨折诊断的第一步,应是有无休克和休克趋势的判断;其次还应注意对合并伤的诊断。对于股骨干骨折本身的诊断应作出对临床处理有意义的分类。传统的分类包括开放性或闭合性骨折和稳定型或不稳定型骨折,其中横形、嵌入型及不全性骨折属于稳定型骨折。国际内固定研究协会(AO/ASIF)对于长管状骨骨折进行了综合分类,并以代码表示,用来表示骨骼损伤的严重程度并作为治疗及疗效评价的基础。AO 代码分类的基础是解剖部位和骨折类型,解剖部位以阿拉伯数字表示,股骨为 3、骨干部为 2,股骨干即为 32,骨干骨折类型分为"简单"(A 型)及"多段",多段骨折既有"楔形"骨折(B 型)又有"复杂"骨折(C 型),再进一步分亚组。其英文字母序列数及阿拉伯数字越大,骨折也越复杂,治疗上的难度也越高。

四、治疗

股骨干骨折的治疗方法有很多,现代生物医用材料、生物力学及医疗工程学的发展,为股骨干骨折的治疗提供了许多方便和选择。在作出合适的治疗决策前,必须综合考虑到骨折的类型、部位、粉碎程度和患者的年龄、职业要求、经济状况及其他因素后,再酌情选择最佳疗法。保守治疗的方法包括:闭合复位及髋人字石膏固定、骨骼持续牵引、股骨石膏支架等。近十年来,手术疗法随着内交锁髓内钉的发展和应用,取得了令人鼓舞的进步,但总的来说,不外乎以下方法:首先是内固定装置系统,包括传统髓内钉,又可分为开放性插钉和闭合性插钉、内交锁髓内钉和加压钢板固定等。其次是骨外固定装置系统,此系统仍在不断改进及完善中。现从临床治疗角度进行分述。

(一)非手术治疗

以下病例选择非手术疗法已达成共识。

1.新生儿股骨干骨折

常因产伤导致,可采用患肢前屈用绷带固定至腹部的方法,一般愈合较快,即使有轻度的畸形愈合也不会造成明显的不良后果。

2.4 岁以下小儿

不论何种类型的股骨干骨折均可采用 Bryant 悬吊牵引,牵引重量以使臀部抬高离床一拳为度,两腿相距应大于两肩的距离,以防骨折端内收成角畸形,一般3～4周可获骨性连接。

3.5～12 岁的患儿

按以下步骤处理:

(1)骨牵引:Kirschner 针胫骨结节牵引,用张力牵引弓,置于儿童用 Braunes

架或 Thomas 架上牵引,质量 3～4kg,时间 10～14 天。

(2)髋人字石膏固定:牵引中床边摄片,骨折对位满意有纤维连接后,可在牵引下行髋人字石膏固定。再摄片示骨折对位满意即可拔除克氏针。

(3)复查:石膏固定期间应定时摄片观察,发现成角畸形时应及时采取石膏楔形切开的方法纠正。

(4)拆除石膏:一般 4～6 周可拆除石膏,如愈合欠佳可改用超髋关节的下肢石膏固定。

(5)功能锻炼拆除石膏后积极进行下肢功能训练,尽快恢复肌力及膝关节的功能。

4.13～18 岁的青少年及成人

方法与前述基本相似,多采用胫骨结节持续骨牵引,初期(1～3 天)牵引重量可采用体重的 1/8～1/7,摄片显示骨折复位后可改用体重的 1/10～1/9;在牵引过程中应训练患者每日 3 次引体向上活动,每次不少于 50 下。牵引维持 4～6 周,再换髋人字石膏固定 3 个月,摄片证明骨折牢固愈合后方能下地负重。

(二)手术治疗

保守疗法对于儿童骨折的治疗比较满意。因为股骨周围骨膜较厚,血供丰富,且有强大的肌肉包绕;成人股骨干骨折极少能被手法整复和石膏维持对位的。持续牵引由于需要长期卧床易导致严重的并发症,加重经济负担,目前已成为不切实际的做法。现代骨科对股骨干骨折的治疗,在无禁忌证的情况下,多主张积极手术处理。

1.髓内钉固定术

1940 年,Kuntscher 介绍了髓内钉内固定用于股骨干骨折,创立了髓内夹板的生物力学原则。目前,关于股骨髓内钉的设计和改进的种类很多,但最主要集中在这几个方面:是选择开放复位髓内钉固定还是闭合插钉髓内钉固定;是扩大髓腔还是不扩髓穿钉;是否应用交锁;是选择动力型还是静力型交锁髓内钉。

(1)与闭合插钉比较,开放插钉有如下优点。

①不需要特殊的设备和手术器械。

②不需要骨科专用手术床及影像增强透视机。

③不需早期牵引使断端初步分离对位。

④直视下复位,易发现影像上所不能显示的骨折块及无移位的粉碎性骨折,更易于达到解剖复位及改善旋转的稳定性。

⑤易于观察处理陈旧性骨折及可能的病理因素。

(2)与闭合复位相比开放复位有以下不足之处。

①骨折部位的皮肤表面留有瘢痕,影响外观。

②术中失血相对较多。

③对骨折愈合有用的局部血肿被清除。

④由于复位时的操作破坏了血供等骨折愈合条件,并增加了感染的可能性。

(3)扩髓与否:一般认为,扩髓后髓内钉与骨接触点的增加提高了骨折固定的稳定性,髓腔的增大便于采用直径较大的髓内钉,钉的强度增大自然提高了骨折的固定强度。扩髓可引起髓内血液循环的破坏,但由于骨膜周围未受到破坏,骨痂生长迅速,骨折愈合可能较快。因此对于股骨干骨折,多数学者主张扩髓,扩髓后的骨碎屑可以诱导新骨的形成,有利于骨折的愈合。对于开放骨折,由于有感染的危险性,应慎用或不用。有文献报道,由于扩髓及髓内压力的增加,可导致肺栓塞或成人呼吸窘迫综合征,因此对多发损伤或肺挫伤的患者不宜采用。

(4)内交锁髓内钉:内交锁髓内钉是通过交锁的螺钉横形穿过髓内钉而固定于两侧皮质上,目的是防止骨折旋转、短缩及成角等畸形的发生。但是髓内钉上的内锁孔是应力集中且薄弱的部分,易因强度减弱而发生折断。因此,应采用直径较大的髓内钉,螺钉尽可能远离骨折部位,螺钉充满螺孔,延迟负重时间。不带锁髓内钉以 Ender 钉、Rush 钉及膨胀髓内钉为代表,临床上也有一定的适应证。内交锁髓内钉通过安置锁钉防止了骨折的短缩和旋转,分别形成静力固定和动力固定;由于静力型固定的髓内钉可使远、近端均用锁钉锁住,适宜于粉碎、有短缩倾向及旋转移位的骨折。静力型固定要求术后不宜早期负重,以免引起髓内钉或锁钉的折断导致内固定失败。动力型固定是将髓内钉的远端或近端一端用锁钉锁住,适用于横形、短斜形骨折及骨折不愈合者,方法为一端锁定,骨折沿髓内钉纵向移动使骨折端产生压力,因而称为动力固定。静力固定可在术后 6~8 周短缩及旋转趋势消除后拔除一端的锁钉,改为动力型固定,利于骨折愈合。总之,由于影像增强设备、弹性扩髓器等的应用,扩大了内交锁髓内钉的应用范围。股骨内交锁髓内钉的设计较多,比较多见的有 Grosse-Kempf 交锁髓内钉、Russell-Taylor 交锁髓内钉及 AO 通用股骨交锁髓内钉,这几种髓内钉基本原理及手术应用是相似的。

①手术适应证。

a.一般病例:股骨干部小粗隆以下距膝关节间隙 9cm 以上之间的各种类型的骨折,包括单纯骨折、粉碎性骨折、多段骨折及含有骨缺损的骨折;但 16 岁以下儿童的股骨干骨折原则上不宜施术。

b.同侧损伤:包含有股骨干骨折的同侧肢体的多段骨折,如浮膝(股骨远端骨折合并同侧胫骨近端骨折)。

c.多发骨折:包括单侧或双侧股骨干骨折或合并其他部位骨折,在纠正休克,等呼吸循环稳定后应积极创造条件手术,可减少并发症,便于护理及早期的康复治疗。

d.多发损伤:指股骨干骨折合并其他脏器损伤,在积极治疗危及生命的器官损伤的同时,尽早选用手术创伤小、失血少的髓内钉固定。

e.开放骨折:对一般类型损伤,大多无需选择髓内钉固定;粉碎型者,可酌情延期施行髓内钉固定或采用骨外固定方法。

f.其他:对病理骨折、骨折不愈合、畸形愈合及股骨延长等情况也可采用髓内钉固定。

②术前准备。

a.X线检查:拍股骨全长正侧位X线片(各含一侧关节),必要时拍摄髋关节及膝关节的X线片,以免遗漏相关部位。

b.判定:仔细研究X线片,分析骨折类型,初步判断骨折片再移位及复位的可能性和趋势,估计髓内钉固定后的稳定程度,决定采用静力型固定或动力型固定。同时应了解患者患侧髋关节及膝关节的活动度,有无影响手术操作的骨性关节病变,尤其是髋关节的僵硬会影响手术的进行。

c.选钉:根据术前患肢X线片,必要时拍摄健侧照片,初步选择长度及直径合适的髓内钉及螺钉,一般而言,中国人男性成年患者常用钉的长度为38~42cm,直径11~13mm;女性常用钉的长度为36~38cm,直径10~12mm。在预备不同规格的髓内钉及锁钉的同时,尚需准备拔钉器械及不同规格的髓腔锉等。此外,必须具备骨科手术床及X线片影像增强设备。

d.术前预防性应用抗生素:术前1天开始应用,并于手术当日再给予1次剂量。

③麻醉方法:常用连续硬膜外麻醉,也可采用气管插管全身麻醉。

④手术体位:一般采取患侧略垫高的仰卧位或将其固定于"铁马"(骨科手术床)上,后者的优点如下。

a.为麻醉医生提供合适的位置,特别是对严重损伤的患者,巡回护士、器械护士及X线检查技师也满意用此位置。

b.对患者呼吸及循环系统的影响较小。

c.复位对线便于掌握,特别是易于纠正旋转移位及侧方成角畸形。

d.便于导针的插入及髓内钉的打入,尤其适用于股骨中下段骨折。

仰卧位的缺点是,对于近端股骨要取得正确进路比较困难,尤其是对于一些肥胖患者。此时为了使大粗隆的突出易于显露,需将患肢尽量内收,健髋外展。

侧卧位的优点是,容易取得手术进路,多用于肥胖患者及股骨近端骨折。缺点是放置体位比较困难,对麻醉师、巡回护士、器械护士及X线片技术员都不适用;术中骨折对线不易控制,远端锁钉的置入也比较困难。

无论是采用哪种体位,均应将患者妥善安置在骨科专用手术床上,防止会阴部压伤及坐骨神经等的牵拉伤等。

⑤手术操作步骤。

a.手术切口及导针入点:在大粗隆顶点近侧做一个 2cm 长的切口,再沿此切口向近侧、内侧延长 8~10cm,按皮肤切口切开臀大肌筋膜,再沿肌纤维方向做钝性分离;识别臀大肌筋膜下组织,触诊确定大粗隆顶点,在其稍偏内后侧为梨状窝,此即为进针点,选好后用骨锥钻透骨皮质。

正确选择进针点非常重要,太靠内侧易导致医源性股骨颈骨折或股骨头坏死,甚至引起髋关节感染;此外可造成钉的打入困难,引起骨折近端外侧皮质骨折。进针点太靠外,则可能导致髓内钉打入受阻或引起内侧骨皮质粉碎性骨折。

b.骨折的复位:骨折初步满意的复位是手术顺利完成的重要步骤,手术开始前即通过牵引手法复位;一般多采用轻度过牵的方法,便于复位和导针的插入。应根据不同节段骨折移位成角的机制来行闭合复位,特别是近端骨折仰卧位复位困难时,可采取在近端先插入一根细钢钉作杠杆复位,复位后再打入导针。非不得已,一般不应作骨折部位切开复位。

对于粉碎性骨折无需强求粉碎性骨块的复位,只要通过牵引,恢复肢体长度,纠正旋转及成角,采用静力型固定是可以取得骨折的功能愈合的。

c.放置导针、扩大髓腔:通过进针点插入圆头导针,不断旋转进入,并保持导针位于髓腔的中央部分,确定其已达骨折远端后,以直径 8mm 弹性髓腔锉开始扩髓,每次增加 1mm,扩大好的髓腔应比插入的髓内钉粗 1mm。扩髓过程中遇到阻力可能是将通过髓腔的狭窄部,通过困难时可改用小一号的髓腔锉,直到顺利完成为止。要防止扩髓过程中对一侧皮质锉得过多引起骨皮质劈裂造成骨折。

d.髓内钉的选择和置入:合适的髓内钉的长度应是钉的近端与大粗隆顶点平齐远端距股骨髁 2~4cm,直径应比最终用的髓腔锉直径小 1mm。此时,将选择好的髓内钉与打入器牢固连接,钉的弧度向前,沿导针打入髓腔;当钉尾距大粗隆 5cm 时,需更换导向器,继续打入直至与大粗隆顶平齐。打入过程中应注意不能旋转髓内钉,以免此后锁钉放置困难,遇打入困难时不能强行打入,必要时重新扩髓或改小一号髓内钉。

e.锁钉的置入:近端锁钉在导向器的引导下一般比较容易,只要按照操作步骤进行即可,所要注意的是导向器与髓内钉的连接必须牢固,松动将会影响近端钉的置入位置。远端锁钉的置入也可采用定位器,临床实际中依靠定位器往往效果并不理想,这可能是由于髓内钉在打入后的轻微变形影响了其准确性,一般采用影像增强透视结合徒手技术置入远端锁钉,为减少放射线的照射,需要掌握熟练的操作技巧。

(6)Kuntscher 钉:Kuntscher 钉是标准的动力髓内钉,其稳定性取决于骨折的完整程度及钉和骨内膜间的阻力,但适应证有所限制:一般只适宜于股骨干中1/3、中上1/3及中下1/3的横断或短斜形骨折。此项技术在半个世纪以来,其有效性和实用性已被数以万计的病例证实。一方面,其具有动力压缩作用,有利于骨折早日愈合;另一方面,由于交锁髓内钉需要在C形臂X线机透视下进行,部分医院仍不具备该设备,加上锁定孔处易引起金属疲劳断裂及操作复杂等问题,因此传统的Kuntscher钉技术仍为大众所选用。现将这项技术简述如下:

①适应证:适用于成年人,骨折线位于中1/3、中上1/3及中下1/3的横断形、闭合性骨折,微斜形、螺旋形者属相对适应证,开放性者只要能控制感染也可考虑。该术式的优点是:操作简便,疗效明确,患者可以早日下地。

②操作步骤。

a.先行胫骨结节史氏钉骨牵:持续3～5天,以缓解及消除早期的创伤反应,并使骨折复位。

b.选择长短、粗细相适合的髓内钉:梅花形髓内钉最好,一般在术前根据X线片显示的股骨长度及髓内腔直径选择相应长短与粗细的髓内钉,并用胶布固定于大腿中部再拍X线片,以观察其实际直径与长度是否合适,并及时加以修正。

c.闭合插钉:骨折端复位良好的,可在大粗隆顶部将皮肤做一个2cm长的切口,使髓内钉由大粗隆内侧凹处直接打入,并在C形臂X线机透视下进行。

d.开放复位及引导逆行插钉:牵引后未获理想对位者,可自大腿外侧切口暴露骨折端,在直视下开放复位及酌情扩大髓腔;然后将导针自近折端髓腔逆行插入,直达大粗隆内侧穿出骨皮质、皮下及皮肤,再扩大开口,将所选髓内钉顺着导针尾部引入髓腔并穿过两处断端,使钉头部达股骨干的下1/3处为止。中下1/3骨折患者,应超过骨折线10cm。钉尾部留置于大粗隆外方不可太长,一般为1.5cm左右,否则易使髋关节外展活动受阻。一般在1年后将钉子拔出,操作一般无困难,原则上由手术打钉者负责拔钉为妥。

e.扩大髓腔插钉术:有条件的也可选用髓腔钻,将髓腔内径扩大,然后插入直径较粗的髓内钉以引起确实固定和早期下地负重。但有学者认为如此操作会对骨组织的正常结构破坏太多,拔钉后所带来的问题也多。因此在选择时应慎重,既要考虑到内固定后的早期效果,又要考虑到拔除髓内钉后的远期问题。

f.术后:可以下肢石膏托保护2～3周,并鼓励早期下地负重,尤其是对于中1/3的横行骨折;但对中下1/3者或是斜度较大者则不宜过早下地,以防变位。

有资料显示,欧美等发达国家近年对长管状骨骨折,又恢复了以髓内钉治疗为主流的趋势,其中包括交锁髓内钉等也日益受到重视。但就股骨干骨折而言,还有其他的一些可选用的手术方法。

2.接骨板螺钉内固定术

既往认为接骨板螺钉固定术的适应证为手术复位髓内钉固定不适合的患者，如股骨上1/3或下1/3骨折者，最近对股骨干骨折切开复位接骨板螺钉固定的观点已有所不同。由于传统髓内钉满意的疗效，以及当前闭合性髓内钉手术、特别是交锁髓内钉技术的发展，人们看到更多的是接骨板螺钉内固定的缺点。没有经验的骨科医生可能会造成一些力学上的错误，如钢板选择不当、太薄或太短、操作中螺钉仅穿过一层皮质、骨片的分离等，尤其是当固定失败、发生感染时，重建就成了大问题，并且接骨板的强度不足以允许患者早期活动。此外，钢板的应力遮挡导致的骨质疏松，使得在拆除内固定后仍应注意保护骨组织，逐步增加应力才能避免再骨折。这些方面严重地影响了接骨板螺钉内固定术在股骨干骨折中的应用和推广，有学者建议应慎重选择。

3.Ender 钉固定技术

Ender 钉固定治疗股骨干骨折曾风行多年，操作简便，颇受患者欢迎。但其易引起膝关节病变而不如选用髓内钉。因此，近年来已较少采用。

4.外固定支架固定术

关于外固定支架，国内外有多种设计，其应用的范围适用于股骨干各段、各种类型的骨折，对开放性骨折、伤口感染需定期换药者尤其适用。应用外固定支架患者可早期下地活动，有益于关节功能的恢复。应注意防止穿针孔的感染和手术操作中误伤血管神经。由于大腿部肌肉力量强大，宜选用环型或半环型的支架，单侧支架很难维持对位对线，除非伴有其他损伤需卧床休养的病例。

（张维亮　岳　亮）

第三节　髌骨骨折及脱位

一、髌骨骨折

（一）解剖

髌骨是人体中最大的籽骨，位于皮下，易受直接撞击（如跌落伤、仪表盘伤）的伤害。髌骨近端背侧面的 3/4 覆盖着人体中最厚的关节软骨，其关节面被中央隆起的嵴分为内侧面和外侧面。大部分股四头肌肌腱直接止于髌骨上极，通过髌骨内、外侧延伸至胫骨前面。剩余的小部分在髌骨前与髌腱融合，还有一部分连接股骨上髁与髌骨形成髌股韧带。

（二）生物力学

膝关节的初级伸膝装置包括股四头肌的肌肉和肌腱、髌骨和髌腱，次级伸膝装置包括髂胫束和髌内、外侧支持带。髌骨相当于膝关节伸膝装置的杠杆支点，可增加近30％的力量。通过髌骨，股四头肌对胫骨施加了前向的转化力，胫骨承受了包括拉伸、屈曲和压缩等负荷。这些力的大小随膝关节屈曲的角度而变化，在屈曲45°～60°时张力达到最大值。上下楼梯时，髌股关节的接触力达到人体重量的3.3倍，下蹲时达到7.6倍。在膝关节的大部分运动范围里，髌股关节接触面积为2～4cm²，相当于关节面大小的13％～38％。

（三）分型

髌骨骨折最常见的是根据骨折形态分类。最常见的损伤机制包括直接撞击（如仪表盘伤）、间接创伤（如膝关节在股四头肌处于极大收缩状态时突然、快速屈曲）或者两者皆有。直接撞击通常导致轻度移位的粉碎性骨折，而间接创伤通常会导致横行骨折。软骨损伤多见于髌骨脱位时，常累及髌骨内侧关节面，由关节面和股骨外侧髁的外侧嵴碰撞造成，有时也见外侧髁嵴软骨撕脱。

（四）评估

1.病史

有膝前部直接外伤或股四头肌收缩时被动快速屈膝史，表现为膝前疼痛，无法主动伸膝。

2.体格检查

应检查患者是否伸膝力量减弱或不能伸膝。膝前软组织由于常在膝关节直接损伤中累及，也应当检查。还需要检查膝部和下肢有无合并伤。

3.影像学检查

在前后位X线片中难以辨别髌骨骨折，在侧位X线片中髌骨骨折容易辨别，而且还可以评估关节面塌陷和分离的程度。轴位X线片可以用来评估微小的骨折或少见的垂直骨折。当怀疑是二分髌骨时，应拍摄双侧X线片，因为二分髌骨一般都是双侧。一般不需要CT检查，MRI检查可用于判断软骨损伤情况，骨显像对诊断隐匿性骨折很有帮助。

（五）治疗

1.治疗原则

如骨折无移位，关节面无严重破坏，内、外侧支持带无撕裂可用非手术治疗，骨片分离或关节面不整齐均须做手术治疗。一般认为骨片分离小于3mm，关节面不一致少于2mm可接受做非手术治疗。如果分离或关节面不一致较大就需做手术治疗。经长期随访，非手术治疗具有良好的疗效。髌骨骨折的治疗有各种不同的观点，特别是对髌骨切除术。因为髌骨切除后，股四头肌的作用范围，牵拉膝关节的旋转中心被缩短，需要较大的股四头肌收缩力来完成同样程度的膝关节伸直。髌骨的存在增加了膝关节旋转中心的范围，也增加了髌骨股四头肌的力学优势，使膝关节伸直作用更为有效。对髌骨切除术的异议如下。

(1)虽然膝部活动可能恢复相当快,但股四头肌的强度恢复较慢。

(2)髌骨切除后忽视锻炼,股四头肌明显萎缩可存在达几个月。

(3)膝关节的保护能力消失。

(4)髌骨切除处有病理性骨化存在。

Burton、Thomas 等指出应注意后一种并发症,较小的骨化临床表现可能不明显,但较大的可以发生疼痛和活动受限,严重的病例新骨形成足以使股四头肌肌腱的弹性消失及膝关节屈曲活动受阻;因为髌骨切除术的缺点,对非粉碎性横行骨折可做解剖复位及内固定。如果髌骨近侧或远侧已粉碎,则切除小骨片,保留较大的骨片并重建伸膝装置。如粉碎较为广泛,关节面不可能重整,则不得不做髌骨全切除。许多医生的经验证明,即使是髌骨复位并不十分理想,但经适当的功能训练后,其关节功能仍能达到较好的水平。因此,保留髌骨应是髌骨骨折处理中的重要原则。

若关节面整复完成,可用各种方法做内固定,如环形钢丝结扎、骨片间钢丝结扎、螺丝钉或钢针或 AO 张力带钢丝技术。国内的记忆合金抓髌器技术经大量的临床病例证实在掌握合适的适应证和操作技术的基础上是十分有效的。骨科医生对内固定方法的选择可有所不同,但都希望有足够坚强的固定以能早期活动。髌骨骨折处理后的早期活动对预防关节粘连所致的关节活动度损失是至关重要的环节。

2.非手术治疗

经 X 线片证实髌骨骨折线无明显移位的,可以通过伸直位的长腿石膏固定使其自然愈合。此外,中医对髌骨的正骨方法与工具对髌骨骨折的保守治疗也有较好的效果。X 线片随访以防止再移位是非常重要的。通常固定 6 周可获得较牢固的骨愈合。期间的股四头肌训练和去除固定后的 ROM 训练对功能恢复具有积极的作用。

3.手术治疗

若皮肤正常,手术可以在伤后 24 小时内进行。皮肤有挫伤或撕裂伤最好住院并立即手术。如皮肤挫伤伴有表浅感染,宜延迟 5～10 天后手术,以避免手术创口的感染。

髌骨骨折的常用手术径路通常是采用髌前横向弧形切口,长约 10cm,弧形尖端向远侧骨片,使有足够的显露以整复骨折,并能有利于修复破裂的股四头肌扩张部。如果皮肤有严重挫伤,应避开伤处。向近侧和远侧掀开皮瓣,显露整个髌骨前面、股四头肌联合肌腱和髌腱,如骨片有明显分离并有股四头肌扩张部撕裂,必须小心显露内侧和外侧,去除所有分离的小骨片,检查关节内部,注意是否有骨软骨骨折存在。冲洗关节腔,去除凝血块及小骨片,用巾钳或持骨钳将骨片做解剖复位,并采用合适的方法将骨片做内固定。

(1)张力带钢丝固定:AO推荐应用髌骨骨折张力带钢丝固定的原则治疗横形髌骨骨折。其固定原理是以钢丝的适当位置,将造成骨片分离的分力或剪力转化成为经过骨折处的压缩力,可使骨折早期愈合及早期进行膝关节功能锻炼。通常用两根钢丝:1根按惯例的方法环扎,1根贴近髌骨上极横形穿过股四头肌的止点,然后经过髌骨前面到髌腱,再横形穿过髌腱到髌骨前面即张力面,最后修复撕裂的关节囊。这种状况下,膝关节早期屈曲活动可在骨折断面间产生压缩力,使髌骨关节面边缘压缩在一起或用钢丝"8"字形交叉于髌骨前面。粉碎性骨折可再用拉力螺丝钉或克氏针做补充固定。

(2)改良张力带:改良张力带是目前治疗横行骨折较多使用的方法。显露髌骨后,仔细清除骨折表面的凝血块和小骨片,检查支持带撕裂的范围和股骨滑车沟,冲洗关节腔。如果主要的近侧和远侧骨片较大则将骨片整复,特别要注意恢复光滑的关节面。将整复的骨片用巾钳牢固夹持,用两根2.4mm的克氏针从下而上穿过两端骨片钻孔,两枚克氏针应尽可能平行,连接上下两端骨片,并保留克氏针的末端使略为突出于髌骨和股四头肌腱附着处。将1根18号钢丝横形穿过股四头肌肌腱附着处,尽可能使骨片密合,深度须在克氏针突出处,然后经过已整复的髌骨前面,再将钢丝横形穿过下端骨片的髌腱附着处,深度也须在克氏针突出处,钢丝再返回到髌骨前面,将钢丝的两个末端拧紧,必要时另外再用第2根18号钢丝做"8"字形结扎,将2枚克氏针的上端弯转并切断。克氏针截短后,再将其已弯曲的末端嵌入钢丝环扎处后面的髌骨上缘。间断缝合修复撕裂的支持带,术后不做外固定。2～3天后,允许患者扶腋拐行走。如果支持带没有受到广泛撕裂,5～7天后膝关节可做轻柔的活动。如已做广泛的支持带重建,活动须延迟2～3周。

(3)钢丝(或肋骨缝线)环形结扎固定:钢丝或缝线环扎法是一种传统的髌骨骨折治疗方法。目前已被坚固的固定并使关节能早期活动的方法如张力带法等替代。钢丝穿过髌骨周围的软组织,不能取得坚固的固定,如使用该方法,须在3～4周后才能进行膝关节活动。但对于一些粉碎的髌骨无法以克氏针固定的情况下,钢丝环扎仍是可取的。

①手术方法:先在髌骨外上缘穿入18号不锈钢丝,在髌骨上极横形经过股四头肌膜。可用硬膜外针头在以上部位穿过,然后将18号钢丝穿入针芯内,再将针头从组织中退出,18号钢丝就在针头径路上引出。再在2个骨片内侧缘的中部,相当于髌骨的前、后面之间,以同样方法将钢丝内侧端穿过。接着将钢丝的内侧端由内向外沿着髌骨远端横行穿过髌腱,并再使钢丝沿着髌骨到髌骨外上缘,这样就可使髌骨缝合。如果钢丝只通过肌腱而不经过骨片,固定就不牢固,因为在张力下

钢丝可使软组织切断,造成骨片分离,尤其是缝合位于后方基底处,更易造成前方分离。将钢丝的位置处于髌骨前、后面之间的中心位可阻止骨片向前、后张开,相近的骨片可用巾钳或持骨钳将它们保持在正确位置,然后将钢丝收紧后再将两端拧紧。骨片整复后,要特别注意关节面的关系,并在关节囊缝合前直接观察和触诊。最后切断残余钢丝,将残端埋入股四头肌腱内。钢丝两端拧紧之前,先在钢丝插入处将其前面一部分拧紧,再把缝合后露在外面的钢丝两端拧紧,使钢丝两端都产生压力并通过骨折部位起固定作用。

②术后治疗:术后用石膏托固定,鼓励患者做股四头肌训练,几天后可使患者在床上做抬腿锻炼。10~14 天拆线,用石膏筒将膝关节置于伸直位。如果小腿肌肉有控制力,可允许患者用拐杖行走。横行骨折在 3 周拆除石膏,可做轻度活动锻炼;6~8 周肌肉力量恢复时即可不用腋杖。骨折愈合后在大多数情况下应拔除钢丝,否则其会逐渐断裂而致疼痛和取出困难。

(4)记忆合金聚髌器:记忆合金聚髌器是利用记忆合金在常温下的记忆原理,设计了爪形髌骨固定装置。将髌骨整复后,将聚髌器置于冰水中使其软化,将其固定钩稍拉开并安装于髌骨前面,使其设计的钩状爪固定髌骨的上下极,待恢复体温后,记忆合金硬化并恢复原状,从而获得牢固固定。

(5)髌骨下极粉碎性骨折的治疗:髌骨下极撕脱是髌骨骨折中常见的类型。表现为髌骨远端小骨块的粉碎性骨折,留下了较为正常的近侧骨片。这个骨片是伸膝装置的重要部分,应该保留。由于后期发生髌股关节炎的情况很多,因此要仔细地将髌腱缝合于骨片上,注意避免骨片翘起和尖锐的骨片边缘磨损股骨滑车沟。

横形切口显露骨折,清除关节内的小骨片和软骨碎片,如果近侧骨片较大应将其保留,修整关节囊和肌腱的边缘,切除粉碎骨片,保留一小片髌骨远极的小骨片深埋于肌腱中以便于定位。修整近侧骨片的关节缘并用骨挫挫平。在近侧骨片的关节面正好位于关节软骨前面向近端钻两个孔,用一个针头穿过附着于髌腱上的小骨片远侧,引入 18 号钢丝,再将钢丝两端穿过已钻孔的近侧骨片,将钢丝拉紧,这样可使髌韧带内的小骨片翘起呈直角方向连接于相对的骨折面。如果缝合钢丝位于骨折处后面,髌腱可与骨片的关节缘基本相连,因此可阻止小骨片的翘起,使其粗糙面不会接触股骨。也可以粗缝线代替钢丝结扎。

偶尔也有髌骨近端粉碎性骨折,留下远侧骨片大半,若这个骨片具有光滑的关节面也应保留,并按已叙述过的方法处理,但应考虑到大部分髌骨下极没有关节软骨覆盖。如果残余的髌骨小于 1/2,应把残余髌骨完全切除,尽可能保留大部分髌骨和髌腱,清除关节内的骨片并冲洗清创,用 18 号不锈钢丝穿过髌骨边缘和髌腱缝合,并将内、外侧关节囊及股四头肌扩张部重叠缝合,钢丝收紧,将肌腱末端完全外翻于关节外面。缝紧时,钢丝能形成直径约 2cm 的环形,咬断拧紧后的钢丝残端并埋入股四头肌腱内,间断缝合关节囊,并将股四头肌腱和髌腱末端重叠缝合,将伸膝装置稍缩短,术后将膝关节保持伸直位,以维持伸膝装置张力。

二、髌骨脱位

髌骨脱位可发生在足球、棒球、体操、跆拳道、田径等运动中。平均发病年龄为25岁,女性略多于男性。损伤机制是膝关节负重屈曲外旋位时受到外翻负荷,多导致髌骨外侧脱位。根据麻醉状态下体格检查和 MRI 上骨挫伤的位置来判断,髌骨脱位可能发生在膝关节屈曲 60°～70°时,因为这时髌骨接触到股骨外髁的界沟。术后可能发生髌骨内侧脱位并发症,是外侧过度松解、内侧过度紧缩或远端调整不当引起的。髌骨脱位极少会合并股四头肌撕裂。

(一)解剖和生物力学

绝大多数膝关节都有明显的内侧髌股韧带这一结构。它位于膝关节内侧的第2层,从股骨内上髁走向髌骨内侧。它是内侧约束髌骨的主要结构,提供 53% 的内侧约束力。其他提供髌骨内侧约束力的结构有内侧髌骨半月板韧带等(22%)。

(二)评估

急性脱位,患者叙述的病史与前交叉韧带损伤类似,受伤时伴有膝关节响声、迅速肿胀、无法正常行走。有些患者叙述在受伤后观察膝关节,发现髌骨向内侧脱位,他们往往是被髌骨外侧脱位后内侧突出的股骨髁所误导。慢性脱位的患者会主诉髌骨有不同程度的反复脱位或半脱位。

1.体格检查

约 80% 的急性脱位患者有膝关节积液,40% 的患者可有 Bassett 征阳性(屈膝30°、70°时髌骨内侧支持带触压痛,后内侧软组织和内收肌结节触压痛),急性血肿可导致股四头肌反射抑制或减弱。解剖研究表明,易于发生髌骨脱位或不稳定的因素包括 Q 角>20°(正常男性<10°,女性<15°)、膝外翻、高位髌骨、髌股关节沟角过浅、股四头肌内侧头发育不良、全身多韧带松弛症、扁平足等。其他体格检查包括横向髌骨倾斜和横向移动度,检查时要在屈膝 30°位进行并双侧对比。髌骨横向内移小于髌骨宽度的 25% 表明外侧支持带过紧,被动髌骨倾斜试验也会表现出异常。相反,横向外移大于髌骨宽度的 75% 表明内侧限制力量不足。

2.影像学检查

(1)X 线检查:应包括膝关节前后位、侧位、轴位像。前后位、侧位像对于判断骨折、评估是否高位髌骨有意义,而轴位像对于判断边缘骨折、评估侧方移位及股骨滑车沟角有意义,双侧轴位像有利于进行对比。一些影像学的角度和比率常用来评估髌股关节不稳。

①股骨滑车沟角:在屈膝 30°～35°膝关节轴位片上进行测量,沿股骨髁内侧和

外侧斜坡画两条线,两线形成的夹角叫作股骨滑车沟角,>144°预示髌骨不稳。

②轴位髌骨适合角:在股骨滑车沟角的基础上测量髌骨适合角,将股骨滑车沟角做角平分线,然后沿滑车沟最低点至髌骨内侧面嵴的最低点做一连线,这条线与股骨滑车沟角的角平分线之间的夹角就叫作适合角。如果这条线在角平分线的内侧,适合角就为负值;如果这条线在角平分线的外侧,适合角就为正值。适合角平均值为$-8°\sim-6°$,>16°不正常。

③外侧髌股角:在轴位片上测量外侧髌股角。沿股骨内、外髁最高点画一直线,然后在髌骨外侧关节面做一切线,这两条线构成的夹角即为外侧髌股角。正常情况这个角度向外侧开口,如果角度为0°或向内侧开口,则认为不正常。

④Blumensaat 线:膝关节屈曲30°侧位片上,髌骨下极应正好位于 Blumensaat 线(髁间窝顶的延长线)上,如果髌骨下极位于这条线的上方或下方则分别考虑是高位髌骨或低位髌骨。

⑤Insall-Salvati 指数:在屈膝 30°膝关节侧位片测量 Insall 指数,该指数是指髌腱长度与髌骨长度的比值,>1.2 提示高位髌骨,<0.8 提示低位髌骨。

⑥Blackbume-Peele 指数:在屈膝 30°膝关节侧位片测量,沿胫骨平台向前作一延长线,从髌骨关节面的低点作这一条线的垂直线,这条线的长度为"A",髌骨关节面的长度为"B",A/B 值即为 Blackburne-Peele 指数。正常值为 0.8,>1.0 可视为高位髌骨。

(2)CT 检查:双膝关节屈曲 100 行 CT 扫描,对测量和比较髌骨外侧倾斜很有用。髌骨半脱位有 3 种类型。Ⅰ型,外侧半脱位,无髌骨倾斜;Ⅱ型,半脱位合并髌骨倾斜;Ⅲ型,髌骨倾斜不伴半脱位。而且,胫骨结节外偏可以用 CT 进行评估。胫骨结节外偏>9mm 被认为与髌骨不正有密切关系。

(3)MRI 检查:MRI 可用来评估内侧髌股韧带的完整性和是否存在软骨损伤。股四头肌内侧头近端回缩与 MPFL 从内侧股骨髁撕脱相关。一项研究发现,急性髌骨脱位的 MRI 检查可见,100%的患者发生积液;87%的患者发生 MPFL 从内侧股骨髁撕脱;78%的患者发生股四头肌内侧头信号改变;87%的患者发生外侧股骨髁骨挫伤;30%的患者发生内侧髌骨挫伤。

(三)合并伤

严重的骨软骨损伤可发生在髌骨内侧软骨面或股骨滑车外侧髁。急性髌骨脱位时髌骨内侧软骨面或股骨滑车外侧髁骨软骨损伤的发生率为 68%。外侧髁病变的位置往往在滑车沟终点的前方,髌骨在膝关节屈曲 70°~80°时会接触到这个位置,因此考虑髌骨脱位发生在膝关节屈曲 70°~80°。我们应尽量尝试去修复骨软骨损伤。另一个髌骨脱位合并伤是 MPFL 从内侧股骨髁撕脱(有研究认为发生率为 94%)。

（四）治疗及基本原则

无论是非手术治疗还是手术治疗,早期治疗的效果都较好。较差的预后与晚期处理、不恰当的早期治疗、双侧髌骨脱位等因素有关。较大的血肿应给予穿刺来减少疼痛。

1.非手术治疗

（1）固定制动与功能康复:前 6 周严格进行管型石膏固定或支具固定制动,然后进行积极的物理康复治疗和力量训练。有报道称经过固定制动与功能康复后不稳定率约为 40%,而没进行固定制动的不稳定率为 50%～60%。其他后遗症包括肌肉萎缩、功能障碍以及髌股关节的相关问题。

（2）功能性治疗:主要是指早期在髌骨固定器保护下行活动度锻炼。据报道,应用这种技术有 66% 的患者结果良好,患者满意度较高,可降低 26% 的再脱位率。

2.手术治疗

一般来讲,手术干预的指征包括合并骨折或骨软骨损伤的脱位、复发性髌骨脱位以及非手术治疗后再脱位。由于非手术治疗后髌骨脱位的复发率高,现在的治疗趋势提倡早期手术治疗修复受损的结构。

（1）急性脱位的手术治疗——内侧髌股韧带修补术:内侧髌股韧带断裂是髌骨脱位的主要病变,因此有学者提出急性期修复内侧髌股韧带。大多数情况下,内侧髌股韧带断裂是从股骨髁部撕裂,也有从髌骨止点处撕裂或韧带中部撕裂。术前要进行 MRI 扫描以确定损伤的位置,从而决定手术方案。采用关节镜探查关节内合并伤并清除干扰的软组织。如果内侧髌股韧带是从股骨髁部撕裂的,一种治疗方法是在内侧股骨髁上方、股内收肌远端做切口,探查髌股韧带撕裂端后采用缝合铆钉将髌股韧带固定回股骨内髁处。修复前和修复后,可通过关节镜在内上侧入路观察和评价髌骨轨迹。这个方法的初步结果令人满意,一项术后 34 个月的随访研究没有发生再次脱位。

（2）慢性脱位的手术治疗。

①近端软组织手术。

a.外侧支持带松解术:外侧支持带松解的指征包括外侧支持带过紧(中性或负倾斜)、伴或不伴半脱位、非手术治疗效果不满意等。外侧支持带松解也可与 MPFL 重建手术同时进行。外侧支持带松解的目标是术中髌骨被动内倾达到 60°～90°。

b.髌骨近端"管"重建:首先进行外侧松解,随后游离、松解股内侧肌并重建、固定于髌骨偏外偏远的位置,这样就在髌骨的前方和近端形成一个"腱管"。

c.股四头肌内侧头前置术:股四头肌内侧头前置术有好几种方法。Madigan 术是将股四头肌内侧头的外侧部分转移缝合到髌骨中段;更常见的方法是紧缩缝合内侧支持带和股四头肌内侧头,同时松解外侧支持带。

②远端手术:考虑重建手术时,如何行远端手术与术后髌股接触压力的变化以及晚期退行性改变有关。如果 Q 角正常(<15°),不建议进行远端手术。

a.Roux-Goldthwait 术:1888 年 Cesar Roux 首先介绍了该手术,1899 年 Joel Goldthwait 对其进行了改良。该术式是松解髌腱的外侧部分,将其向内转移缝合。该术式常结合近端的软组织手术一起进行。

b.Hauser 术:1938 年报道的这一技术,是将胫骨结节直接内移。然而,将胫骨结节移向胫骨近端的后内侧面后,可导致髌股关节压力增高,从而导致关节退变。

c.Elmslie-Trillat 术:该术式是 Hauser 术的改良。使用摆锯将胫骨结节近端由外向内、远锯开但保留远端的骨膜连接,胫骨结节向内旋转后固定,通过远端骨膜形成铰链作用限制胫骨结节的位移量。

d.Fulkerson 术(胫骨结节内移、前置术):该术式是 Elmslie-Trillat 术的改良。截胫骨结节时外侧厚、内侧薄,使其形成长斜形,这样将胫骨结节内移时可以同时前移,达到矫正 Q 角同时减轻髌股关节压力的目的。

e.Hughston 术:该术式实际上是 Elmslie-Trillat 术联合近端手术,包括外侧支持带松解、内侧折叠缝合和远端胫骨结节截骨移位术。

f.Galleazzi 术:外侧支持带松解后,松解半腱肌近端并将其绕过髌骨后缝合到半腱肌远端。这种技术在骨骼未发育成熟的患者身上适用。

③髌骨切除术:髌骨切除术是在无法进行其他手术时才需要考虑的手术方式。

(五)并发症

髌骨脱位非手术治疗的并发症包括复发性脱位(40%)、膝关节活动范围受限和髌股关节退行性改变。非手术治疗的整体满意度很低。髌骨脱位手术治疗的并发症包括矫正过度(内侧脱位或早期髌股关节退变)、骨不连、伤口并发症及骨筋膜隔室综合征。

(张维亮　吴伟山)

第四节　胫骨平台骨折

一、发病机制

胫骨平台骨折多为严重暴力所致,膝关节受强大的内翻或外翻应力合并轴向载荷的联合作用而造成多种形态的骨折。当外翻应力作用时,股骨外髁对下面的胫骨外髁施加了剪切和压缩应力,造成胫骨平台的压缩和劈裂骨折,同样在内翻应力作用时致胫骨内髁骨折。由于暴力强弱不同、骨质情况各异和致伤时间不等,因此致骨折的粉碎和移位程度不同。以外翻应力致伤为多见。在内外翻应力作用时,内、外侧副韧带类似一铰链,致内外侧胫骨平台骨折的同时常常合并软组织损伤,譬如外侧平台骨折常合并内侧副韧带或前交叉韧带损伤,而内侧胫骨平台骨折常合并外侧副韧带或后交叉韧带损伤。同样的内外翻应力作用于不同位置的膝关节,由于膝关节处于不同运动方位时胫骨髁与股骨髁的接触区不同,因而将致不同类型的骨折。如膝关节屈曲位受到内外翻应力的作用,常致胫骨内外髁后部的骨折;如膝关节屈曲外旋位受到外翻应力时常造成胫骨外髁前部骨折。高处坠落伤者因合并轴向压应力可造成胫骨双髁压缩或劈裂乃至干骺端骨折。

二、分类

根据骨折部位及移位程度进行区分,有多种分类方法,但不管何种分类,均应符合简单实用的原则。1956 年,Hohl 和 Luck 提出分为无移位、局部压缩、劈裂压缩及劈裂骨折。后来 Hohl 又对此分类进行了修改,分为无移位、局部压缩、劈裂压缩、全髁骨折、劈裂及粉碎骨折。

AO 及 ASIF 对胫骨平台骨折的早期分类,是将其分为楔变和塌陷、"Y"形骨折、"T"形骨折以及粉碎骨折。1990 年 AO 又提出了一种新的胫骨近端骨折的分类,将其分为 A、B、C 3 种,每一种骨折又分 3 个亚型,代表了不同程度的损伤(图 2-4-1)。

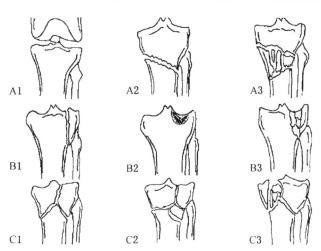

图 2-4-1 胫骨平台骨折 AO 分型

现在,比较合理且广泛应用的是 Schatzker 分型,它归纳总结了以前的分类方法,将其分为 6 种骨折类型(图 2-4-2)。

Ⅰ型:单纯外侧平台劈裂骨折,无关节面塌陷。常发生在骨质致密,可以抵抗塌陷的年轻人。若骨折有移位,外侧半月板常发生撕裂或边缘游离,并移位至骨折端。

Ⅱ型:外侧平台的劈裂塌陷,是外侧屈曲应力合并轴向所致。常发生在40岁左右或更大的年龄组。在这些人群中,软骨下骨质薄弱,使软骨面塌陷和外髁劈裂。

Ⅲ型:单纯的外侧平台塌陷。关节面的任何部分均可发生,但常是中心区域的塌陷。根据塌陷发生的部位、大小及程度,外侧半月板覆盖的范围,可分为稳定型和不稳定型。后外侧塌陷所致的不稳定比中心塌陷者更重。

Ⅳ型:内侧平台骨折,是内翻和轴向载荷所致,比外侧胫骨平台骨折少见得多。常由中等或高能量创伤所致,常合并交叉韧带、外侧副韧带、腓神经或血管损伤,类似于Moore分类的骨折脱位型。因易合并动脉损伤,应仔细检查,必要时做动脉血管造影。

Ⅴ型:双髁骨折,伴不同程度的关节面塌陷和移位。常见类型是内髁骨折合并外髁劈裂或劈裂塌陷。在高能量损伤患者,一定要仔细评估血管、神经状况。

Ⅵ型:双髁骨折合并干骺端骨折。常见于高能量损伤或高处坠落伤。X线检查常呈"爆裂"样骨折以及关节面破坏、粉碎、塌陷和移位,常合并软组织的严重损伤,包括出现筋膜间室综合征和血管、神经损伤。

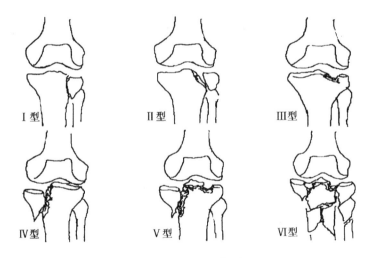

图 2-4-2　Schatzker 分型

三、临床表现与诊断

膝部疼痛、肿胀,不能负重。有些患者可准确叙述受伤过程。最为常见的是外翻损伤所致,譬如足球运动员损伤或高处坠落伤。但多数患者并不能准确叙述受伤过程。仔细询问病史可了解是属高能量损伤还是低能量损伤,这一点非常重要,因为几乎所有高能量损伤都存在合并损伤,如局部水疱、筋膜间室综合征韧带损伤、血管和神经损伤等。应特别注意内髁和双髁骨折出现的合并损伤,因为他们在早期的表现并不特别明显。

　　体检可发现主动活动受限,被动活动时膝部疼痛,胫骨近端和膝部有压痛。应注意检查软组织情况、筋膜间室张力、末梢脉搏和下肢神经功能。若有开放伤口,应查清其与骨折端和膝关节的关系。必要时测定筋膜间室压力。若腘动脉、足背动脉或胫后动脉搏动减弱或触不到,应进一步进行动脉血管造影。同样,也应注意神经功能,特别是腓总神经,因为它同样可以影响这种复杂骨折的远期疗效。

　　除了一些轻微的关节损伤之外,膝关节前后位和侧位 X 线片常可以清楚地显示平台骨折。若怀疑有骨折,但上述 X 线片未能显示,可以拍摄内旋 40°和外旋 40°X 线片。内旋斜位像可显示外侧平台,而外旋斜位像可显示内髁。必须仔细地判定骨折的塌陷和移位,以便正确地理解损伤特点和选择理想的治疗方法。当无法确定关节面粉碎程度或塌陷的范围或考虑采用手术治疗时,可行 CT 或 MRI 检查。在国外已开始用轴向、冠状面和矢状面的三维 CT 重建来取代线性 CT 扫描。Kode 等比较了胫骨平台骨折用 CT 和 MRI 检查的效果,发现在显示骨折图像方面,MRI 等同于二维 CT 重建,在评估软组织损伤方面,MRI 明显优于 CT 检查,结论是对多数胫骨平台骨折应选择 MRI 检查。

　　当末梢脉搏搏动有变化或高度怀疑有动脉损伤时,可考虑进行动脉血管造影术,特别是对高能量损伤、骨折脱位型损伤、无法解释的骨筋膜间综合征以及 Schatzker Ⅳ、Ⅴ、Ⅵ型骨折更应特别注意。至于非侵入性方法,譬如超声波检查,对于确定是否有动脉内膜撕裂并不可靠,一般不能做肯定的诊断。

四、治疗

　　对胫骨平台骨折治疗的关键是恢复胫骨关节面和关节的稳定性。根据具体情况采用手术重建及坚固的内固定、闭合牵引下的手法整复和石膏固定等措施。仔细的术前评价和慎重地选择治疗方案,对胫骨平台骨折处理的预后将产生直接的影响。

(一)非手术治疗

　　对无明显移位的劈裂骨折或单纯外侧平台的轻微压缩骨折通过保守治疗可以获得良好的效果。处理步骤如下:

　　1.复位前摄片

　　根据阅片结果决定是否需要麻醉下手法复位。

　　2.复位

　　牵引下施加内翻应力可通过外侧副韧带的牵张力使轻度压缩的外侧平台复位,通常可在膝关节腔内局麻或腰麻下进行;必要时可施行经皮的橇拨复位及使用压缩器。

3.制动

平台骨折复位后避免纵向压缩力是至关重要的。使用长腿石膏或使用可调节的膝关节支具在限制全范围的 ROM 的条件下避免负重 6～8 周。

4.康复训练

康复训练应该是从受伤后就开始的训练过程。包括股四头肌的训练和晚期的 ROM 训练。

（二）手术治疗

对无法通过保守治疗措施获得良好复位和固定的胫骨平台骨折或伴有严重的韧带损伤的患者,应考虑手术治疗方案。手术时机一般应在受伤后的 12 小时内或延迟 5～7 天在水肿及软组织反应消失后进行。

1.胫骨外侧平台骨折

胫骨外髁骨折通常由膝关节外翻而损伤,膝内侧的肌肉、韧带阻止胫骨髁和股骨髁分离,股骨外髁向下撞击于胫骨外髁负重关节面,关节面中央部塌陷进入海绵状的干骺端骨内,胫骨关节面外侧边缘向外裂开成一个或多个骨片,纵形延伸入胫骨干骺部,形成一个较大的外侧骨片,从侧向观呈三角形,其基底部向远侧。通常此骨片由腓骨连接保持在关节平面,偶尔外髁骨折还可伴有腓骨颈部骨折。

（1）手术方法:切口起自髌骨上缘外侧 2.5cm,弧形向后外侧到胫骨结节外侧关节线远端大约 10cm 处,在腓骨头前面。将外侧部皮瓣和皮下组织一起翻开,直到腓骨头和整个外侧关节面被显露。在 Gerdy 结节相当于髂胫束的止点凿去一小片骨片,将髂胫束向近侧翻起,切开关节囊,如半月板没有损伤或仅有周围分离应予保留。切开半月板冠状韧带,充分显露髁部,将此韧带向股骨髁部翻转,用内翻应力显露外髁关节面。如半月板已撕裂,须做半月板切除或缝合术。为了显露外侧平台纵形骨折,在前外侧做一个倒"L"形切口,剥离伸肌起点。切口的水平部从胫骨结节向外侧延伸大约 2.5cm,其垂直部向远侧延伸 5～7.5cm 到胫骨嵴外侧,翻转外侧肌群直到显露骨折。拉开外侧骨片可看到胫骨嵴的中央部,外侧骨片可像书页一样翻开,显露塌陷的关节面及中央塌陷的松质骨,在塌陷的骨片下插入骨膜剥离器,慢慢地抬起关节面,再挤压松质骨使其复位。这样就形成一个大空腔,必须填入松质骨。不同类型的植骨都可采用,全层髂骨移植具有横向皮质支持作用。用刮匙或骨膜剥离器将移植骨紧密填塞,然后再使胫骨外髁骨片与关节面骨片互相咬合,关节面外侧缘必须整复以能支持股骨髁部。骨片抬高整复后,用几枚小的克氏针做暂时性的固定。AO"T"形钢板可用于胫骨髁部前外侧,其轮廓与髁部和近侧骨骺部相适合。若对合恰当,用合适长度的松质骨螺丝钉将接骨板固定于髁部并与对侧皮质相接合。如果骨折是由 1～2 块大骨片伴有少量粉碎性或无粉碎性骨折和中央部塌陷所组成,可用松质骨螺丝钉、螺栓在骨片整复后做固定。如外侧皮质骨脆弱及骨质疏松,使用垫圈可防止螺钉头或钉陷入骨组织以致失去固定作用。使用具有拉力作用的螺钉非常重要,为使定位准确,使用 AO 中空螺钉固定是很好的选择。螺钉的长度必须足够,以能与对侧髁部确实衔接。螺丝钉从外侧骨片的外侧进入,方向和胫骨长轴相垂直,拧向后内侧。如果是广泛性的粉碎性骨折或骨质疏松,应加用"T"形支持接骨板,并用松质骨螺丝钉穿过,以保证取得坚固的固定。若半月板周围有分离,应小心地与冠状韧带相缝合,然后将髂胫束复位,并用"U"形钉固定。如果骨折周围边缘有轻度移位及髁部中央塌陷,则在关节面远侧大约 1.3cm 处的髁部皮质上开窗,然后在该处插入一个小骨刀或骨膜剥离器,进入髁下的松质骨区,将塌陷的关节面撬到正常平面,再用移植的松质骨填充缺损。也可采用骨栓将平台加压固定。

(2)术后处理:根据固定的稳定情况,必要时将膝关节置于屈曲 45°的石膏托或支具中,3~4 天后,如创口愈合良好,可去除石膏托,做理疗和股四头肌操练,并逐步进行主动或被动活动。患者可扶杖活动,但 3 个月内应避免完全负重。如果半月板周围已做广泛的缝合,则须制动 3 周,然后再开始做功能锻炼。

2.胫骨内侧平台骨折

胫骨内髁劈裂骨折如需切开复位、撬起髁部及内固定,方法同外侧平台骨折一样,对劈裂压缩骨折和内髁塌陷骨折应撬起骨片,填充骨缺损处,并用 AO 钢板固定。接骨板可弯曲形成胫骨干骺部和内髁的弧度,在接骨板近侧部用松质骨螺丝钉固定,远侧部用皮质骨螺丝钉固定。

3.胫骨髁部骨折手术中的韧带修复

胫骨髁部骨折伴有侧副韧带和交叉韧带损伤较单纯损伤为多见,如果不治疗会造成膝关节不稳定,即使髁部骨折愈合,也会遗留晚期的关节不稳。在胫骨平台骨折的病例中,以内侧副韧带损伤最为多见,常伴有无移位的胫骨外髁骨折或部分压缩的胫骨外髁骨折。应力位 X 线片对作出诊断非常重要。如果胫骨髁间嵴骨折并有移位,应该及时手术,做复位及内固定。内侧副韧带修复须另做切口。若韧带已修复,髁部骨折已固定,将膝关节用大腿石膏固定,屈膝 45°。术后用长腿石膏固定两周,直到拆线,再改用膝关节支具,允许膝关节屈曲,防止完全伸直,支具保持 6 周,以后再进行全范围的 ROM 功能锻炼。

4.胫骨平台粉碎性骨折

胫骨近端粉碎性骨折影响两侧髁部必须做手术整复。骨折通常呈"Y"形,伴有两侧髁部移位,骨折中间部可进入关节内髁间嵴区。

(1)手术方法:可选用前外侧切口,起自髌骨外上方 3cm 处,沿髌骨外侧及髌腱呈弧形向远侧,经过胫骨结节再向远侧延伸一定长度使足以显露近侧胫骨骨干,鉴别髌前滑囊间隙,在其下形成皮瓣并向内、外两侧翻开,显露整个髌腱及胫骨近端,再将髌腱连同胫骨结节骨片一起向近侧翻转,显露关节内侧和外侧两个间隔,整复关节面,用几枚克氏针做临时性固定,然后将 AO 的"T"形钢板置于胫骨干骺部内侧,接骨板的下端置于胫骨干内侧,接骨板要有足够长度,以能达到固定的目的。在"T"形接骨板近侧部用几枚松质骨螺丝钉固定,远侧部用皮质骨螺丝钉固定。必要时再以一个较小的"T"形接骨板置于外侧,去除做临时固定的克氏针。如果半月板被保留,可将其缝合于冠状韧带。将髌腱置回原处,并使连接在韧带上的骨片塞入胫骨结节,用螺丝钉或"U"形钉将其固定。对严重塌陷的高龄患者,也可以骨水泥充填,另加牵拉螺钉。间断缝合关节囊,缝合皮下组织及皮肤。

(2)术后处理:将肢体置于大腿石膏托,屈膝 30°,3～4 天后如创口愈合良好,将膝关节置于伸直位,可开始做轻度活动。3 周后如膝关节活动逐渐改善,可改用大腿支具,10～12 周后才可负重活动。

5.髌骨及髂骨移植重建胫骨平台关节面

1952 年,Wilson 和 Jacob 介绍了将髌骨切除用作胫骨平台关节面重建治疗胫骨外髁粉碎性骨折,Jacob 报道了 13 例手术经验,其结果均满意,在一般情况下膝关节不痛、稳定、伸展完全、屈曲从 50°到正常。这个方法主要用于严重的髁部塌陷和粉碎性骨折,但不能作为常规方法。

6.人工膝关节置换术

对重度且难以手术整复的关节面粉碎性骨折,可预计到其关节功能丧失的患者,可根据为人工膝关节置换术的相对适应证。但应根据胫骨平台骨质的缺失程度选择合适类型的假体。

7.关节镜下胫骨平台骨折的整复与固定

对于非粉碎性胫骨平台骨折,关节镜监视下的整复与固定手术可以获得理想的效果。因其创伤小、干扰轻、手术精确和良好的功能恢复受到关节镜专业医生的推崇。通常在常规关节镜入路下观察骨折面,通过挤压、撬拨及经辅助切口的抬高、植骨等操作使关节面复位,再经皮行克氏针固定,再以中空拉力螺钉沿克氏针固定骨块。

8.胫骨平台骨折的经皮内固定

胫骨髁部骨折如能取得满意的闭合复位,经皮插入 Knowles 钉或松质骨螺丝钉,可获得足够的固定和早期进行主动性锻炼。这个方法尤其适用于不能进行广泛的手术复位内固定者,特别是老年患者,或是局部皮肤条件不适宜做手术治疗者。患者经麻醉后 C 臂 X 线机控制下进行手法复位,如果取得整复,再在 X 线电视机控制下,于骨折髁部的皮下做两个小切口,插入 Knowls 钉或拉力螺丝钉,并使其到达对侧皮质。

五、损伤并发症

1.创伤性关节炎

创伤性关节炎既可能发生在损伤后关节的不平整,也可能是损伤后关节软骨的持续损伤。

2.半月板组织缺失

半月板组织缺失可导致关节软骨直接承重,同时也可能导致早期骨关节炎。

3.关节运动的丧失

关节运动的丧失归因于关节周围的软组织损伤,往往随着关节制动时间的延长而加重。

4.其他罕见并发症

罕见并发症包括骨筋膜隔室综合征、腓总神经损伤、腘动脉损伤、深静脉血栓形成、缺血性坏死等。

六、并发症的治疗

1.感染

感染是一种严重的并发症,在胫骨平台骨折中发生率高达12%。感染与骨折的初始条件有关,同时也与外科干预相关联。

2.皮肤缺失

骨折部位的皮肤缺失,可能是由于不恰当的手术时机、不恰当的软组织处理或使用双髁钢板。皮肤缺失是后期感染的主要危险因素。

3.腓总神经损伤

腓总神经损伤可能是由于手术或石膏固定而发生的医源性损伤。

4.畸形愈合和骨不连

畸形愈合和骨不连是比较少见的并发症。但使用"混合"外固定治疗的Schatzker Ⅵ型骨折,越来越多的患者发生畸形愈合和骨不连。

（张维亮　苏光香）

第五节　跟骨骨折

一、解剖特点

(1)跟骨是足部最大一块跗骨,是由一薄层骨皮质包绕丰富的松质骨组成的不规则长方形结构。

（2）跟骨形态不规则，有 6 个面和 4 个关节面。其上方有 3 个关节面，即前距、中距、后距关节面。三者分别与距骨的前跟、中跟、后跟关节面相关节组成距下关节。中与后距下关节间有一向外侧开口较宽的沟，称跗骨窦。

（3）跟骨前方有一突起为跟骨前结节，分歧韧带起于该结节，止于骰骨和舟骨。跟骨前关节面呈鞍状与骰骨相关节。

（4）跟骨外侧皮下组织薄，骨面宽广平坦。其后下方和前上方各有一斜沟分别为腓骨长、短肌腱通过。

（5）跟骨内侧面皮下软组织厚，骨面呈弧形凹陷。中 1/3 有一扁平突起，为载距突。其骨皮质厚而坚硬。载距突上有三角韧带、跟舟足底韧带（弹簧韧带）等附着。跟骨内侧有血管神经束通过。

（6）跟骨后部宽大，向下移行于跟骨结节，跟腱附着于跟骨结节。其跖侧面有 2 个突起，分别为内侧突和外侧突，是跖筋膜和足底小肌肉起点。

（7）跟骨骨小梁按所承受压力和张力方向排列为固定的 2 组，即压力骨小梁和张力骨小梁。2 组骨小梁之间形成一骨质疏松的区域，在侧位 X 线片上显示呈三角形，称为跟骨中央三角。

（8）跟骨骨折后常可在跟骨侧位 X 线片上看到 2 个角改变。跟骨结节关节角（Bohler 角），正常为 25°～40°，为跟骨后关节面最高点分别向跟骨结节和前结节最高点连线所形成的夹角。跟角交叉角（Gissane 角），为跟骨外侧沟底向前结节最高点连线与后关节面线之夹角，正常为 120°～145°。

二、损伤机制

跟骨骨折为跗骨骨折中最常见的类型，约占全部跗骨骨折的 60%。多为高处跌下，足部着地，足跟遭受垂直撞击所致。有时外力不一定很大，仅从椅子上跳到地面，也可能发生跟骨压缩骨折。跟骨骨折中，关节内骨折约占 75%，通常认为其功能恢复较差。所有关节内骨折都由轴向应力致伤，如坠伤、跌伤或交通事故等，可能同时合并有其他因轴向应力所致的损伤，如腰椎、骨盆和胫骨平台骨折等。跟骨的负重点位于下肢力线的外侧，当轴向应力通过距骨作用于跟骨的后关节面时，形成由后关节面向跟骨内侧壁的剪切应力。由此造成的骨折（原发骨折线）几乎总是存在于跟骨结节的近端内侧，通常位于 Gissane 十字夹角附近，并由此处延伸，穿过前外侧壁。该骨折线经过跟骨后关节面的位置最为变化不定，可以位于靠近载距突的内侧 1/3、位于中间 1/3 或者位于靠近外侧壁的外侧 1/3。如果轴向应力继续作用，则出现以下两种情况：内侧突连同载距突一起被推向远侧至足跟内侧的皮肤；后关节面区形成各种各样的继发骨折线。前方的骨折线常延伸至前突并进入跟骰关节。Essex-Lopresti 将后关节面的继发骨折线分为两类：如果后关节面游离骨块位于后关节面的后方和跟腱止点的前方,这种损伤称为关节压缩型骨折;如果骨折线位于跟腱止点的远侧,这种损伤称为舌形骨折。

三、分类

跟骨骨折根据骨折线是否波及距下关节分为关节内骨折和关节外骨折。

关节外骨折按解剖部位可分为:①跟骨结节骨折;②跟骨前结节骨折;③载距突骨折;④跟骨体骨折。

关节内骨折有多种分类方法。过去多根据 X 线平片分类,如最常见的 Essex-Lopresti 分类法把骨折分为舌形骨折和关节压缩型骨折。其他人根据骨折粉碎和移位情况进一步分类,如 Paley 分类法等。

根据 X 线平片分类的缺点是不能准确地了解关节面损伤情况,对治疗和预后缺乏指导意义。因此,大量 CT 分类方法应运而生。现将较常见的 Sanders 分类法介绍如下。

其分型基于冠状面 CT 扫描。在冠状面上选择跟骨后距关节面最宽处,从外向内将其分为三部分 A、B、C,分别代表骨折线位置。这样,就可能有四部分骨折块,三部分关节面骨折块和二部分载距突骨折块。

Ⅰ型:所有无移位骨折。

Ⅱ型:二部分骨折,根据骨折位置在 A、B 或 C 又分为ⅡA、ⅡB、ⅡC 骨折。

Ⅲ型:三部分骨折,根据骨折位置在 A、B 或 C 又分为ⅢAB、ⅢBC、ⅢAC 骨折。典型骨折有一中央压缩骨块。

Ⅳ型:骨折含有所有骨折线。

四、临床表现及诊断

跟骨骨折是足部的常见损伤,以青壮年伤者最多,严重损伤后易造成残疾。外伤后后跟疼痛、肿胀、踝后沟变浅,瘀斑,足底扁平、增宽和外翻畸形。后跟部压痛,叩击痛明显,此时应高度怀疑跟骨骨折的存在。

X 线对识别骨折及类型很重要。X 线检查:跟骨骨折的 X 线检查应包括 5 种投照位置。侧位像用来确定跟骨高度的丢失(Bohler 角的角度丢失)和后关节面的旋转。轴位像(Harris 像)用来确定跟骨结节的内翻位置和足跟的宽度,也能显示距骨下关节和载距突。足的前后位和斜位像用来判断前突和跟骰关节是否受累。另外,摄一个 Broden 位像用来判断后关节面的匹配,投照时,踝关节保持中立位,将小腿内旋 $40°$,X 射线球管向头侧倾斜 $10°\sim15°$。特殊的斜位片能更清楚地显示距骨下关节。如果医生治疗此类骨折的经验比较丰富,三种 X 线影像可能即已足够,但是,为了对损伤进行全面的评估,通常需要 CT 扫描检查。应该进行 2 个平面上的扫描:半冠状面,扫描方向垂直于跟骨后关节面的正常位置;轴面,扫描方向平行于足底。CT 检查更清晰显示跟骨的骨折线及足跟的宽度,CT 扫描结果现已成为骨折分类的基础和依据。此外,跟骨属海绵质骨,压缩后常无清晰的骨折线,有时不易分辨,常须根据骨的外形改变、结节关节角的测量来分析和评价骨折的严重程度。

五、治疗

不波及跟距关节和跟骰关节的骨折在治疗上较易处理,但波及关节面,尤其是 Bohler 角明显减少且压缩严重的,不仅治疗难度较大且治疗意见也不一致。目前主要有 2 种观点:一种是通过一切手段,包括开放复位＋植骨术,以争取尽可能地恢复跟骨的原解剖结构,尤其是关节面的外形与咬合角度(包括将塌陷之关节面撬起,关节下植骨等),虽较一般患者疗效为佳,但操作复杂。反对者认为与其早期开放复位＋植骨,不如后期出现创伤性关节炎时再行跟距关节融合术。还有一种观点是强调功能锻炼,即对骨折的复位要求不严,而是主张早期功能活动,包括足跟前方放置弹性垫后即早日下地负重等功能锻炼等,也能普遍获得中等水平的疗效。究竟采用何种疗法,还需依据患者的具体情况而定,一般将其分为以下 3 种类型进行处理。

(一)不波及关节面的骨折

1.无移位者

以小腿石膏固定 4 周左右,临床愈合后拆除石膏进行功能锻炼,但下地负重不宜过早。

2.有移位者

分为以下 2 种情况处理。

(1)一般移位:包括跟骨纵形骨折、跟骨结节撕脱及载距突骨折等,均应在麻醉下先行手法复位,而后行小腿固定 4～6 周。跟腱撕脱所致者,应先行跖屈、屈膝的下肢石膏固定 3 周,而后再换小腿石膏。

(2)难以复位或难以固定者:可采取以下方式。

①手法复位＋石膏固定:对跟骨后结节骨折、跟骨后方接近跟距关节骨折及载距突骨折等,均可在麻醉下先施行手法复位,多可获得理想的复位,之后用小腿石膏固定于功能位 4～6 周,8 周后下地负重。

②开放复位＋内固定术:对移位明显、手法复位失败的,例如后结节撕脱骨折骨折片移位超过 1cm 者,跟骨后方的鸟嘴状骨折等,均可通过开放复位＋钢丝、螺

丝钉或骨打钉等内固定。术后以小腿石膏保护。

(二)波及关节面的骨折

分下面不同情况进行处理。

1.Bohler 角变小的横行骨折

可用史氏钉自跟骨结节插入达骨折线处,然后将史氏钉向下方压以使骨折复位,并将史氏钉向深部打入,使其穿过骨折线抵达跟骨前方直至距跟骰关节面0.5cm处。全部操作过程宜在 C 形臂 X 线机透视下进行。然后小腿石膏固定4～6周,史氏钉可于 3 周后拔除。

2.跟距关节塌陷的骨折

根据患者年龄及全身状态不同而采取相应措施。

(1)青壮年患者:可行开放复位＋植骨术,以求恢复关节面的角度及跟骨的大致形态。术中注意从跟骨的两侧对跟骨同时加压以纠正骨块的侧方移位。

(2)老年患者:对 60 岁以上或身体条件不宜手术的患者,应以恢复功能为主。可用弹性绷带加压包扎,然后按足弓的形态进行功能锻炼。一般是让足底在直径10～15cm 的圆木棍上滑动,以促进足的纵弓及 Bohler 角的恢复。

3.粉碎性骨折

也应根据患者的年龄及具体情况而酌情掌握。

(1)青壮年患者:腰麻或硬膜外麻醉后,按下述步骤予以复位及固定。

①在跟骨结节处打入史氏钉:一般在透视下进行。

②牵引及手法复位:在将跟骨结节史氏钉向下牵引的同时,将足趾跖屈,足心向上加压,以达到恢复 Bohler 角的目的。

③挤压跟骨两侧用跟骨复位器:自跟骨的两侧迅速加压,持续时间不超过1 秒,然后立即放松(加压标准以健侧宽度为准)。

④史氏钉固定:复位满意者,另取史氏钉1～2根,从跟骨结节后方,沿跟骨长轴打入、并穿过骨折线,用于固定。

⑤石膏固定:手术后以小腿石膏固定,并再次对跟骨内、外两侧加压塑形,之后即拔除跟骨结节史氏钉,2～3 周后再拔除跟骨纵向史氏钉。石膏制动 4～6 周后开始功能活动,下地负重应在伤后 10～12 周以后开始。

(2)60 岁以上患者:麻醉下用跟骨复位器复位后,按塌陷性骨折者处理,以关节功能恢复为主。

六、并发症及后遗症

1.伤口皮肤坏死,感染

外侧入路 L 形切口时,皮瓣角部边缘有可能发生坏死,应注意:术中延长切口时,小心牵拉软组织并保持为全厚皮瓣至关重要;外侧皮缘下应放置引流以防止形成术后血肿;延迟拆除缝线,甚至达3周以上,在此期间不应活动以减轻皮瓣下的剪切力;围手术期常规应用抗生素。一旦出现坏死,应停止活动。如伤口感染,浅部感染,可保留内植物,伤口换药,有时需要皮瓣转移。深部感染,需取出钢板和螺钉。

2.距下关节和跟骰关节创伤性关节炎

由于关节面骨折复位不良或关节软骨的损伤,距下关节和跟骰关节退变产生创伤性关节炎。关节出现疼痛及活动障碍。可使用消炎止痛药物、理疗、支具和封闭等治疗。如症状不缓解,应做距下关节或三关节融合术。

3.足跟痛

可由于外伤时损伤跟下脂肪垫或骨刺形成所致,也可因跟骨结节的骨突出所致。可用足跟垫减轻症状,必要时行手术治疗。

4.神经卡压

神经卡压较少见,胫后神经之跖内或外侧支以及腓肠神经外侧支,可受骨折部位的软组织瘢痕卡压发生症状或手术损伤形成神经瘤所致。非手术治疗无效时,必要时应手术松解。

5.腓骨长肌腱鞘炎

跟骨骨折增宽时,可使腓骨长肌腱受压,肌腱移位,如骨折未复位,肌腱可持续遭受刺激而发生症状,必要时可手术切除多余骨质,使肌腱恢复原位。也可因术中外侧壁掀开时损伤腓骨肌腱,在有限的骨膜下剥离及仔细牵拉可避免此并发症。

6.复位不良和骨折块再移位

准确恢复跟骨结节到合适外翻对线是基本要求,术中应多角度拍摄X线片以避免此并发症。如果负重过早会导致主要骨折块的移位,患者至少应在8周内禁止负重以避免该并发症。

(张维亮　傅　健)

第三章

骨盆与髋臼损伤

第一节 骨盆骨折

骨盆位于躯干与下肢之间,是负重的主要结构;同时盆腔内有许多重要脏器,骨盆对之起保护作用。骨盆骨折可造成躯干与下肢的桥梁失去作用,同时可造成盆腔内脏器的损伤。随着现代工农业的发展和交通的发达,各种意外和交通事故迅猛增加,骨盆骨折的发生率也迅速增高,在所有骨折中,骨盆骨折占 1％～3％,其病死率在 10％以上,是目前造成交通事故死亡的主要因素之一。

一、分 类

1.Tile 分型(表 3-1-1)

表 3-1-1 Tile **分型**

A 型	稳定的骨盆骨折
A1	典型的撕脱骨折,骨盆环完整
A2	不移位的骨盆环骨折
A3	骶尾骨的横行骨折
B 型	旋转不稳定,垂直稳定
	前后向压缩损伤,"开书"骨折,分 3 期
B1	一期:耻骨联合间隙<2.5cm,不波及后环 二期:耻骨联合间隙>2.5cm,单侧后环损伤 三期:耻骨联合间隙>2.5cm,双侧后环损伤
B2	外侧压缩损伤——同侧,耻骨支多前侧骨折,后侧压缩
B3	外侧压缩损伤——对侧,前方损伤多在后方损伤对侧;4 个耻骨支均前方骨折;半骨盆向前上旋转;半骨盆屈曲致下肢不等长;复位须去旋转;常因直接打击髂嵴引起
C 型	旋转和垂直都不稳定

C1	同侧前方和后方骨盆损伤
C2	双侧半骨盆损伤
C3	骨盆并髋臼骨折

(1)结合损伤机制及稳定性分为3型。

①A型:稳定。

②B型:旋转不稳定。

③C型:垂直不稳定。

(2)有助于确定预后和治疗选择。

2.Yong-Burgess分型(表3-1-2)

表 3-1-2　Young-Burgess **骨盆环损伤分型**

类型	并发损伤	亚型	放射影像或解剖特点	治疗或评估
前后压缩(APC)	脑、腹部、内脏和盆腔血管损伤发生率渐增	Ⅰ型	耻骨联合增宽 1～2cm;骶髂韧带完整	通常非手术治疗,盆腔血管损伤占 6.5%
	死亡原因常见为内脏和盆腔血管损伤引起的失血	Ⅱ型	耻骨联合增宽＞2cm;骶髂前韧带损伤;骶结节韧带损伤;骶髂后韧带完整	血流动力学不稳定时急诊外固定;外固定架或耻骨联合钢板治疗;盆腔血管损伤占 10%
	死亡原因常见为内脏和盆腔血管损伤引起的失血	Ⅲ型	半骨盆自盆环完全分离	最大 24 小时液体复苏;血流动力学不稳时急诊外固定;确定性固定须前后联合;盆腔血管损伤占 22%
侧方压缩(LC)	常见伴有脑、腹部损伤	Ⅰ型	骨盆前环损伤,损伤侧骶骨受冲击	常用非手术治疗,健侧负重;偶尔外固定血流动力学不稳定或多发伤欲早期活动者
	脑外伤比出血易致死	Ⅱ型	骨盆前环损伤,髂翼关节或骶髂关节附近新月体骨折	偶尔外固定血流动力学不稳定;内固定为确定性固定;盆腔血管损伤占 8%

类型	并发损伤	亚型	放射影像或解剖特点	治疗或评估
		Ⅲ型	损伤侧的1型或2型损伤,合并对侧骶髂关节"开书"损伤;骨盆环损伤侧内旋,对侧外旋	常因压缩损伤,多独立,少伴其他损伤;急诊外固定血流动力学不稳定;内固定为确定性固定;盆腔血管损伤占23%
垂直剪切(VS)	同侧方压缩型		半骨盆垂直移位;骶髂关节常破坏,偶尔骨折经过骶骨或髂骨	多因坠落致伤;急诊外固定血流动力学不稳定;血流动力学稳定即牵引;内固定为确定性治疗;盆腔血管损伤占10%
联合机制			LC伴VS或LC伴APC	血流动力学不稳定时急诊外固定;基于原发伤确定性固定;盆腔血管损伤占10%

(1)基于损伤机制分类。

①前后压缩。

②横向压缩。

③垂直剪切。

④组合机制。

(2)基于暴力方向和大小,产生一系列相关的伤害。

(3)提醒外科医生潜在的复苏需求和并存的损伤形式。

3.Bucholz分型

基于后骨盆环损伤的严重程度。

(1)Ⅰ型:前环损伤,后环稳定或完整(可能有无移位的骶骨骨折或骶髂前韧带损伤)。

(2)Ⅱ型:前环损伤并骶髂关节部分破坏,但骶髂后韧带保持完整。

(3)Ⅲ型:骶髂关节完全断裂(包括骶髂后韧带),有半骨盆移位。

二、骨盆的稳定性

1.决策(手术与非手术、负重状态)基于骨盆稳定度和移位程度

(1)骨盆稳定性:定义为骨盆能够承受正常生理压力而不变形。

(2)骨盆不稳有两个部分:旋转不稳定、垂直不稳定。

(3)相关的骨损伤可能模仿纯韧带受伤,导致骨盆不稳。

(4)骨盆不稳定常见的影像学表现。

①在任何平面上,后骶髂关节复合体移位>5mm。

②存在后侧间隙,而非压缩。

③L_5横突或棘骶突坐骨端撕脱。

(5)术中偶尔可能需要牵拉(或压力)检查,以确定稳定性。

2.切断韧带的研究

(1)切断耻骨联合:耻骨联合分离<2.5cm,完整的骶棘韧带防止进一步移位,骨盆旋转和垂直均稳定。

(2)切断耻骨联合及骶棘韧带:耻骨联合分离>2.5cm,骨盆进一步外旋受后侧髂嵴与骶骨邻接限制。骨盆旋转不稳定,而垂直稳定。

(3)切断耻骨联合、骶棘韧带、骶结节韧带及后侧骶髂韧带:导致骨盆旋转和垂直均不稳定。

三、合并伤

1.高能量损伤通常有合并损伤

(1)主要的中枢神经系统、胸部和腹部损伤。

(2)出血:占75%。

(3)合并肌肉-骨骼伤害:占60%～80%。

(4)泌尿生殖系统损伤:占12%。

(5)腰骶丛损伤:占8%。

(6)病死率:占15%～25%。

2.出血

骨盆骨折时出血率高达75%。

(1)出血是骨盆骨折患者死亡的主要原因。

(2)需要积极的补液复苏,骨盆骨折后的高病死率与低血容量休克相关。

(3)出血来自骨、血管和内脏。

(4)腹腔内出血:高达40%的患者出现。

(5)只有10%～15%的患者有动脉出血。

(6)出血主要源自静脉丛,导致巨大腹膜后血肿。

(7)腹膜后间隙可容纳高达4L的血液。

(8)动脉损伤的位置可根据骨盆骨折的类型预测。

①APC-Ⅲ型或Tile C型损伤:臀上动脉损伤最常见。

②LC模式:闭孔动脉或髂外动脉的一个分支损伤最常见。

3.开放性骨盆骨折

开放性骨盆骨折的病死率高(30%～50%),潜在的大血管损伤引起出血,胃肠道和泌尿生殖道损伤发生率高,可能需要对肠道损伤行结肠造口术,需要积极的多学科综合治疗。

四、紧急处理

1.盆腔束带

商业设备,可用于院前和急诊骨盆骨折稳定。在 APC("开书")骨折时,利用骨盆束带可以关闭骨盆环和填塞静脉出血。长期使用可引起皮肤坏死等并发症。一个简易的束带可以使用一张布单包围骨盆,提供环形压缩。

2.医用抗休克裤(MAST)

过去常用于院前稳定,现在大多使用骨盆束带代替。并发症包括妨碍检查、降低肺膨胀、可能导致下肢骨筋膜隔室综合征。

3.低血容量性休克患者的复苏

(1)在上肢建立两个大口径静脉通道(16G 或更大)。下肢静脉通道可能由于骨盆静脉损伤不太有效。

(2)在 20 分钟内输注至少 2L 的晶体溶液,观察患者的反应。

(3)如果只有一个短暂的改善或患者没有反应,则进行血液输注。通用供者 O 型血可立即用于活动性出血。特定类型的血液通常在 10 分钟内可获得。充分交叉配血的血液是首选,但约需 1 小时来完成交叉配血。

(4)50%～69%的不稳定骨盆骨折患者需要 4U 或更多的血液;30%～40%的患者需要 10U 或更多的血液。

(5)血小板和新鲜冷冻血浆在大量输血时应用,可纠正稀释性凝血功能障碍。

(6)避免或纠正低体温:温暖的液体能增加环境温度,避免热损失。低温可导致凝血障碍、心室颤动和酸碱失衡。

(7)有足够的液体替代后,成年人的尿量应每小时约为 50mL(ATLS 指南)。

4.外固定

(1)紧急放置:对血流动力学不稳定、不响应初始液体复苏的患者。

(2)作用

①稳定骨盆,预防血栓破裂

②可减少骨盆容积

(3)如果骨盆后环破坏,仅外固定骨盆前环不能提供充分的稳定。

(4)与复位方向一致,做与骨盆边缘角度合适的皮肤切口(以避免额外的延长切口)。

（5）用克氏针可帮助确定骨盆边缘方向。

（6）离腹足够远安装连杆，以应对胀腹。

5.盆腔C形钳

原始设计时，夹具作用于髂骨与骶骨连线上，需要透视和专家操作，医源性损伤的风险比标准的前方外固定架高。更新设计后可作用在股骨转子区域，减少错误置放的潜在并发症。

6.血管造影栓塞术

用于液体复苏后血流动力学仍不稳定，而不能应用外固定器或其他来源出血（腹部、胸部）被排除的患者。动脉出血只发生在 $10\%\sim15\%$ 的患者。

7.腹膜包裹

普遍用于欧洲的创伤中心。显著降低血产品输注和急诊血管造影。

五、明确的手术治疗

1.外固定

（1）急诊稳定和复苏时临时使用。

（2）明确可用于"开书"损伤（Tile B1 型，Young-Brugess APC Ⅱ 型，Bucholz Ⅱ型)，后骶髂关节完好无损时。

（3）骨盆后环中断时，单一外固定不能提供足够的稳定。

2.内固定

根据骨折类型，许多技术可应用。骨折致后方不稳定的需要稳定后方。如果髋骨是完整的，耻骨联合错位时应先用钢板完成复位，可以帮助复位骨盆后环；否则，后环须先复位。

3.前路耻骨联合钢板

一个简单的耻骨联合分离>2.5cm 时，复位和固定可以在急性腹部手术后延长切口完成或用 Pfannenstiel 切口延期进行。确定中线，分开腹直肌。股直肌止点可能已从耻骨支撕脱，不需要松解。

（1）用 Weber 钳复位"开书"型损伤：穿过腹直肌夹于前侧，夹在耻骨体同一水平。

（2）如果半骨盆向后移位，可以使用 Jungbluth 骨盆复位钳得到向前的复位力。

锚定板和置于耻骨后的螺母可防止钳拔出。

（3）内置物：几种不同的钢板和螺钉可选用。有学者推荐一种六孔 3.5mm 预弯重建板。如果后路固定不能进行，有学者用双钢板提高稳定性。剩余的耻骨活动可能导致螺钉松动、钢板断裂。

4.耻骨支骨折

多采用非手术治疗。不稳定骨折可经髂腹股沟入路用钢板固定,另一个办法是置入耻骨上支髓内螺钉。

5.骨盆后环固定

(1)移位的骶髂关节骨折需要切开复位。非解剖复位将伴有长期疼痛。垂直移位时畸形愈合,可导致双下肢不等长,坐位不平衡。

①后路:患者取俯卧位,易于暴露和用骶髂螺钉安全固定。伤口愈合并发症在一些病例报道达 25%,在另一些病例则<3%。

a.Matta 带角度爪钳可以用来复位,一尖放在坐骨切迹,另一尖放在髂骨外侧。

b.头侧移位:可用 Weber 钳复位或股骨牵开器,将 Shantz 钉放在髂嵴后侧。

②前路:患者取仰卧位,神经损伤的风险较高(L_5 神经根位于骶髂关节内侧 2cm)。用两板平行或四孔方形钢板固定,可直接看到关节,但前方钢板可能引起关节后方张开,固定不如骶髂螺丝稳定,可能引起关节融合,推荐用于后方软组织严重损伤时。

(2)骶髂螺钉:可在仰卧位或俯卧位进行。随闭合复位经皮放置或切开复位骶髂关节或骶骨骨折同时进行。需要 C 型臂良好的可视化。老年患者使用垫圈,防止螺钉穿透骨皮质,实心螺钉较空心螺钉坚强,允许使用振荡钻,获得更好的感觉反馈。放置 1 个或 2 个螺钉取决于解剖和稳定性。

(3)后路经骶骨钢板:用 4.5mm 重建钢板经皮下隧道,安全固定到双侧髂后上棘。

6.骶髂关节的新月体骨折和骨折脱位

可能涉及骶骨或髂骨的一部分。

(1)如果髂骨的完整部分足够大,且牢固固定于骶骨,用骨块间拉力螺钉固定(不需要用骶髂螺钉)。

(2)如果骨折片很小或骶髂关节后侧韧带损伤,选用骶髂螺钉。

7.髂骨翼骨折

移位或不稳定的髂骨翼骨折可能需要经髂腹股沟入路固定。除在髂嵴或近髋臼处,髂骨翼很窄,沿髂嵴内、外侧放置钢板或用 3.5mm 长螺钉固定。

六、非手术治疗

(1)稳定无移位或轻度移位的骨折可采用非手术治疗。外侧压缩损伤(Young-Brugess LC1 型,Tile B2 型)时骶骨压缩骨折通常稳定,治疗只是用健侧负重。

(2)简单的"开书"(Tile B1 型 1 期,Young-Brugess LPC 2 型,Bucholz Ⅱ 型)损伤,耻骨分离<2.5cm,可非手术治疗。

(3)非手术治疗不稳定或严重移位的骨折,需要延长制动,以免产生不好的结果。

(4)早期活动可防止长期卧床休息的并发症。

(5)垂直不稳定型骨折有禁忌证时,可行骨牵引治疗。

七、损伤和治疗的并发症

1.神经损伤

在初始损伤(如拉伸或压缩)时即可能发生。在手术操作、入路中和钻头螺钉方向不对时,可能出现医源性损伤,总发生率为 10%～15%。许多患者均有部分或完全恢复,永久性神经损伤是影响患者功能预后的主要因素。

2.血栓栓塞

(1)深静脉血栓形成:发生率为 35%～50%。可在盆腔或下肢静脉发生。

(2)肺栓塞(PE):有症状的 PE 发生率为 2%～10%,致死性 PE 发生率为 0.5%～2%。

(3)多种预防和治疗可选:低剂量肝素、低分子肝素、香豆素、机械加压装置、下腔静脉过滤器。

(4)诊断:静脉造影术、二维超声、静脉磁共振成像。

3.封闭的内在套脱伤

由软组织剪切损伤引起,皮下组织从深层筋膜撕裂。最常见于大粗隆,也可见于侧腹和大腿。症状和体征包括肿胀、轮廓变形、皮肤过度活动和受累区域的感觉缺失。细菌可以定植。治疗:连续清创。

4.固定物失效

耻骨疲劳失效常见,无症状的患者仅需观察。

八、骨折不愈合和畸形愈合

(1)最常见于初始复位不足的移位和不稳定骨盆环损伤。

(2)头侧位移,导致双腿不等长度、坐位不平衡。

(3)处理复杂:手术时间平均 7 小时(经验丰富的外科医生)。平均出血量为 1977mL。并发症发生率为 19%。风险有神经、血管损伤。

(4)重建往往需要三阶段:前路,松解结构或截骨;后路,松解结构或截骨,然后复位和内固定;再前路,复位和内固定。

(5)往往由于软组织条件约束,骨折不愈合或畸形愈合妨碍畸形矫正。正常的内固定可能不足以防止复位丢失,手术矫正后需要限制活动长达 5 个月。

九、畸形等后遗症

(1)如果半骨盆垂直移位,可出现下肢不等长和坐位不平衡。

(2)耻骨骨炎:发生于膀胱颈悬吊手术后。可因运动员活动过度诱发损伤,如反复外展髋和腹直肌收缩引起,骨扫描显示双侧吸收,而肿瘤或应力骨折显示单侧吸收。体格检查发现耻骨联合上压痛、髋关节被动外展疼痛。红细胞沉降率正常。

(赵 杰 周淑贞)

第二节 髋臼骨折

髋臼骨折主要为压砸、撞挤、轧碾或高处坠落等高能量损伤所致,多见于青壮年。由于其解剖复杂、骨折往往移位严重、手术暴露和固定困难等原因,以往治疗髋臼骨折多采用保守方法,但其最终的治疗结果往往不令人满意。因而,髋臼骨折的诊断和治疗对于多数骨科医生来说仍然具有挑战性,Letournel 和 Judet 等经过长期艰苦的工作,为髋臼骨折的诊断和治疗奠定了基础。目前外科手术已成为治疗髋臼骨折的主要方法。

一、应用解剖

髋臼是容纳股骨头的深窝,由髂骨、坐骨、耻骨 3 部分的臼部组成,髋臼开口向前、向下、向外,其中髂骨约占顶部的 2/5,坐骨占后方及下方的 2/5,耻骨占前方的 1/5。骨性髋臼被人为分为前柱、后柱及臼顶。

1.前柱

前柱又称髂骨耻骨柱,它从髂嵴的前方一直到耻骨联合,形成一个向前、向下凹的弓形结构,它的两端由腹股沟韧带连接。前柱从上到下可分为 3 个节:髂骨部分、髋臼部分和耻骨部分。其高起的臼缘称为前唇,前下缘为前壁。

2.后柱

后柱又称髂骨坐骨柱,它的上部由部分髂骨组成,下部由坐骨组成。后柱比较厚实,可为内固定提供坚实的骨质;后柱有 3 个面,分别为内侧面、后面及前外侧面,其高起的臼缘称为后唇,其下为后壁。

3.髋臼顶

髋臼顶是指髋臼上部的负重区,关于它的概念尚不统一,传统意义上是指水平面和股骨头相接触的关节面部分。而广义上是指整个负重区的关节面,即还应包括部分前柱及大部分后柱的关节面,占髋臼上方圆周的 50°～60°。从 2 个斜位片上对髋臼顶进行观察,更能全面反映髋臼顶的情况,骨折是否涉及髋臼顶对于治疗方法的决定及预后的判断很重要。

髋臼窝之外是鞍形软骨覆盖的关节面,在髋臼的内下方软骨缺如,形成髋臼切迹。切迹由黄韧带封闭,两者间留有间隙,为血管的通道。髋臼边缘的骨性唇状突起,可对抗股骨头在人体直立时所产生的压力和屈髋时产生的应变力。骨唇上坚韧的纤维软骨盂唇与切迹紧贴,盂唇呈环状与黄韧带相连。软骨盂唇的存在使髋臼加深加宽,增加了髋关节的稳定性。

二、损伤机制

髋臼骨折系高能量损伤所致,绝大多数由直接暴力引起,是暴力作用于股骨头和髋臼之间而产生的结果。造成髋臼骨折的创伤机制与以下 3 方面相关:①暴力的着力点;②受伤时髋关节的位置;③作用力的大小。作用力的大小直接决定髋臼是否形成骨折,而前两者则影响骨折的位置、类型和移位。通常暴力有 4 个来源:膝部、足部、大粗隆部以及骨盆后方。根据受伤时暴力的来源、作用方向以及股骨头和髋臼之间的位置不同,而产生不同类型的髋臼骨折。Letournel 等依据外力的着力点及髋关节所处的位置,对髋臼骨折的特点进行了较详细的分析,现介绍如下:

(一)作用于股骨大粗隆

作用于大粗隆部,并沿股骨颈轴线传导的外力,在髋臼上的作用点取决于股骨的外展及旋转度,而股骨的屈曲影响很小。

1.外展—内收中立位

(1)旋转中立位:由于股骨颈前倾角的存在,髋臼的受力点接近髋臼窝的前下角,可造成前柱加后半横行骨折。

(2)外旋位:外旋 25°时,前柱骨折。

(3)极度外旋达到 40°~50°时,外力完全作用于前壁。

(4)不同程度的内旋位时,髋臼的中心带及前柱渐少涉及,20°内旋时,被压缩区在一定程度上涉及前及后柱。根据作用力大小的不同,骨折可能是单纯横断或"T"形,最严重的涉及双柱。

(5)极度内旋达 50°时,压缩涉及关节面之后角和臼窝的联合部,此区为后柱所支持,可形成后柱横断骨折。

2.内收-外展位

无论髋关节处于任何旋转位,发生损伤时的撞击点将会根据当时髋关节所处的外展—内收位不同而有所变化。下面以髋关节内旋 20°为例说明如下:

(1)外展—内收中立位,压缩的中心区在髋臼顶部内缘,骨折为横行、"T"形或双柱。而当髋外展 60°时,膝部受力,外力沿骨干向上传导,其结果与之相同。

(2)一定程度的内收时,顶部受撞击最大,多呈横断骨折。

(3)外展时,撞击点渐下移,形成横断骨折,于顶部关节缘之下渐呈水平向。

(二)膝部屈曲受力

膝部屈曲受力,经股骨干向上传导,髋关节处于任何旋转位均与造成骨折的部位关系不大,而主要是不同的屈伸位及不同的展-收位关系更为显著。

1.屈膝 90°位

当膝部受力时,发生股骨颈骨折或出现髋臼骨折。

(1)外展-内收中立位,后壁骨折。

(2)15°外展位时,单纯后柱骨折。

(3)外展 50°时,后内向撞击,后柱骨折,合并横行骨折。

(4)极度外展时,可能涉及臼顶,而前柱则仅仅在发生横断骨折时才会涉及。

(5)股骨内收时,撞击达到髋臼的后缘,继之后脱位,合并或不合并髋臼缘骨折。

2.不同程度的屈髋

(1)随着屈髋度的增大(>90°),髋臼后壁最下缘受到撞击,乃至骨折,骨折线可延伸至坐骨结节的上极。

(2)屈髋不足 90°,髋臼上缘受撞击。例如人坐于小汽车内,撞车时,人冲向前,膝部顶于仪表板上,髋关节发生后脱位,合并或不合并后缘骨折。此为典型的仪表板损伤。若髋关节外展,屈曲<90°时发生撞击,则可能是后脱位合并横行骨折。

(三)膝伸直位,足部受力

1.屈髋

一足踏刹车上,呈伸膝屈髋位,出现迎面而来的冲击。如当时髋关节处于旋转中立位并外展,髋臼后上壁受到撞击,则发生横行骨折。

2.伸髋

其典型成因为自高处坠落,身体呈直立姿势,足着地。如轻度外展时,主要撞击区为髋臼顶的内缘,造成横行的穿透骨折。

(四)腰骶部受力

腰骶部受力:当俯身而立,髋屈曲 90°,重力打击腰背部,髋臼后壁骨折。多为井下工俯身施工时塌方所致。

三、影像学表现

(一)X 线表现

对于髋臼骨折,常规应拍摄 4 张 X 线平片:骨盆前后位,患髋前后位,以及髂骨斜位和闭孔斜位片。在拍摄斜位片时,对因疼痛难以配合的患者可考虑在麻醉下拍摄,以确保 X 线片的质量。

1.骨盆前后位片

患者取仰卧位,X 线球管中心对准耻骨联合,在骨盆前后位片上主要观察以下内容:①少见的双侧髋臼骨折;②骨盆环其他部位的骨折脱位,如髂骨翼骨折、骶骨骨折。

2.髋臼前后位片

将 X 线球管中心对准患侧髋臼中心,摄损伤的标准髋臼前后位片,应注意观察以下改变。

(1)髂耻线:为前柱的内缘线,如中断或错位,表示前柱骨折。

(2)髂坐线:为后柱的后外缘线,如该线中断或髋臼前后位片错位,则表示后柱骨折。

(3)泪滴:呈"U"形,外半圆线相当于髋臼的壁,长而直的内缘相当于小骨盆侧壁,短而连接的弓形线,相当于髋臼切迹半圆形的皮质,形成闭孔上缘。

(4)后唇线:在平片上位于最外侧,为臼后缘的游离缘构成,如该线中断或大部分缺如,提示后唇或后壁骨折。

(5)前唇线:位于后唇线内侧,为臼前缘的游离缘构成,如该线中断或大部分缺如,提示臼前唇或前壁骨折。

(6)臼顶线和臼内壁线:为臼顶和臼底构成,如该线中断,表示臼顶骨折;如臼顶线和后唇线均破坏,表示后壁骨折;如臼顶线和前唇线均破坏,表示前壁骨折;臼底线中断,则表示臼心骨折。

3.闭孔斜位片(OOV)

患者向健侧倾斜,患侧抬高 45°,将 X 线球管中心对准患侧髋臼中心,在闭孔斜位上主要观察到:①骨盆入口缘(前柱的基本线)或髂耻线;②髋臼后缘;③整个闭孔环;④前壁及前缘。

4.髂骨斜位片(IOV)

患者向患侧倾斜,健侧抬高 45°,将 X 线球管中心对准患侧髋臼中心,在髂骨斜位上主要观察以下内容:①髂骨后缘(后柱)或髂坐线;②髋臼的前缘;③髂骨翼。该片可以鉴别后柱及后壁骨折,如为后壁骨折,髂坐线仍完整;如为后柱骨折,则该线中断或错位。

(二)CT 表现

CT 可更详细地显示髋臼骨折的某一层面,其有以下优点:可显示前后壁骨折块的大小及粉碎程度;发现是否存在边缘压缩骨折;隐匿的股骨头骨折;关节腔内游离骨折;是否合并髋关节脱位;骶髂关节损伤情况。

另外,根据 CT 扫描骨折线的方向还可判断骨折类型:①在髋臼顶水平,1 个前后方向(矢状面)的骨折线表示横断骨折;②在髋臼顶水平,1个冠状面分离的骨折表示1个或2个骨折;③1个由外向前方向的骨折线表示后壁骨折。近年来,CT的三维重建技术已被用于髋臼骨折的诊断,这对于X线和CT扫描无疑是一种补充,有助于对髋臼骨折进行全面评价。

四、分类

一般采用Letournel的分类方法,将髋臼骨折分为5种单纯骨折和由这些单纯骨折联合而成的复合骨折。

1.单纯骨折

分为后壁、后柱、前壁、前柱和横向骨折。

2.复合骨折

分为后壁和后柱、横向和后壁、"T"形、前柱和后半横形、两柱骨折。其中"T"形骨折类似于横向骨折,只是沿着四方表面和髋臼窝有一垂直的劈裂,将前、后柱分开。有时会伴发耻骨下支骨折。所谓后半横行骨折是指后柱的横行骨折。

五、治疗

1.非手术治疗

一些移位很少的髋臼骨折可采用保守疗法,下列两种情况也可考虑保守治疗。

(1)大部髋臼完整且仍与股骨头匹配。

(2)两柱骨折轻度移位后形成继发性匹配:两柱骨折后所有软骨部分与远端骨折片一起与髂骨脱离,股骨头周围的骨折块仍保持一致的外形。

非手术治疗的目的是防止移位进一步发展,可采用胫骨结节牵引。但牵引力不可过大,以免股骨头从髋臼脱出。

2.手术治疗

大多数移位的髋臼骨折需手术,以获得较满意的复位和固定,降低创伤后关节炎发病率,有利于早期功能锻炼。

手术宜在骨折2～3天后至10天内进行。这时局部出血已停止,而骨折线仍清晰可见。3周后由于已有骨痂生长,复位将十分困难。

可根据骨折类型选择合适的手术入路。一般来说应争取通过一个入路达到完全的复位和固定。采用的入路中,Kocher-Langenbeck入路适于进入后柱,髂腹股沟入路则适用于进入前柱和内侧部分,延伸的髂股入路适用于同时进入前、后柱,但后一种入路手术后的恢复时间最长,异位骨化的发病率也最高。显露骨折并做复位后,使用可塑形接骨板、螺丝钉或钢丝做内固定。

（马　亮　王晓艺）

第三节　髋关节脱位和股骨头骨折

一、髋关节脱位

外伤性髋关节脱位和骨折脱位是一种严重损伤,患者大多为活动力很强的青壮年。脱位的同时,软组织损伤通常亦较严重,且往往合并其他部位或多发损伤。

一般可分为三种类型:后脱位、前脱位及中心脱位。考虑到中心脱位的主要损伤部位为髋臼骨折,其病理改变、治疗方法及预后均与前两种不同,而且其骨折范围常涉及髂骨或骨盆的其他部位。

髋关节后脱位与前脱位的区分用髂前上棘与坐骨结节的连线为标准,脱位后的股骨头位于该线后方者,为后脱位;位于该线前方者,为前脱位。对这种损伤均应按急症处理,复位越早疗效越好。

(一)髋关节后脱位

后脱位是髋关节脱位中最常见的类型,其发生率为前脱位的 10～20 倍。

1.损伤机制

当髋关节处于屈曲位,外力使大腿急剧内收并内旋时,股骨颈前缘抵于髋臼前缘形成一个支点,因杠杆作用迫使股骨头向后上方脱位。

当髋及膝两关节均处于屈曲位时,外力由前向后作用于膝部,再经股骨干而达髋部,如汽车在高速行进中突然刹车,由于惯性使处于坐位的乘客膝部受到外力撞击而脱位。外力由后向前作用于骨盆,亦可发生股骨头后脱位。如在屈髋弯腰劳动时,被塌下的土方或煤块由后向前砸击骨盆,则使股骨头相对后移而脱位。如髋关节同时处于轻度外展位,则易于合并髋臼后上缘骨折。

股骨头向后脱位时,多由髂股与坐股韧带之间的薄弱区穿出,后关节囊及圆韧带均撕裂,而前关节囊及髂股韧带多保持完整。

2.类型

(1)Epstein 分类法:共分为 5 型。临床上多采用。

Ⅰ型:单纯脱位或只有小骨折片。

Ⅱ型:股骨头脱位,合并髋臼后唇一大块骨折。

Ⅲ型:股骨头脱位,合并髋臼后唇粉碎骨折,有或无一个主要骨折块。

Ⅳ型:股骨头脱位,合并髋臼唇和顶部骨折。

Ⅴ型:股骨头脱位,合并股骨头骨折。

这种分型原则主要是反映关节面的完整性及复位后股骨头的稳定性。无论是涉及髋臼还是股骨头的骨折,均说明关节失去其完整性,处理不当,可能导致创伤性关节炎,在 X 线片上是比较容易判断的。但股骨头是否稳定,往往只靠 X 线片上显示的髋臼骨折片的大小是不准确的。

(2)Levin 分类法:该分类法充分考虑到复位前后的临床表现及影像,包括 X 线、CT 甚至 MRI 检查。

Ⅰ型:单纯脱位,无明显骨折,复位后关节稳定。

Ⅱ型:难复性脱位,若尝试复位需在全麻下进行。

Ⅲ型:脱位复位后不稳定或关节间隙内嵌入软骨、撕裂的盂唇或碎骨块等。

Ⅳ型:脱位伴髋臼骨折。该骨折需手术修复,以恢复关节形状与稳定。

Ⅴ型:脱位伴股骨头或股骨颈骨折。

3.临床表现与诊断

伤后患髋痛,患肢呈现屈曲、内收、内旋及缩短的典型畸形。大粗隆向后上移位,常于臀部触知隆起的股骨头。髋关节主动活动丧失;被动活动时,出现疼痛加重及保护性肌痉挛。X 线正侧位及斜位片可证实诊断,并显示有无合并骨折。对每一例髋关节后脱位的患者,都应该认真检查有无坐骨神经损伤。

单独髋关节脱位的诊断并无困难,但应注意常为多发损伤的一部分,有漏诊的可能性,特别当有同侧股骨干骨折时,由于脱位的典型畸形被股骨干骨折的移位所掩盖,在临床上经常发生漏诊,应引起足够重视。

近年来,计算机断层扫描(CT)诊断逐渐用于髋部损伤,使诊断水平得以提高。

4.治疗

对于单纯脱位(Ⅰ型)的治疗意见是完全一致的,以急症闭合复位为原则。

对于合并有骨折(Ⅱ～Ⅴ型)的治疗意见则不完全一致。其中多数学者皆主张早期手术切开复位和内固定。因为将主要骨折块行内固定后,可恢复关节的平滑和稳定性;同时还可探查关节内有无碎小骨折片,如有应清除。

(1)闭合复位的方法。

①Allis 法:麻醉下使肌肉充分松弛。患者仰卧于低检查台或地上,术者立于患者伤侧,一助手用两手固定患者骨盆向下按牢或用一宽大布单将骨盆固定于检查台上,术者用一手握住患肢踝部,另一前臂置于患肢腘窝处,缓慢地将患髋和膝皆屈至 90°,以放松髂股韧带和髋部肌肉。最后,用置于腘窝处的前臂沿股骨干长轴方向用力向上牵引,同时用握踝的手下压患者小腿,以保持膝关节处于 90°屈曲位,并增强杠杆力量。于用力牵引的同时,向内、外旋转股骨,此时多可感到或听到股骨头纳入髋臼时的弹响,然后伸直患肢,畸形消失,即已复位。

用以上方法复位时,术者需要有较大的臂力,如不能胜任,可在 Allis 法的原理下加以改良,则大为省力。术者双足跨立于患者骨盆两侧,面对患者头侧,使患侧髋和膝各屈 90°,将患者足踝抵于术者会阴部,用双手合抱患肢小腿近端,用力向上提拉,同时一助手向下按压骨盆,当可复位。可以看出,除臂力外,主要借助于腰背伸直的力量,复位自易。

②Stimson 法:实际上与 Allis 法的机理相同,令患者俯卧于检查台上,患髋及下肢悬空,髋及膝各屈曲 90°,一助手固定骨盆。术者用一手握持患者足踝部,以保持膝处于 90°屈曲位,然后术者亦屈膝 90°,用自己的膝置于患者的小腿近端,用力沿股骨干长轴向下跪压或用手下压小腿近端,即可复位。

③Bigelow 法:患者仰卧,术者立于患侧,一手握住患者足踝,另侧前臂置于患者腘窝处,先沿大腿纵轴方向牵引,在继续保持前臂牵引力的同时,将患髋依次做内收:极度屈曲、然后再外展、外旋并伸直。在复位过程中,如感到或听到弹响,患肢伸直后畸形消失,即已复位。

对髋关节脱位的复位应注意:麻醉应能使肌肉充分松弛;复位手法用力虽大,但应由轻到重,缓缓持续用力,防止使用突发的瞬间暴力。复位后,应立即摄 X 线片证实复位是否满意,并注意有无碎骨片。用皮牵引保持患肢伸直和外展位 3 周,然后开始扶拐下地活动。

(2)闭合复位失败的原因和处理:在对急性髋脱位进行复位时,除由于麻醉和复位技术失当外,有 2%～4% 的失败率。失败的原因有梨状肌阻挡、关节囊钮孔式嵌夹或外旋肌撕脱进入关节内等。如闭合复位未成功,不应勉强多次复位,以改行手术复位为宜。

经 X 线检查股骨头虽已纳入髋臼,但应仔细检查关节面是否相称,如发现有任何不相称,即证明未完全复位,可能由于关节盂唇卷入或有碎小的骨、软骨游离块所致。应及时手术探查,否则延误治疗,影响疗效。

(3)合并髋臼骨折:合并髋臼骨折(即 Ⅱ～Ⅳ 型)的预后较单纯脱位者差,这一方面是由于较大的髋臼骨折影响关节的稳定性;另一方面,因骨折通过关节面,有后遗创伤性关节炎的可能。故当前的治疗原则多倾向于准确复位,同时行内固定,以保持关节的稳定,并减少创伤性关节炎的发生。特别当应用 CT 诊断后,使一些在常规 X 线片上不能发现的髋臼骨折得以发现,从而将治疗水平提高一步。

手术多采用后切口,在显露骨折时,应特别注意保护坐骨神经。如股骨头已在术前复位,应将之再脱出,以探查有无骨软骨片遗留于关节内,如有,则清除之。然后将股骨头及髋臼骨折准确复位,用松质骨螺丝钉或小钢板行内固定。

如当股骨头闭合复位后,髋臼骨折亦达到近解剖复位,亦有学者主张不再进行切开复位和内固定。但应注意观察有无坐骨神经损伤的迹象和复位后的股骨头、髋臼骨折是否稳定。如发现有坐骨神经损伤的新体征或骨折再移位,仍应及时手术探查。

(4)合并股骨头骨折:在髋关节后脱位中,约有 7% 的患者合并股骨头骨折。

这类损伤皆由较大暴力引起,且有一定的特殊体位。典型的机制是乘车时屈髋坐位,突然撞击膝部,如当时屈膝90°,易发生髋臼骨折;如屈髋<60°,则脱位时股骨头下方被髋臼缘撞击而发生股骨头骨折。由于股骨头骨折块常与髋臼或股骨头的阴影重叠,如不仔细辨认X线片,则有漏诊的可能。

Pipkin将髋关节脱位合并股骨头骨折分为4种类型。

Ⅰ型:股骨头骨折位于中央凹的远侧。

Ⅱ型:股骨头骨折位于中央凹的近侧。

Ⅲ型:股骨头骨折合并股骨颈骨折。

Ⅳ型:股骨头骨折合并髋臼骨折。

此种骨折脱位的治疗较为复杂,对Ⅰ、Ⅱ型骨折,有学者主张可先试行闭合复位,如股骨头复位后,其骨折片亦达到解剖复位,则可行保守治疗;否则,应立即行手术切开复位和内固定,不应犹豫和拖延,因为只有早期达到解剖复位,才能获得优良结果。但亦有学者主张皆行切开复位,因为X线所显示的解剖复位并不准确,同时容易遗漏关节内的碎小骨、软骨块等,如不及时发现并处理,会影响疗效。我院的临床经验亦证明,切开复位内固定的优越疗效。

对于Ⅲ型者,治疗更为困难,一般需要进行切开复位。由于股骨头血运损伤甚重,不但愈合困难,且股骨头缺血坏死率亦较高,故如欲保留股骨头,除行两处内固定外,可加用植骨术。而对高龄患者,宜采用人工股骨头置换术。

对于Ⅳ型者,应行切开复位和内固定,而对高龄患者,可行人工股骨头或全髋关节置换术。

(二)髋关节前脱位

1.损伤机制

多以杠杆作用为主,当股骨强力急骤外展并外旋时,大粗隆与髋臼上缘相顶撞,以此为支点形成杠杆作用,迫使股骨头穿破关节囊,由髂股韧带与耻股韧带之间的薄弱区脱出。当股骨外展、外旋时,外力由体侧向内下方直接作用于大腿近端,亦可发生前脱位。

2.类型

Epstein提出分两型:如脱位的股骨头停留于闭孔处,则称闭孔型或低位型;如股骨头上移于耻骨横支水平,则称为耻骨型或高位型。

Levin的综合分类方法同样适用于髋关节前脱位。但前脱位合并邻近部位骨折者少见。

3.临床表现与诊断

伤后,患肢疼痛,呈现外展、外旋和轻度屈曲的典型畸形,并较健肢显长。有时于髋前方可看到局部隆起或触知脱位的股骨头。髋关节功能丧失,被动活动时,引起疼痛和肌肉痉挛。X线检查可证实诊断。

4.治疗

应尽早在麻醉下行手法闭合复位,一般无太大困难,且由于不合并骨折,故预后较好。

复位方法:患者仰卧,一助手握住患者小腿近端,保持屈膝,顺原畸形方向用力向外下方牵引,并内旋;术者用手向髋臼方向推挤股骨头,与此同时,令助手在持续牵引下内收患肢,常可听到或感到股骨头纳入髋臼的弹响,畸形消失,当即复位。进行X线检查证实复位结果。

对极少数闭合复位失败者,不宜多次重复,应立即切开复位,手术宜用前切口。复位后行皮牵引3周,然后扶拐下地逐步负重行走。

(三)合并损伤

1.神经损伤

髋关节后脱位合并坐骨神经损伤较为多见,特别是有髋臼后上缘骨折者更易发生,据文献报道,其发生率约为10%。损伤后,多表现以腓神经为主的体征,出现足下垂、趾背伸无力和足背外侧感觉障碍等典型体征。

由于这类损伤多为受牵拉引起暂时性功能障碍,或受到股骨头、髋臼骨折块的轻度捻挫所致。大多数患者可于伤后逐渐恢复,故不急于单为神经损伤而施行手术。如Epstein报道53例神经损伤,其中34例(64%)在3~20个月内恢复正常。Hunter报道6例,其中5例完全恢复,1例不全恢复。因此,如骨折脱位本身不需手术者,对神经损伤可暂行观察,经2~3个月仍无恢复迹象者,再考虑手术探查。

探查坐骨神经时,患者取俯卧位,后侧切口,首先解除骨性压迫,并松解神经周围的瘢痕粘连。可见损伤段的神经外膜多失去光泽,增粗或变细,触之发硬,无柔韧感。将损伤段切除,直至远、近两端均显示正常的神经断面。如神经缺损不多,可充分游离神经干。并屈曲膝关节,将两断端直接吻合。术后,用石膏保持患肢于伸髋屈膝位6周。如缺损过多,不能直接吻合,可行神经移植术,但实际效果不够理想。因此,亦有学者主张于晚期行三关节融合术等,以改进功能。

髋关节前脱位合并神经损伤者罕见,表现为不同程度的股四头肌麻痹。当关节复位后,多可自行恢复,极少需要手术治疗。

2.同侧股骨干骨折

髋关节脱位合并同侧股骨干骨折并非罕见,主要见于后脱位,前脱位很少合并此种损伤。一般致伤外力强大,多为交通损伤或塌方砸伤等。

(1)临床表现:主要特点为漏诊率高,经常因股骨干骨折而漏诊髋脱位。有文献报道中,漏诊率多在50%以上。发生漏诊的主要原因是髋关节后脱位的典型体征被股骨干骨折所掩盖,髋关节后脱位应有大腿内收、内旋和屈曲的典型畸形,但由于股骨干骨折后,这些畸形只表现在近骨折段,而远骨折段反而可表现为成角和外旋等畸形,使髋关节脱位的体征隐而不显。另一方面,因股骨干骨折的症状及体征均甚明显,吸引了医生的注意力,致使发生髋脱位漏诊,有的甚至数月之后才发现。

(2)防止髋脱位漏诊的主要措施:

①注意受伤机理,对于外力较大而有股骨干骨折的患者,应想到髋脱位的可能性,应注意检查有无大粗隆上移,臀部能否扪及股骨头突出和有无瘀斑等。

②在股骨干骨折的 X 线片上,如发现股骨近段的典型移位(向外成角)消失,而代之以向内、向前移位,则应考虑到髋关节脱位的可能性,应摄 X 线片证实之。

③股骨干骨折同时出现坐骨神经损伤的体征,亦应注意排除髋关节后脱位。

④对中 1/3 以上的股骨干骨折,在摄 X 线片时,应常规包括髋关节。

(3)治疗:两处损伤的处理顺序,应视具体情况而定,在多数情况下,以先处理髋关节脱位为宜。复位方法,有学者用一斯氏针穿过股骨粗隆部,进行牵引复位。也有学者用一螺丝装置拧入股骨近端,用以牵拉复位。有研究指出,即使合并同侧股骨干骨折,在充分麻醉下,仍有可能通过徒手牵引,同时推挤股骨头而获得复位,并非必须使用辅助牵引装置。但复位时不宜采用 Bigelow 法。对股骨干骨折,多主张行切开复位内固定。陈旧性脱位,一般应行手术治疗。

(四)后遗症

1.股骨头缺血坏死

髋关节脱位及骨折脱位后,股骨头缺血坏死率在 10%～20%,但根据损伤的具体情况,可有较大的差异。一般单纯脱位而又及时复位者,其缺血坏死率均在10% 以下;而合并骨折,损伤严重者,则坏死率增高。因此,对髋关节脱位,特别是骨折脱位的患者,应进行较长时间的随诊观察。

2.创伤性关节炎

单纯髋关节脱位复位后,很少诱发创伤性关节炎,但如为骨折脱位,则发生率大增,一般文献报道多在 25% 以上。可因关节内骨折复位不良而直接发生;亦可因股骨头缺血坏死后继发创伤性关节炎。

主要的病理变化表现在三个方面。

(1)关节软骨发生退行性改变,失去光泽和弹性,逐渐变薄、变硬,可脱落成为关节内游离体。

(2)关节周缘发生骨与软骨的代偿性增生,软骨下骨质可有囊性变。

(3)关节滑膜呈现水肿、渗液和肥厚。

临床的主要表现为进行性疼痛、肌痉挛和关节活动限制。X 线片显示关节周缘骨增生,关节腔狭窄,关节面不平整,软骨下骨质硬化和囊性变等,有时可发现游离体。

在治疗上较为困难,大多先采取保守措施,适当减轻关节负担,在急性发作期间,可进行理疗。对于晚期而严重者,则可分情况采取手术治疗。对高龄患者,可以全髋置换为主;而对青壮年患者,则可考虑关节清扫或融合术。

3.关节周围钙化

髋关节损伤后,有时在关节周围发生钙化,但不多见。发生原因不明。钙化范围小者多不影响功能,亦无任何症状。钙化范围广泛而影响关节功能者,则可等钙化成熟,界限清楚后行手术切除。手术时应细致,并注意彻底止血,否则有再发的可能。

(五)陈旧性脱位

一般来讲,脱位未超过 2 个月者,仍存在闭合复位的可能性,可先试行手法复位。在行手法复位前,先用大重量骨牵引 1～2 周,加重 5～10kg,由原来的内收、内旋和屈髋位逐渐改变牵引方向,至伸直和外展位,待股骨头牵至髋臼水平或更低,即可在麻醉下行手法复位。施行手法时,用力应由轻到重,活动范围应由小到大,逐步解除股骨头周围的粘连。松动至最大限度,再按新鲜脱位的手法复位。切忌使用暴力,以防发生股骨头塌陷或股骨颈骨折等并发症。于复位前后,可配合使用舒筋活血的外用中药。

如手法复位遭遇困难,不应勉强反复进行,而应改行手术治疗。对于合并骨折的陈旧脱位,虽在 2 个月以内,多难以闭合复位,即使复位,疗效亦不满意。

脱位时间在 3～6 个月者,以及上述闭合复位失败者,可行手术切开复位。为便于手术,术前亦宜先行骨牵引 1～2 周,术中将股骨头周围及髋臼内的瘢痕组织全部切除,显露关节软骨面,如大部分完整,可行复位;如大部分破坏,则应改行其他治疗方法。

脱位时间已超过 6 个月以及上述不适于再复位的患者,在处理上更应慎重对待。截骨术往往是首先考虑的治疗方法,此法简便易行,可通过截骨矫正畸形,恢复负重力线,改进功能。对后脱位者,可行粗隆下外展截骨术,由内收、内旋和屈曲位改为功能位。对前脱位者,可沿股骨颈基底部行截骨术,以矫正畸形,使截骨近段与股骨干呈 90°角,负重线通过股骨头和粗隆部之间,据文献报道曾获得较满意的疗效。

对于高龄患者,如脱位已久且症状不严重者,可不做处理;症状及病残严重者,可考虑进行关节成形术。

髋关节习惯性脱位罕见。

二、股骨头骨折

(一)概况

髋关节脱位或半脱位是引起股骨头骨折的常见原因。82%～92%的髋关节脱位是后脱位,而 4%～18% 的患者合并股骨头骨折。68%～77% 的髋关节前脱位合并股骨头骨折。尽管髋关节前脱位合并股骨头骨折的发生率很高,但由于前脱位的发生率显著低于后脱位,因此,在所有病例的统计中,前脱位合并股骨头骨折的发生率仅占 10%。不管是前脱位还是后脱位,都会引起股骨头剪切或劈开,同时,前脱位容易导致嵌塞和挤压。骨折位置、粉碎程度和移位情况都与创伤时髋关节的位置和应力有关。冲击时腿的位置决定髋关节脱位是否合并骨性损伤。如果受伤时髋关节处于屈曲及内收位置,脱位一般不合并骨性损伤,倘若髋关节处于后伸及外展位置,轴向应力更多地直接作用于髋关节,从而导致股骨头骨折或髋臼骨折。在后脱位时,典型的股骨头骨折常累及股骨头的前内方。髋关节脱位时可导致完整的网状骨质受到嵌塞。在前脱位时,会出现典型的压缩骨折。

(二)分类

股骨头骨折有两个分类系统。发表的 Pipkin 分类法,整合了 Thompson and Epstein V 型的髋关节后脱位。它包括复合伤及提供预后信息。Pipkin 分类法是最常用的系统分类法。Ⅰ型骨折是中心骨折,特征是伴有圆韧带断裂;Ⅱ型骨折在前上方,特征是圆韧带在骨折块上;Ⅲ型骨折是指任何形式的股骨头骨折,并伴有股骨颈骨折;Ⅳ型骨折指任何的股骨头骨折伴有髋臼骨折。Brumback 等介绍了一种包括前方和后方骨折脱位的分类方法。除了这两个分类法,之后就没有发表更新的分类法。股骨头嵌入骨折存在,但没有分类系统。

(三)解剖

除了肌肉和骨性结构,关节囊和圆韧带也会限制关节脱位。圆韧带在髋臼(髋臼窝)和股骨头之间提供很强的附着。在脱位的过程中,圆韧带可断裂或牵拉导致股骨头骨折(Pipkin Ⅱ型)。同时,圆韧带中包含闭孔动脉的分支,可提供 10%～15% 的股骨头血供。

(四)合并伤

合并伤包括损伤坐骨神经、股骨颈、髋臼、膝关节和股骨干。髋臼盂唇亦容易损伤。后方髋臼缘的盂唇撕脱可能会阻碍后脱位的闭合复位。

(五)治疗

大部分的股骨头骨折需要手术治疗。当股骨头骨折或移位时,需要评估股骨颈是否同时存在损伤。如果股骨头骨折不伴有股骨颈损伤,髋关节脱位应立即予以纠正。如果闭合复位失败或合并股骨颈损伤,则需要进行开放复位。如果术前可以进行 1 小时内的 CT 扫描,其结果可明确显示游离骨块和软组织嵌塞等情况,有助于选择合适的手术入路。复位后可通过骨盆 X 线片确认,而复位后的 CT 扫描也需要,它可以评估髋关节是否已经充分复位,同时可以观察骨折块的情况。骨盆斜位 X 线片也可以帮助明确股骨头骨折。

1.Pipkin Ⅰ 型骨折

闭合治疗可用于分离或小的中心骨折。闭合治疗包括保护髋关节合适的负重。如果骨折块撞击盂唇或髋臼软骨,存在＞1mm 的台阶,小的骨折块必须取出,大的应进行固定。典型的移位在尾端和前方。股骨头骨折中下方愈合不良可影响髋关节活动。大的股骨头中心骨折可引起关节不稳。对于 Ⅰ 型骨折,前、后侧入路都可以使用。后侧入路常用于取出小的骨折块,但很少用于骨折块的固定。在 Ⅱ 型骨折中会进行详细的入路介绍。

2.Pipkin Ⅱ 型骨折

中上的骨折包括负重半球,复位的质量是首要的。很小的不匹配都是不允许的。如果不能解剖复位,这种损伤往往需要切开复位内固定。入路的选择有几种争议。Smith-Peterson 入路(前侧入路)是最受推荐使用的入路,并且患者可以平卧在专为髋臼手术设计的可透视牵引床上进行手术。骨折常位于前内方,这种入路可以进行精确的骨折固定,同时不影响后方的血液供应。可以直视下进行骨折复位。当骨折块更偏向头侧时,术中需要脱位后再直视下进行复位固定。术中需要尽可能保护头部骨折块的软组织。前内侧的骨折通过后侧入路进行直视下固定则很困难。

对于一个不可复位的后方脱位合并股骨头骨折,可以使用 Kocher-Langenbeck 入路。正如前面所述,股骨头可以通过后方关节囊或短的表面旋转脱出。这些结构很难通过前侧入路探及。成功建立标准的后侧入路后,可以在切口 1～2cm 松解外旋肌群(为了保护股骨头的血供,绝对不能切下股方肌),髋关节通常可通过切开关节囊进行脱位,然后直视下取出小骨折块或进行骨折固定。如果需要,关节囊的切口可以延长至髋臼缘。除了 Kocher-Langenbeck 入路,骨折块的固定或许需要额外的前侧入路。备选入路可通过 Kocher-Langenbeck 后侧入路对前方脱位的患者进行转子间截骨,不管是哪种入路,必须保护股骨头的血供。通过关节面的骨折必须进行固定。标准的埋头钉或可变螺距无头螺钉都可以使用,这种螺钉的特点是直径短。可以切掉横韧带辅助切开复位。一般会切掉圆韧带,以防复位后嵌塞。不管是何种入路,关节囊必须修复,如果需要,可使用缝线铆钉。

3.Pipkin Ⅲ 型骨折

Pipkin Ⅲ 型骨折是最少见的损伤。闭合复位是其禁忌。所有患者需要评估是使用前外侧入路(Watson-Jones 入路)还是前侧入路(Smith-Peterson 入路),因为这两个入路都可以进行髋关节前方和后方的操作。髋关节复位前必须固定股骨颈。如果股骨头的骨折块很大,必须同时复位股骨头和股骨颈。如果患者是老年人,用 2mm 的空心钻打洞而不出血者,可考虑进行股骨头置换术或全髋关节置换术。

4.Pipkin Ⅳ 型骨折

髋臼骨折的类型和位置决定手术入路。髋臼的显露不能让步。如果需要,可以另取前侧入路(Smith-Peterson 入路)治疗合并的股骨头骨折。然而,同时使用 Kocher-Langenbeck 后侧入路,因为其可以显露髋臼后方,并通过术中前脱位行转子间截骨到达股骨头。为了使髋关节早期活动,股骨头骨折块应进行固定或离断。在骨折块离断后,髋关节的稳定性需要进行慎重的评估。如果可能,不管是髋臼还是股骨头的压缩损伤,在术中应尽可能行撬拨复位。

(六)康复

Pipkin 骨折患者切开复位术后应行积极的(小活动范围 ROM)锻炼。第一个 8 周应行足趾接触负重锻炼,然后过渡到最大负重。

(七)手术技巧

手术入路已介绍过。技巧细节是行股二头肌转子附着点的关节切开,令关节脱位和暴露股骨头及髋臼。可行标准 Kocher-Langenbec 切口。阔筋膜与皮肤一同切开。定位臀中肌后沿,大腿内旋可便于操作。以摆锯沿大转子尖内缘与外旋肌附丽外缘之间进行截骨。截骨向远端延伸至股外侧嵴后缘。截骨块旋转 90° 可向前复位。然后髋部屈曲和伸展旋转运动。钢板置于梨状肌和臀小肌被定位,臀小肌被游离出后从后方、后上方、前方包绕关节囊。Z 形切口沿股骨颈轴线切开。髋关节脱位以更大范围屈曲和伸展活动,并置于一手术台对侧的无菌袋里。通过对术肢的摆放,可以全方位看到股骨颈及髋臼。如有必要,切口可从回旋肌延长 2cm 以进入髋臼的后方。

(八)并发症

并发症是损伤和手术共同作用的结果。主要的并发症是创伤后关节炎、异位骨化、坐骨神经麻痹和股骨头缺血性坏死。

1.股骨头缺血性坏死

据文献报道,股骨头缺血性坏死的发生率为 0～24%。股骨头缺血性坏死由 MFCA 及其分支损伤引起,原因是股骨头骨折或脱位损伤血管导致血供破坏。AVN 的发生率与髋关节处于脱位状态的时间相关。大规模数据结合,文献报道显示,髋关节后脱位导致 AVN 的发生率为 13%,如果合并股骨颈骨折则提高至 18%。一项研究表明,Kocher-Langenbeck 切口比前侧入路高 3.2 倍的股骨头缺血性骨坏死。切开圆韧带,不会增加股骨头缺血性坏死的发生率。

2.坐骨神经麻痹

坐骨神经麻痹是后脱位风险。在股骨头骨折中发生率为 7%～27%。超过 3 个月的运动功能丧失则提示髋关节脱位预后不良。

3.异位骨化

股骨颈骨折异位骨化的发生率为 2%～54%。异位骨化的程度与骨组织与软组织的创伤及手术入路有关。Smith-Petersen 入路比 Watson-Jones 入路的发生率更高,而这两种入路均高于 Kocher-Langenbeck 入路。然而,明显的影响功能的异位骨形成很少发生。多发骨折和脑损伤可增加异位骨化的发生率。

4.骨折畸形愈合和不愈合

目标是使骨折对合不平<1mm,倘若是粉碎性骨折则很难达到该目标。如果骨折块非负重面,骨折块缺损可接受。前侧入路对于骨折复位更有优势。固定失败常伴随畸形愈合或不愈合。

5.髋关节复位不良

必须再次切开复位。

6.退行性关节炎

股骨头骨折的创伤后关节炎在股骨头骨折的发生率为 0～72%。高达 50% 的 Pipkin Ⅱ 型和 Ⅲ 型的骨折合并后脱位和绝大部分的 Pipkin Ⅲ 型损伤可发展为退行性关节炎。粉碎性骨折和周围组织的嵌入都可增加创伤性关节炎的发生风险。

(赵 杰 骆 帝)

第四章

脊柱脊髓疾病

第一节　颈椎病

颈椎病是指由于颈椎间盘的退变及其继发性椎间关节退行性改变,引起颈部脊髓、神经、血管损害而表现出的相应症状及体征的一类疾病。常见于 30 岁以上的低头工作者,男性多于女性。引起颈椎病常见的原因是颈椎退行性改变,严重的退变可引起周围的神经、血管等组织的受压。另外,先天性颈椎管狭窄也可引起颈椎病。创伤为颈椎病的主要诱因。颈椎病分为神经根型、脊髓型、交感型、椎动脉型及混合型。

一、病因及发病机制

1.颈椎间盘退行性改变

颈椎间盘退行性改变是颈椎病发生和发展中最基本的原因。颈椎间盘不仅退变出现最早,而且是诱发和促进颈部其他部分退变的重要因素。椎间盘变性后椎间关节不稳和异常活动而波及小关节,早期为软骨退变,渐而波及软骨下,形成骨关节炎,使关节间隙变窄,关节突肥大和骨刺形成,使椎间孔变窄,刺激或压迫神经根。钩椎关节侧前方退行性改变可刺激或压迫椎动脉,产生椎-基底动脉供血不全症状。在椎间盘、关节突发生退变的同时,黄韧带和前、后纵韧带亦增生肥厚,后期骨化或钙化,使椎管变窄;或在颈后伸时形成皱折,突向椎管,使脊髓及血管或神经根受到刺激或压迫。

2.创伤

头颈部创伤与颈椎病的发病和发展有直接关系,可使原已退变的颈椎及椎间盘损害加重。睡眠体位的不良、工作姿势不当等慢性劳损则可加速颈椎退变的进程。

3.先天性颈椎管狭窄

指在胚胎或发育过程中椎弓根过短,使椎管矢状径小于正常(14～16mm),因此,较轻的退变即可出现症状。颈椎畸形和颅底畸形与颈椎病的发生也有重要关系。

颈椎退变后是否出现症状,取决于椎管发育的大小和退变的程度。发育性颈椎管狭窄患者更易发病,轻微退变及创伤即可致病,症状与体征也较明显,而且非手术疗法难以使症状消失,即使消失也易于复发。合并颈椎管狭窄的颈椎病患者,在采用非手术疗法无效时,应及早手术治疗,手术时如果不同时扩大颈椎管,则效果常不佳。

二、分型与临床表现

根据受累组织和结构的不同,颈椎病分为:神经根型、脊髓型、交感型、椎动脉型、其他型(目前主要指食管压迫型)。如果两种以上类型同时存在,称为"混合型"。

1.神经根型颈椎病(CSR)

此型是椎间孔处有致压物压迫颈神经根所致。在各型中发病率最高,占60%~70%,是临床上最常见的类型。多为单侧、单根发病,但是也有双侧、多根发病者。多见于30~50岁者,一般起病缓慢,但是也有急性发病者。多数患者无明显外伤史。男性患者是女性患者的2倍。

(1)颈痛和颈部发僵:常常是最早出现的症状。有些患者还有肩部及肩胛骨内侧缘疼痛,这是由于椎间盘退变、突出对受累颈神经根(C_6 和 C_7)后支所支配的纤维环、后纵韧带等刺激,通过发自相同神经根的肩胛背神经引发牵涉性疼痛和肌肉痉挛所致。

(2)上肢放射性疼痛或麻木:这种疼痛和麻木沿着受累神经根的走行和支配区放射,具有特征性,因此称为根性疼痛。疼痛或麻木可以呈发作性,也可以是持续性的。有时症状的出现与缓解和患者颈部的位置和姿势有明显关系。颈部活动、咳嗽、打喷嚏、用力及深呼吸等,可以造成症状的加重。

急性发病最常见的原因是急性颈椎间盘突出。患者常感到突发颈痛,随后出现由颈部沿着受累神经根的皮节支配区向上肢的放射样疼痛,并可伴有麻木感。由于疼痛明显限制了患者的活动量,因此肌力减弱常不明显。颈部后伸往往导致放射性疼痛明显加重。保持肩关节外展并将前臂置于头顶或者将头部微微屈曲并向健侧倾斜常常是急性发病患者的特殊体位。这个姿势有助于颈椎向对侧屈曲以使患侧的椎间孔扩大,同时肩部外展可减轻受累神经根的张力。

(3)患侧上肢感觉沉重、握力减退,有时出现持物坠落,晚期可以出现肌肉萎缩。可有血管运动神经的症状,如手部肿胀、皮肤潮红或者苍白、干燥无汗等。尤其是手部肿胀表现为非可凹性水肿,手指屈曲困难伴有疼痛,导致患者很难完成抓握动作,长久以后出现患侧手指屈曲性挛缩。

（4）临床检查：颈部僵直、活动受限。患侧颈部肌肉紧张，棘突、棘突旁、肩胛骨内侧缘以及受累神经根所支配的肌肉有压痛。椎间孔部位出现压痛并伴上肢放射性疼痛或麻木或者使原有症状加重具有定位意义。椎间孔挤压试验阳性，臂丛神经牵拉试验阳性。仔细、全面的神经系统检查有助于定位诊断。

2.脊髓型颈椎病(CSM)

脊髓型颈椎病的发病率为 12％～30％，可造成四肢瘫痪，致残率高。通常起病缓慢，以 40～60 岁的中年人为多。合并发育性颈椎管狭窄时，患者的平均发病年龄比无椎管狭窄者小。多数患者无颈部外伤史。有些患者可同时合并神经根型颈椎病。

（1）多数患者首先出现一侧或双侧下肢麻木、有沉重感，随后逐渐出现行走困难，下肢各组肌肉发紧、抬步慢，不能快走。有些患者下楼梯时感觉一侧或者双侧下肢发软或者不稳，好像踏不准台阶。继而上下楼梯时需要借助上肢扶着拉手才能登上台阶。严重者步态不稳，更不能跑。患者双脚有踩在棉花垛上的感觉。有些患者起病隐匿，往往是自己想追赶汽车，却突然发现双腿不能快走。

（2）接着出现一侧或双侧上肢麻木、疼痛，双手无力、不灵活，写字、系扣、持筷等精细动作难以完成，持物易落，严重者甚至不能自己进食。

（3）躯干部出现感觉异常，患者常感觉在胸部、腹部或双下肢有如皮带样的捆绑感，称为"束带感"。同时躯干或者下肢可有烧灼感、冰凉感、蚁行感。

（4）部分患者出现膀胱和直肠功能障碍，如排尿踌躇、尿频、尿急、尿不尽、尿失禁或尿潴留等排尿障碍，大便秘结。性功能减退。

病情进一步发展，患者须拄拐或借助他人搀扶才能行走，直至最后双下肢呈痉挛性瘫痪，卧床不起，生活不能自理。

（5）临床检查：颈部多无体征。四肢肌张力增高，可有折刀感；腱反射活跃或亢进：包括肱二头肌、肱三头肌、桡骨膜、膝腱、跟腱反射；髌阵挛和踝阵挛阳性。病理反射阳性：如上肢 Hoffmann 征、Rossolimo 征、下肢 Babinski 征、Chaddock 征。浅反射如腹壁反射、提睾反射减弱或消失。上肢或躯干部出现节段性分布的浅感觉障碍区，深感觉多正常。如果上肢腱反射减弱或消失，提示病损在该神经节段水平。

3.交感型颈椎病

交感型颈椎病症状繁多，多数表现为交感神经兴奋症状，少数为交感神经抑制症状。常见的症状有：

（1）头部症状：如头晕、头痛或偏头痛、头沉、枕部痛，记忆力减退、注意力不易集中等。偶有因头晕而跌倒者。

（2）眼部症状：眼胀、干涩、视力变化、视物不清、眼前好像有雾等。

(3)耳部症状:耳鸣、耳堵、听力下降。

(4)胃肠道症状:恶心甚至呕吐、腹胀、腹泻、消化不良、嗳气以及咽部异物感等。

(5)心血管症状:心悸、心率变化、心律失常、血压变化等。

(6)面部或某一肢体多汗、无汗、畏寒,有时感觉疼痛、麻木但是又不按神经节段或走行分布。

以上症状往往与体位或活动有明显关系,坐位或站立时加重,卧位时减轻或消失。颈部活动多或劳累时明显,休息后好转。

(7)临床检查:颈部活动多正常、颈椎棘突间或椎旁小关节周围的软组织压痛。有时还可伴有心率、心律、血压等的变化。

4.椎动脉型颈椎病

正常人当头向一侧歪曲或扭动时,其同侧的椎动脉受挤压使椎动脉的血流减少,但是对侧的椎动脉可以代偿,从而保证椎-基底动脉血流不受太大的影响。当颈椎出现节段性不稳定和椎间隙狭窄时,可以造成椎动脉扭曲并受到挤压;椎体边缘以及钩椎关节等处的骨赘可以直接压迫椎动脉或刺激其周围的交感神经使椎动脉痉挛,出现椎动脉血流瞬间变化,导致椎-基底动脉供血不全而出现症状。

(1)发作性眩晕,复视伴有眼震。有时伴随恶心、呕吐、耳鸣或听力下降。这些症状与颈部位置改变有关。

(2)下肢突然无力猝倒,但是意识清醒,多在头颈处于某一位置时发生。

(3)偶有肢体麻木、感觉异常,可出现一过性瘫痪,发作性昏迷。

5.其他类型颈椎病

(1)食管型颈椎病:专指由于颈椎前缘巨大的骨赘挤压食管并且对食管的蠕动运动造成明显影响,以患者出现吞咽困难为临床特征的颈椎病。以一个椎间隙前缘出现巨大局限性骨赘多见。由于食管柔软同时具有良好的伸缩性,因此一般情况下,尽管椎体前缘的骨赘占据了部分空间,但是也不会引起患者的主观症状。导致出现吞咽困难症状的关键病理因素是骨赘的位置和形状。临床上较多见的是骨赘位于 $C_{4、5}$ 和 $C_{5、6}$ 椎间隙。由于正常吞咽动作的完成需要喉部的向上提拉动作配合,当骨赘位于 $C_{4、5}$ 或者 $C_{5、6}$ 椎间隙时,向前凸起的骨赘可以影响喉部的上下滑移运动,阻碍吞咽动作的顺畅完成,使患者产生难以咽下东西的感觉。导致症状的骨赘一般为山丘样隆起,骨赘向前方凸起的高度一般不超过 1cm。发生在 $C_{3、4}$ 或者 $C_{6、7}$ 椎间隙的骨赘一般不会引起症状,但是如果骨赘巨大,向前方隆起的高度超过 1.5cm,也可以引发吞咽困难症状。多数患者的症状发展缓慢,开始多以咽下较干的固体食物不顺畅为首发症状,逐渐发展至只能进食半流食甚至流食,个别患者甚至最终陷入滴水难进的困境。

（2）颈型颈椎病：颈型颈椎病专指由于颈椎间盘退变、突出，导致患者以颈部疼痛为主要临床表现的颈椎病。但是，这种"椎间盘源性颈痛"缺乏特征性表现，目前也缺乏可靠的辅助检查手段与颈部软组织的劳损、炎症等疾病相鉴别。由于颈2～4的神经根的前支主要支配颈长肌、斜角肌和胸锁乳突肌以及颈前部的皮肤，后支则支配枕颈部的韧带、肌肉以及皮肤。当颈椎间盘出现退变而刺激颈2～4神经根时，可以引起这些部位的肌肉痉挛以及颈部疼痛，甚至放射至枕后部。采取神经根型颈椎病常用的牵引、理疗、肌肉松弛剂等治疗措施均可以不同程度地缓解症状。因此，这种情况在理论上也可以理解为神经根型颈椎病的一种特殊表现，只是目前缺乏确诊手段。颈椎间盘加压造影技术也不能够全面模拟神经根受到刺激而产生炎症的病理过程。

三、影像学检查

颈椎的正、侧位以及过屈、过伸侧位 X 线摄片是最常用的平片检查，左、右斜位片所显示的钩椎关节、关节突关节、椎间孔等结构的形态由于受投照角度的影响较大，已经较少应用。由于发生颈椎病的病理基础是颈椎间盘的退行性改变，因此常常可以观察到颈椎退行性改变的 X 线特征性表现：正位片可见钩椎关节变尖或横向增生、椎间隙狭窄；侧位片见颈椎序列不佳、反曲、椎间隙狭窄、椎体前后缘骨赘形成、椎体上下缘（终板）骨质硬化、发育性颈椎管狭窄等；有时还可见到在椎体后缘有高密度的条状阴影——颈椎后纵韧带骨化（OPLL）；过屈、过伸侧位可有节段性不稳定。节段性不稳定在交感型颈椎病的诊断上有重要参考意义。目前适合国人的颈椎不稳定的诊断标准还没有统一，多数学者认为在颈椎过屈过伸侧位片上，如果出现某一个节段在过伸位或者过屈位上出现椎体间成角≥11°，或者出现在过伸位和过屈位 X 线片上椎体间前后滑移之和≥3mm，就可以诊断为节段性不稳定。值得注意的是，患者在拍摄颈椎过屈过伸侧位 X 线片时必须尽量做到颈椎屈曲和仰伸到位，然后再进一步屈曲和仰伸。"过屈"的含义是过度屈曲，"过伸"的含义是过度仰伸，只有做到真正意义上的"过屈过伸"，才能够反映出可能存在的节段性不稳定，否则就可能出现由于患者本身原因造成颈椎屈伸活动范围不够而掩盖了实际上存在的不稳定。

CT 可显示出椎管的形状以及细微骨结构的变化，还可以发现早期或者细小的后纵韧带骨化。利用三维重建技术可以实现矢状位、冠状位以及立体层面的图像重建，更加直观，有助于制订更加详细、具体的手术计划。脊髓造影配合 CT 检查可显示硬膜囊、脊髓和神经根受压的情况。

MRI 的应用近年来在脊柱外科得到了迅速发展，由于 MRI 可以清晰地显示出椎管内、脊髓内部的改变及脊髓受压部位及形态改变，已经成为颈椎外科的常规检查。仔细观察 MRI 可以分辨出突出的椎间盘组织是否已经突破后纵韧带、是否合并后纵韧带肥厚等细微变化，了解这些细节对于手术中能否实现彻底减压至关重要。

需要注意的是，脊髓型颈椎病患者的 MRI 信号改变不同于陈旧性颈脊髓损伤患者的 MRI 信号改变。脊髓型颈椎病一般表现为局部 T_2 加权像高信号，T_1 加权像等信号，T_2 高信号区域一般位于脊髓压迫最严重或者存在明显不稳定的节段，一般不超过一个椎间隙。陈旧性颈脊髓损伤一般表现为 T_2 加权像高信号，T_1 加权像低信号，少数患者可以表现为 T_1 加权像等信号，信号改变区域与颈椎损伤（骨折、脱位）的节段相对应。如果脊髓压迫不严重，又没有任何颈部外伤史，MRI 显示脊髓片状或者较大范围的 T_2、T_1 加权像的信号改变，必须注意排除神经内科、神经外科疾患，一般 MRI 增强扫描可以帮助鉴别诊断。

由于 CT 和 MRI 各自的成像特点，因此只有联合应用，才能做到相互补充，提供全面的影像学信息，为制订手术方案、确定减压范围提供依据，进而获得最佳临床疗效奠定基础。

四、诊断与鉴别诊断

（一）颈神经根病的定位诊断

典型表现为受累神经根的感觉、运动和反射功能的改变，临床常常以此变化作为神经根病变定位的依据。因臂丛神经分支的变异所致，判断颈肩痛患者的受累神经根有时比较困难。

1.颈 3 神经根病

通常 $C_{2,3}$ 椎间盘的运动幅度很小，所以在颈椎病中，第 3 颈神经根受累较少。该神经根的皮节支配区位于颈后上部至枕骨和耳部水平。无单独支配的肌群。头痛可与颈 3 神经根病相混淆。

2.颈 4 神经根病

$C_{3,4}$ 椎间盘的运动幅度比 $C_{2,3}$ 大，因此在根性痛中比较容易受累。颈 4 神经根痛涉及颈根部、向外至肩部内缘、向下至肩胛骨水平的区域，颈部过伸可诱发疼痛发作。该神经根无明确的单独支配的肌群。虽然颈 4 神经根支配膈肌的运动，在脊髓损伤时很受重视，但是颈 4 神经根病很少导致膈肌功能障碍。

3.颈 5 神经根病

在颈椎退行性改变过程中，$C_{4,5}$ 是继 $C_{5,6}$、$C_{6,7}$ 之后第 3 位易受累的节段。颈 5 神经根支配颈根部至肩峰，并延续至上臂外侧的皮肤区域。该神经根病与肩部病变的鉴别较困难。须详细检查肩关节的运动并配合神经系统检查，才能作出正确的鉴别诊断。其中检查肩关节的内旋和外旋运动最为重要，以及肩袖肌群的应力试验。有些患者因根性痛而继发肩周炎,需要与原发性肩周炎相鉴别。

三角肌主要由颈 5 神经根支配。该神经根病表现为肩关节外展肌力减弱。其表现与急性肩袖损伤相似,但是后者伴有明确的肩部压痛。三角肌完全性麻痹的患者常因抬臂、高举过头困难,使患者的生活质量受到严重影响。其他体征包括肩关节外旋肌力(冈上肌和冈下肌)、肱二头肌肌力降低,肱二头肌腱反射减弱也可因颈 5 神经根支配的部分受损而出现。

4.颈 6 神经根病

$C_{5、6}$ 椎间盘是颈椎退行性变疾患中累及率最高的节段,其次是 $C_{6、7}$ 椎间盘。颈 6 神经根痛从颈根部沿肱二头肌、前臂的桡侧,放射至手的背侧以及拇指。肱二头肌力减弱常不明显,但是却常伴有伸腕肌力下降。还可能有冈下肌、前锯肌、旋后肌和伸拇肌力减弱。肱二头肌反射以颈 6 神经根支配为主,因此该反射减弱具有颈 6 神经根损害的定位意义。患者常主诉上臂外侧疼痛伴手部桡侧二指的麻木。

5.颈 7 神经根病

颈 7 神经根损害因 $C_{6、7}$ 椎间盘在颈椎退行性变疾患中容易受累而多见。典型临床表现为沿肩后部、三角肌和前臂的外侧,至示指、中指的放射痛或麻木。肱三头肌反射减弱是颈 7 神经根损害的定位体征。肱三头肌力减弱常常是隐匿的,有时仅在患者需要完成高举过头的动作困难时才注意到,如向高处钉钉子或者向高处摆放物品。颈 7 神经根还支配部分胸大肌的运动,患者可出现肱骨内收肌力减弱。另外,旋前肌、伸指总肌、背阔肌以及屈腕肌,主要是桡侧腕屈肌的肌力减弱。

6.颈 8 神经根病

$C_7 \sim T_1$ 节段在颈椎退行性病变中发生率较低。颈 8 神经根支配手的尺侧,主要是环指和小指以及前臂的尺侧,疼痛和麻木沿此路径放射。颈 8 神经根主要支配手部的小肌群。完成屈指动作的屈指深肌和浅肌由颈 8 神经根支配。另外,它还和胸 1 神经根一同支配手的内在肌,尤其是骨间肌,因其病变可致手指内收、外展功能障碍。颈 8 神经根损害可出现握力减弱,尤以尺侧为著。还可因第 1 背侧骨间肌无力,扭转钥匙、捏持小物品等动作难以完成。

(二)颈神经根激惹的特殊临床体征

1.椎间孔挤压试验

椎间孔挤压试验又称"压颈试验""压头试验"。患者端坐,头偏向患侧并稍后伸,检查者站在患者身后,双手重叠置于患者头顶部,均匀、缓慢地向下按压,如果患者感到颈部疼痛,而且沿着某一个或几个神经根的分布区放射,即为椎间孔挤压试验阳性,是因椎间孔受到挤压刺激神经根的结果。

2.臂丛神经牵拉试验

患者端坐,检查者站在患者一侧,一手掌扶贴在患者颈外侧部,另一手握住患者腕部,将上肢均匀、缓慢地用力向下、向外牵拉,如果患者感到来自颈根部的麻木或疼痛,而且沿着某一个或几个神经根的分布区放射,即为臂丛神经牵拉试验阳性,是臂丛神经受到牵拉、神经根受到刺激所致。

(三)颈脊髓病的诊断

名词"脊髓病"特指脊髓功能障碍具有的症状和体征。其病因可以是脊髓受到机械性压迫,如突出的椎间盘髓核组织或增生的骨赘,也可以是脊髓本身病变所致。

1.上运动神经元损害的体征

当脊髓受到机械性压迫时,可以造成损害平面以下的脊髓节段出现上运动神经元损害的体征,又称"锥体束征"。具体特征为:四肢肌肉张力增高,脊髓损害很严重时肌张力可以明显增高,严重时甚至出现铅管样强直,多见于下肢;四肢肌腱反射活跃甚至亢进;深浅感觉减退或者消失;出现病理反射(病理征),尤以上肢出现病理征多见,少数患者也可以同时出现下肢的病理反射。

(1)霍夫曼(Hoffmann)征:这是上肢的病理征,表示颈部脊髓出现上运动神经元损害。检查者一手握住患者手掌,并使其腕部稍微背伸,另一手的示指和中指夹住患者中指,以拇指向下弹拨其中指末节,如果患者出现反射性拇指屈曲,即为Hoffmann征阳性。值得注意的是,有时健康人也可以出现对称性Hoffmann征阳性,则无意义。

(2)罗索里莫(Rossolimo)征:这是Hoffmann征的等位征。也表示颈部脊髓出现上运动神经元损害。检查者一手握住患者手掌,并使其腕部稍微背伸,另一手的四指向上弹拨患者四指末节,如果患者出现反射性拇指屈曲,即为Rossolimo征阳性。

2.下运动神经元损害的体征

脊髓受到突出的椎间盘髓核组织或者骨赘的直接压迫时,常常出现上运动神经元损害的体征和下运动神经元损害的体征共同存在的情况。主要表现为椎间盘突出的节段所对应的脊髓节段出现下运动神经元损害的体征,表现为该脊髓节段所支配的运动平面出现肌张力下降、肌力减退、肌腱反射减弱或者消失,该脊髓节段所支配的感觉平面出现皮肤痛觉过敏或者减退。而椎间盘突出的节段所对应的脊髓节段的远端则出现上运动神经元损害的体征。仔细确认下运动神经元损害的平面,对于判断神经损害的节段有着重要意义。例如,当出现$C_{5,6}$节段的椎间盘突出压迫脊髓出现不完全性瘫痪时,可以出现颈脊髓C_6平面的下运动神经元损害的体征,表现为肱二头肌和伸腕肌群的肌张力下降、肌力减退、肱二头肌腱反射减弱或者消失。同时还出现C_7平面以远的上运动神经元损害的体征,包括肱三头肌和屈腕肌群的肌张力增高、肌力减退、肱三头肌腱反射活跃甚至亢进的表现,以及下肢肌群的肌张力增高、腱反射活跃或者亢进、病理征阳性的表现。

(四)颈椎病诊断标准和鉴别诊断

1.神经根型颈椎病

具有根性分布的症状(麻木、疼痛)和体征;压颈试验或臂丛牵拉试验阳性;影像学所见与临床表现相符合;除外颈椎外病变(胸廓出口综合征、网球肘、腕管综合征、肘管综合征、肩周炎、肱二头肌长头腱鞘炎等)所致以上疼痛者。

2.脊髓型颈椎病

出现颈脊髓损害的临床表现;影像学显示颈椎退行性改变、颈椎管狭窄,并证实存在脊髓压迫;除外进行性肌萎缩性脊髓侧索硬化症、脊髓肿瘤、脊髓损伤、继发性粘连性蛛网膜炎、多发性末梢神经炎。

3.交感型颈椎病

诊断较难。出现交感神经功能紊乱的临床表现、影像学显示节段性不稳定。对部分症状不典型的患者,如果行星状神经节封闭或颈椎高位硬膜外封闭后,症状有所减轻,则有助于诊断。除外其他原因所致的眩晕:①耳源性眩晕,由于内耳出现前庭功能障碍,导致眩晕。如梅尼埃综合征、耳内听动脉栓塞;②眼源性眩晕,屈光不正、青光眼等眼科疾患;③脑源性眩晕,因动脉粥样硬化造成椎-基底动脉供血不全、腔隙性脑梗死、脑部肿瘤、脑外伤后遗症等;④血管源性眩晕,椎动脉的 V_1 和 V_3 段狭窄导致椎-基底动脉供血不全;高血压病、冠心病、嗜铬细胞瘤等;⑤其他原因,如糖尿病、神经官能症、过度劳累、长期睡眠不足等。

4.椎动脉型颈椎病

曾有猝倒发作并伴有颈性眩晕;旋颈试验阳性;影像学显示节段性不稳定或钩椎关节增生;已经除外其他原因导致的眩晕。经颅彩色多普勒(TCD)、DSA、MRA可探查基底动脉血流、椎动脉颅内血流,推测椎动脉缺血情况,是检查椎动脉供血不足的有效手段,也是临床诊断颈椎病,尤其是椎动脉型颈椎病的常用检查手段。椎动脉造影和椎动脉 B 超对诊断有一定帮助。

5.食管型颈椎病

具有明确的进行性吞咽困难病史,影像学检查显示颈椎前缘巨大骨赘形成;食管镜检查或者影像学检查已经除外食管和纵隔占位性病变。

五、治疗

(一)治疗原则

除脊髓型颈椎病外,大部分颈椎病以非手术治疗为主。脊髓型颈椎病明确诊断后,应尽早手术治疗。

有几点值得注意:牵引对于严重的脊髓型颈椎病是禁忌证,可加重病情;必须严格掌握牵引重量及方向;对于脊髓型的患者推拿也是禁忌证;脊髓型颈椎病行保守治疗时,如效果不佳或保守过程中症状加重则不应继续保守治疗。

(二)治疗方案

1.非手术方法

非手术方法包括颈椎牵引、颈托固定、推拿按摩、理疗及药物治疗等。

(1)颈部外固定:用颈围或颈托固定颈椎,减少颈椎负荷,限制颈椎运动,从而缓解颈部软组织的无菌性炎症,使病痛减退。

(2)牵引:用枕颏带牵引,也有人对较严重者采用 Helo-vest 固定牵引,目的是恢复颈椎间的正常关系,解除颈项部肌肉挛缩,减少颈部脊神经受压。

(3)按摩:目的是治疗颈部肌肉软组织水肿,改善局部的血液循环,解除颈部肌肉痉挛。但手法一定要轻柔,推拿后症状加重者应立即停止。切记不要随意旋扳颈部。

(4)理疗:能消除颈部软组织痉挛、水肿,调节局部血液循环与代谢。

(5)药物治疗:可酌情使用,目的是消炎止痛,营养神经,疏通血液循环,镇静安神。

(6)颈部自我保护及锻炼:禁用高枕及枕颈部靠着阅读,避免颈部单一姿势持续时间太长,最好持续 0.5～1 小时就活动一下颈部。加强颈项部肌肉锻炼,目的是稳定颈椎,维持及恢复颈椎的正常生理曲度。

(7)矫形器(支具)疗法:矫形器作为一种以减轻四肢、脊柱骨骼肌系统的功能障碍为目的的体外支撑装置,因此也叫"支具"。

①矫形器的分类与名称:按照人体使用部位分类,矫形器分为上肢矫形器、脊柱矫形器、下肢矫形器;按其医疗目的分为医疗用矫形器(在医疗阶段完成之前使用的矫形器或纯粹作为治疗手段之一所使用的矫形器)、医疗用临时矫形器(使用简单的材料在短时间内可以制成的医疗用矫形器)、康复用矫形器(医学治疗结束后,在变形或功能障碍相对稳定后,为提高日常生活动作能力而使用的矫形器);根据矫形器的使用目的,又分为固定性矫形器、保持用矫形器、矫正用矫形器、免荷式矫形器、步行用矫形器、站立位保持用矫形器、牵引式矫形器等。并且,按照制作矫形器所使用的主要材料,还可分为塑料矫形器、金属矫形器、金属框架式矫形器等。

按其材料的弹性,矫形器又可分为软性矫形器和硬性矫形器。更进一步,也可根据矫形器的制作方法分类。实际上,世界上各种矫形器的分类与名称是比较混乱的。特别是各种医疗用矫形器,大多以矫形器的设计发明者或发明地的名字命名。

②颈椎支具。

a.颈椎支具的作用:颈部支具常用于各种类型的颈椎病、颈椎骨折脱位和颈椎结核等,作为保守治疗或手术后的辅助治疗。颈椎支具的作用有:对颈椎起制动和保护作用,纠正椎间关节错位,增加颈部的稳定性,使局部软组织得到休息。有利于缓解肌肉痉挛,并减少颈部不稳而引起的一系列病理变化。促进局部血液循环,消散致痛物质,减轻对神经根和交感神经的刺激,缓解疼痛。

长期使用颈椎支具可引起颈部肌肉萎缩、关节僵硬,不利于颈部功能的恢复,需要注意。

b.常用的颈椎支具如下。

颈托:颈椎矫形器中,安装在颈部、围住颈椎,以限制颈部运动、同时减轻头部重量加给颈椎的负担为目的矫形器,叫作颈托。颈托有带颌托的、不带颌托的、高度可调的、软性的等形式。

费城颈托:是采用一种叫作普拉斯塔佐特的聚乙烯泡沫板成型加工制作的颈托,对颈椎正常的屈伸运动可限制到 30% 左右,而对回旋、侧屈的限制力较小,穿着感好为其特点。

模塑式颈椎矫形器:用于颈椎骨折、脱位等颈部需要完全固定和免荷的情况,通常包覆到胸廓的上部。多用于颈椎术后,但这时需要在术前就进行石膏取型。

带金属支条的颈椎矫形器:在头的前后竖置数根支条的矫形器,通过调节支条的高度来调节颈椎的屈曲伸展角度。根据支条的数目分别称为四支条、三支条、一支条颈椎矫形器。该矫形器除了能够调节颈椎的屈曲伸展角度之外,同时还能限制颈椎的回旋与侧屈运动、减轻头部重量加给颈椎的负担以及牵引颈椎。其特点是各个支条的长度可以单独调节,便于得到理想的对线和所要求的牵引程度。

索米矫形器:是金属支条式颈椎矫形器的一种,为胸骨、枕骨、下颌骨固定矫形器。通过调节颌托与枕骨托的高度,可以很方便地得到所要的颈椎屈曲伸展角度。该矫形器的背部是用带子固定的,没有金属部件等硬物,所以可在卧床时使用。而且还有穿脱容易、重量轻、体积小的特点。

头环式颈胸椎矫形器:用于颈椎需要完全免荷和固定的情况。所谓头环(halo,又称哈罗圈)是指用销钉固定在颅盖骨上的金属制圆环,用支条与胸椎矫形器连接。颈椎的前屈、后伸、侧屈以及回旋完全被固定,多用于颈椎外伤或颈椎术后须强行外固定的情况。这种矫形器的装用和调节需要专门的技术,而且存在如果长期使用会降低头部、颈部、躯干的活动能力以及使肌力弱化的缺点。

颈枕:是用于治疗肌性斜颈或纠正颈椎生理曲度变直的矫正枕。尤其学者发明的颈枕,用不收缩或扩张的棉布缝成 33cm 长,直径 30~31cm 的袋子,内装决明子或女贞子 1500g,蹲实扎紧,仰卧,枕在颈部,一天 4~6 次,每次 30 分钟,对颈椎生理曲度变直与消失者效果很好。

2.颈椎病的手术方法

（1）颈椎前路手术。

①颈椎前路椎间盘切除椎体间植骨融合术（ACDF）：Cloward 首先在文献上报道了颈前路椎间盘切除手术，50 多年来得到广泛应用，积累了大量的临床经验。

传统的手术一般采用全身或者颈丛麻醉，颈前横切口，横切口的好处是与皮纹平行，术后瘢痕不明显，即使对瘢痕体质的患者，也不会因为瘢痕影响颈椎的屈伸活动。有人担心横切口不如斜切口暴露的椎体多，实际上只要做充分的颈阔肌肌瓣游离，从 $C_{2\sim7}$ 都可以在一个横切口内完成；比较受关注的另一个问题是左侧还是右侧切口，对右利手来说，右侧切口更方便术者操作，其他方面的区别几乎没有。游离颈阔肌皮瓣，经胸锁乳突肌内侧间隙、颈动脉鞘与气管食管之间的间隙进入椎前，切开椎前筋膜，即可显示椎间盘和椎体，采用透视定位椎间隙水平，切除椎间盘，必要时切除后骨刺、肥厚或者骨化的后纵韧带，在椎体间植入自体髂骨块，椎前放置负压引流，关闭伤口。

这种传统的手术方式应用多年，临床疗效基本满意，但也存在问题。之后出现了颈椎椎间撑开器，是颈椎前路手术的重要技术进步，它解决了 3 个问题：椎间隙狭窄患者间盘和后骨刺、后纵韧带切除困难，椎体间后凸畸形无法矫形，由于椎间隙无法撑开不能植入所需高度的植骨块。

②颈椎前路椎体次全切除椎体间植骨融合术：适用于椎体后方存在致压因素需要减压的情况，如 OPLL，基本手术方法同上，术中切除椎体时椎体松质骨可能出血比较明显。比较容易出现的问题是横向上切除的范围不够，使得后方减压不彻底；椎体次全切除偏一侧，使得对侧减压不够。术中应该注意避免以上两个问题。减压后重建可以采用自体髂骨块，但目前更多采用钛网内植入自体椎体碎骨的植骨融合方法，椎体次全切除术后在椎体间应用钛板螺钉系统进行固定是目前通行的方法，否则，植骨材料存在移位甚至脱出的危险。

③颈椎间盘切除前路非融合手术：早期的非融合手术是将椎间盘切除，旷置椎间隙，由于会导致椎间不稳定和退变加重，该术式已被融合手术淘汰。近年为了解决椎间融合后相邻节段退变加速的问题，发明了人工椎间盘，尽管有些国家还没有批准使用，但在很多国家已得到一定应用。Reitz 最早报道了应用金属假体置换颈椎间盘。Cummins 等报道了 20 例患者在颈椎间隙应用不锈钢装置的结果，显示其可以减轻临床疼痛，同时保留了运动节段的功能。被多数人认为是现代颈椎间盘成形术的开端。近年来在欧洲和亚洲均已开展了该术式，美国从 2002 年开始相继对多种假体进行了多中心临床试验，近期和远期的报道显示在临床疗效方面与传统的 ACDF 手术无显著性差异，手术节段运动保留满意，对相邻节段退变的保护作用仍需要更长时间、更多病例的观察，需要得到更高级别的循证医学的证据。

假体的寿命和磨损碎屑是需要考虑的问题。多数研究者和术者相信,该技术可能适应于一部分神经根型和脊髓型颈椎病,但不能代替传统的融合手术。

该术式的适应证和禁忌证在不同的医学中心、不同的术者中存在差异,共识还有待更多的远期随访结果来修正。

颈椎间盘突出导致的神经根病或者脊髓病是颈椎人工椎间盘置换的最好指征。但应该注意以下问题:能不能做到彻底解除静态压迫? 不稳定是不是必须解决? 术后椎间活动能否保持? 术后颈痛会如何?

发育性和退变性颈椎管狭窄:我国人发育性颈椎管狭窄发生率明显高于西方人,退变性颈椎管狭窄在老年人中相当普遍,椎管狭窄是脊髓病和神经根病重要的发病基础,由于前路经椎间隙的减压解决不了发育性颈椎管狭窄,也不能解除由于黄韧带肥厚所致的退变性椎管狭窄,还保留了椎间的运动,就有可能导致减压不彻底或者短期获得减压而由于椎间活动又使得退变性椎管狭窄程度加重而神经损害加重。因此,这类患者行颈椎间盘置换术应该慎重。国内应用的结果也显示,部分患者神经功能改善不佳,有的患者早期有改善,但在随访过程中症状复发。对这个问题的认识不能照搬西方人的结果,因为西方人发育性颈椎管狭窄的发生率很低。事实上,日本人发育性颈椎管狭窄的发生率和我国相近,至今没有开展颈椎人工椎间盘置换术。

OPLL:我国的发病率也接近日本,明显高于白人和黑人。如果手术节段或者颈椎其他节段存在OPLL,认为是人工椎间盘置换的禁忌证。因为置换节段发生异位骨化而丧失节段运动的可能性较大。

节段不稳定:如果术前存在节段不稳定,就要仔细分析不稳定和临床症状的关系;如果不能明确除外节段失稳是疾病的发病因素,就不要选择非融合手术,否则可能导致减压不彻底,脊髓和神经根病疗效不满意,术后颈痛或者交感症状。

严重退变的节段:如果椎间隙严重狭窄,肯定是椎间盘置换的禁忌证,还要关注侧块关节退变的程度,三关节复合体退变的程度常常是平行的。严重退变的患者节段运动已经很少或者消失,而椎间盘置换并不是全关节置换,因此如果侧块关节退变没有解决就达不到恢复节段运动的目的,这是和全髋关节和全膝关节置换最大的区别。

颈椎畸形:由于目前的颈椎人工椎间盘没有矫形的能力,因此存在畸形的患者行间盘置换是不适当的。对颈椎病的患者来说,常见的情况是退变性后凸畸形,在后凸范围之内的椎间隙正常的运动发生了改变,临床疗效有时和后凸的矫正程度有关,有的节段甚至丧失了运动,这些都不适合行椎间盘置换。

明显的颈痛:颈痛可能和不稳定、颈部软组织劳损有关,也可能是严重的关节退变所致,这些都是椎间盘置换的禁忌证,那么对于椎间盘突出导致累及后纵韧带或者硬脊膜表面的窦椎神经所致的颈痛,从理论上来讲,将颈椎间盘切除,保留节段运动应该是合理的,但目前没有临床证据证实。椎间盘源性腰痛是腰椎间盘置换的指征之一。

　　总的来说,颈椎间盘置换是一个新的治疗理念和技术,它有一定的应用范围,而且随着假体的改进、技术的进步、临床结果的随访延长,对其适应证会有更科学的共识出现,但在应用早期,还是应该从严掌握适应证,避免出现大量不良治疗结果而影响了该技术的正常应用。事实上,美国开展的临床研究其适应证还是比较严格的,提供给大家参考。

　　最初在美国经 FDA 批准进行临床研究的假体是 Bryan 人工椎间盘,之后的临床研究内容相似。

　　入选标准:退变性颈椎间盘病,有症状和(或)体征的脊髓型和(或)神经根型颈椎病(伴或不伴轴向颈痛),单节段手术。超过 21 岁,$C_{3\sim7}$ 脊髓型颈椎病至少经过 6 周保守治疗。

　　排除标准:活动性感染性疾病,代谢性骨病,显著肥胖,妊娠,严重的生理心理紊乱,应用类固醇激素,糖尿病患者每日注射胰岛素,颈椎轴向痛,颈椎手术史,影像学上手术节段明显退变(高度显著丢失、桥接骨赘、半脱位、动态影像上活动度明显减少)。

　　该手术的暴露方法和 ACDF 手术相同。不同之处在于假体的安放。由于不同的假体设计原理不同,植入方法也不同,其操作规范详见制造商提供的详细使用手册,这里不再逐一介绍。这里介绍一些需要共同注意的问题。

　　暴露和减压需要注意的问题:为了防止术后椎间隙前方异位骨化,应该避免过大范围地干扰正常的椎前筋膜和椎体骨膜,有术者认为手术间隙椎体前方骨切除后(上位椎体唇状前下缘或者椎体相对缘增生的骨赘)的创面应用骨蜡封闭可以减少异位骨化的发生。椎体后缘骨赘的切除同样形成骨创面,也可以用骨蜡处理。后纵韧带是否切除以及对术后椎间活动度保持的影响,有待进一步观察。术后应用非甾体抗炎药对异位骨化的预防作用得到多数学者的支持。

　　假体大小的选择:理论上讲,假体的最佳大小应该能取得最大的覆盖面积,这样可以获得理想的载荷分布,降低假体下沉的风险。各类假体安放均提供各种尺寸的试模。但是,术前在 CT 上的精确测量是不可或缺的步骤,术中要反复透视,确保假体大小合适。比较容易出现的情况是假体偏小。假体过大或者过小均影响颈椎的稳定性、假体的稳定性和手术节段的运动。各类假体提供多种型号选择,但应用较多的 Bryan 人工椎间盘的高度均为 7mm,因此只需测量直径就可。

　　假体的方向:理论上讲,假体的方向应该平行于终板,但最终的方向取决于假体床的方向,而假体床的方向受颈椎的曲度、定位器械的方向、椎间撑开的情况等因素影响。术前体位摆放非常重要,应该将颈椎置于中立位,颈后枕应该足够保持术中曲度不会改变。假体安放方向不佳,会导致假体承受的应力不符合生理状态,可能影响椎间活动度,也可能影响假体的使用寿命。

总之,相对于融合手术来说,颈椎间盘置换术对减压和器械植入的要求更高,因此必须由对颈椎前路手术有丰富经验的医生来完成,即使这样,也存在明显的学习曲线,对于有些假体(如 Bryan)更是这样。

(2)颈椎后路手术。

①颈椎椎板成形术:颈椎椎板成形术是由日本骨科医生发明的术式,它的基本原理是保留椎板,通过椎板截骨的方法使得椎板(椎管的后壁)向后向外移动,从而扩大骨性椎管的面积,使得椎管有效空间扩大,脊髓获得减压。

从 1970 桐田氏开始,历经变化,1977 年平林洌发明了后来被广泛应用的单开门椎管扩大椎板成形术,以后出现了多种改良和补充的手术方法。1980 年黑川发明了双开门椎管扩大椎板成形术。在日本国内椎板成形术式有很多种,但真正获得推广使用的只有两种:单开门椎管扩大成形术和双开门椎管扩大成形术。而以平林洌的单开门术式更加普及,因为相对比较简单,容易操作,手术时间短,出血少,而减压效果是相同的。

国内于 1983 年开展椎管双开门减压及植骨术治疗颈椎管狭窄症。1986 年底张之虎报道了 42 例的治疗效果,17.9 个月的随访,优良率 69%,恢复行走及工作能力 73.8%。1986 年 4 月开始行单开门椎管扩大成形术,并于 1990 年由蔡钦林、党耕町、杨克勤等报道了 95 例 18.4 个月的随访,优良率达 96.7%。

a.颈椎单开门椎板成形术的基本手术方法:俯卧位,头架固定头部于屈颈位,棘突连线后正中切口。在中线切开项韧带、自棘突和椎板上剥离椎旁肌,暴露椎板。C_7 棘突远端截骨(C_6 棘突过长时也需截骨),使得残留棘突高度与其他颈椎相同。在 $C_{3\sim7}$ 棘突基部钻孔,使用三关节咬骨钳或高速磨钻在 $C_{3\sim7}$ 右侧椎板和侧块关节交界处开槽作门轴(保留内层皮质骨),经过 $C_{3\sim7}$ 棘突上的钻孔穿入 10 号丝线,一端缝于相应的侧块关节囊上,使用三关节咬骨钳或高速磨钻在 $C_{3\sim7}$ 左侧椎板和侧块关节交界处切开椎板全层,切开左侧 $C_2 \sim T_1$ 椎板间黄韧带,将 $C_{3\sim7}$ 椎板自左向右掀起。小心分离硬脊膜外的粘连,将 10 号丝线打结固定。硬膜外放置负压引流,逐层关闭伤口。

颈椎单开门椎管扩大成形术常会遇到以下技术问题,这里单独讨论。

麻醉:一般采用全身麻醉,对于因各种原因不能施行全身麻醉的患者,可以采用局部麻醉。但如果应用局部麻醉,必须在术前进行体位训练,否则不能耐受。

体位:尽量采用俯卧位,以方便操作,减少出血。颈椎应处于屈曲位,使得椎板间的重叠减少,利于椎板截骨。最好应用可以通过头钉固定的头架固定,以利于调节颈椎的屈伸。用头托时应该应用颅骨牵引。胸部垫胸枕,腹部要悬空,以减少胸腹腔压力,减少术中出血。躯干应该背伸,也可以减少出血,同时有利于将上下颈椎置于同一水平面上,方便操作。

止血:由于该术式中剥离颈椎椎旁肌较多,术中容易造成出血,出血的多少与手术技术关系密切,学者报道的 95 例单开门椎管扩大成形术,平均出血量 1092.3mL。现在平均出血量 200mL 左右。除了前述的注意事项外,术中仔细止血也非常重要,椎管外的出血应用单极电凝止血,椎管内静脉丛出血可以应用双击电凝止血,也可应用明胶海绵压迫止血,后者也常能达到止血效果。暴露过程中、关闭伤口前应耐心止血,否则椎管内外出血如果较多,引流不畅,会导致血肿形成,出现脊髓压迫。

椎板截骨技术:首先是截骨的位置,椎板截骨位置在椎板和侧块交界处,术者必须熟悉侧块的解剖才能对其进行准确判断。用神经剥离子可以探查到侧块关节的内侧。在侧块和椎板之间有向下的痕迹,此为侧块的内界,是截骨位置的良好标记。截骨的位置太靠外会导致截骨困难,太靠中线会导致在左右方向上减压不彻底。其次是截骨的深度,开门侧截骨后应达到椎板完全骨折,铰链侧截骨后应保留内侧骨皮质,在椎板从开门侧向铰链侧旋转的过程中,铰链侧形成青枝骨折,使得椎板能比较稳定地处在开门的位置,如果铰链侧截骨太深而造成完全骨折,就可能出现门轴内陷,门轴内陷可能造成铰链侧脊髓和神经根的受压,因此一般来说,除非术中探查确认不会造成神经压迫,否则应该切除该椎板,特别是当其位于成形椎板的两端时。截骨过程中常遇到的一个问题是椎板上缘难以显露,因为它经常被上位椎板的下缘所覆盖,椎板缘是椎板内外皮质骨汇合处,必须将其截除才能实现椎板旋转。解决这一问题的方法包括尽可能屈颈使得椎板间隙增加,也有人设计了各种椎板间和棘突间撑开器来达到这一目的,均有利于操作。学会使用刮匙来处理椎板上缘,因为刮匙很薄,较易伸入很窄的椎板间隙,且容易控制,不易造成脊髓和神经根刺激,也可以应用高速磨钻处理该部位。在开门侧,在椎板下小心应用尽可能薄的椎板咬骨钳一般也是安全的,但一般较少有必要采用这种方法。

铰链的侧向:对于脊髓减压来说,铰链在哪一侧其操作都是相同的。对于右利手的术者,铰链在右侧更利于术者操作。一般来说,先在铰链侧截骨,截骨呈 V 字形,保留内侧骨皮质。如果截骨过程中某一椎板发生完全骨折,就改在对侧截骨做铰链。如果术前计划行一侧神经根管扩大术,就选择在对侧做铰链,使得神经根管扩大更加方便。对于来自前方压迫为主的患者,有人认为,应该在压迫较重一侧的对侧做铰链,事实上这是因为没有理解椎板成形术减压的原理造成的误解。如果椎管扩大足够,脊髓两侧减压应该是对称的,减压效果应该等同于椎板切除。发生不对称减压的原因在于铰链侧太靠内或者椎板旋转角度太小,椎管扩大不够。但是,对于来自后方的压迫(主要是黄韧带),如果两侧明显不对称,应选择在压迫较重一侧的对侧做铰链侧。

黄韧带的处理:开门侧椎板成形范围内的黄韧带需要切开,两端的黄韧带一般自中线到开门侧切开即可,保留中线到铰链侧的黄韧带有利于椎板旋转后的稳定性。

椎板的固定:将椎板通过丝线经由棘突根部的钻孔固定在铰链侧相应节段的侧块关节囊上是简单易行和最经济的方法。经过多年实践证实,虽然不是坚强的固定,但多数情况下不会发生椎板旋转角度丢失的问题,但这一并发症有时会发生,因此发明了各种更加坚强和可靠的固定方法。比如在铰链侧通过植入侧块关节的带线螺钉固定悬吊椎板,这个方法简便易行,也不会明显增加手术费用。在开门侧截骨断端间植入自体骨或者其他替代材料,应用异形钉板系统桥接截骨断端,这类方法的缺点是会明显增加手术时间和费用。应用这些方法的主要目的是避免椎板旋转角度的丢失,同时可能明显缩短术后外固定的时间,有利于减少或减轻轴性症状。

肌肉损伤与重建:传统的颈椎单开门椎管扩大成形术为了暴露椎板需要剥离附着在项韧带、棘突和椎板上的所有肌肉,由于颈椎具有强大而丰富的伸肌,因此手术带来的软组织损伤还是很大的;经典的手术范围包括$C_{3~7}$,这需要切断附着在巨大的C_2棘突上的肌肉,肌肉的损伤是术后颈椎轴性症状和颈椎后凸畸形的重要因素,因此术中应尽量减轻其损伤程度并尽可能进行肌肉附着点的修复。术中要有足够的肌肉松弛度,切口应足够长,以避免自动牵开器对肌肉的过度牵拉,如果手术时间较长,应定时松开肌肉牵开器。肌肉的出血用电凝止血应尽可能准确,尽可能减少对周围正常组织的电灼伤。关闭伤口前对C_2棘突上肌肉附着点的重建至关重要,可以在棘突上钻孔,将肌肉断端重新固定在棘突上,也可以将颈半棘肌断端与头下斜肌和头后大直肌的附着点进行缝合。如果张力过大,可以在椎板成形术完成后将患者颈椎置于中立位或者伸位进行肌肉止点重建。两侧的肌肉应该在中线进行严密缝合,但注意不要在横向上缝合太宽,以避免由于对肌肉的捆扎作用带来的严重颈痛。为了减少由于肌肉损伤带来的并发症,近年有人设计了保留一侧棘突韧带复合体的术式,基本方法就是只从棘突上剥离一侧的肌肉附着点,另一侧保留,然后在棘突基部截骨,连同棘突的远端和附着在棘突的另一侧的肌肉一起翻向对侧,只剥离附着在对侧椎板上的肌肉即可,手术结束时将棘突远端与开门侧椎板固定在一起。这样就完整保留了一侧附着在棘突上的肌肉和韧带。这一术式在日本、北京的部分术者中均有应用,尽管有回顾性文献报道其对减轻轴性症状有作用,也有人研究了术后的椎旁肌影像,证实这种术式和传统的单开门相比两侧的椎旁肌容积对称,其对轴性症状的预防作用有待提供更加高级别的循证医学证据。最近有术者报道微创颈椎后路椎板成形术。

b.颈椎"双开门"椎管扩大椎板成形术手术方法:基本手术方法类似于"单开门"手术,区别是双侧的椎板截骨均保留内侧皮质骨,棘突在中线上纵行切开,自中线向两侧旋转椎板达到扩大椎管的目的。棘突间需要支撑材料维持棘突旋转以后的位置。在中线上纵行切开棘突需要应用线锯,从 $C_7 \sim C_3$ 棘突根部腹侧将线锯穿过时需要小心勿损伤脊髓,事先需要将 C_7T_1 和 $C_{2.3}$ 的黄韧带切开,才能将线锯顺利穿过。有的术者为了方便穿过线锯,将 C_3 椎板切除,实际操作中应该尽量避免牺牲 C_3 椎板。

②颈椎椎板切除术:椎板暴露同椎板成形术,确定要切除的椎板,一般来说,治疗颈椎病时减压的范围为 $C_{3\sim7}$ 颈椎后纵韧带骨化或黄韧带骨化减压范围需超过骨化一个节段。其他原因根据椎板切除的目的确定节段。然后,用同样的方法在椎板侧块关节交界处用开槽的方法切断椎板,切断椎板间黄韧带,一次性完整切下所有椎板。切记勿行蚕蚀状椎板切除,以免增加脊髓损伤的风险。

(3)其他颈椎手术:没有得到广泛应用,但有部分术者采用的术式还有:前路颈椎椎间孔切开术、后路神经根管减压术。这两种术式均可以保留颈椎运动节段,但由于前方入路有损伤交感神经和椎动脉的可能,后方入路切除椎间盘有一定难度,所以一直未被广泛应用。

(4)颈椎内固定技术:关于颈椎内固定的适应证选择前面已述及,这里讨论内固定方式的选择和手术技术。

1890 年,颈椎后路钢丝技术最早开始应用,一直到 20 世纪 70 年代,没有新的技术出现。近 40 年,陆续发明了各种坚强固定系统,包括后路侧块钉板系统、前路钉板系统、后路侧块钉棒系统、后路椎弓根钉板和钉棒系统。钢丝技术基本淘汰。

①内固定方式和内植物的选择:按照入路内固定方式分为前路和后路内固定。对于颈椎病来说,选择减压入路侧行内固定即可。如果前后方均进行了减压,一般自一侧固定即可。但如果合并骨质疏松症,术前存在严重畸形或者不稳定,减压带来严重不稳定,则应在仔细分析不稳定类型的情况下,必要时选择前后路联合内固定。颈椎重建中最重要的是颈椎的支撑原则,以防止颈椎轴向受压变形。在支撑重建中,支撑板应该放在压力侧即颈椎的前方。支撑板与宿主骨贴合越紧密,支撑作用越强。

按照固定节段的多少分为单节段固定和多节段固定。固定节段的多少取决于不稳定节段的数量和内固定对抗不稳定的能力的估计。一般来说,应尽可能减少内固定和融合的节段数,但前提是能保证内固定不会衰竭。如果预估短节段内固定承受太大的衰竭应力,有可能发生衰竭,就必须延长固定的节段。影响因素仍如前述,主要是骨质量、不稳定的程度和矫形后内固定所承受的应力。对于有些情况,不要固守短节段固定的原则,比如强直性脊柱炎或者 OPLL,如果颈椎多节段已经融合,要固定某个未融合的节段,就不必拘泥只固定这个节段,可以适当延长固定范围,特别对于强直性脊柱炎骨质疏松的患者。

固定手段的积极与否还需通过对骨性融合的预期有所调节,例如颈椎前路固定,如果是吸烟患者或者多节段融合或者椎体次全切除,单纯支撑植骨就可能不可靠,有必要应用前路钉板系统。

内固定方式的选择还应充分考虑结构衰竭的类型和内固定的生物力学。前路椎间盘切除或者椎体次全切除术时,前柱和中柱受损,会导致屈伸和旋转不稳定,但以屈伸不稳定为主。椎板切除使得后柱受损,会导致屈曲不稳定。前路植骨主要提供支撑作用,对抗屈曲应力,而前路钉板系统主要增加伸稳定性,对抗屈曲应力的作用非常有限。侧块固定属于中柱固定,而椎弓根固定则为三柱固定,是颈椎单侧最坚强的固定。同时提供屈伸和旋转稳定性。

由于内植物系统的不同特征,具体选择将在下面分别介绍。前后路内固定术需要注意的共同问题:

a.固定在什么位置:一定要将颈椎固定在理想的顺列,如果能够通过体位调节使拟固定的节段处于理想的顺列是最简单可靠的做法。摆放体位时,颈椎不能有左右侧屈,可以通过头部用胶布固定在床上来保证。有人认为经右侧切口应将头转向左侧,这种观点对颈椎前路手术是错误的。要注意气管插管对颈椎头部位置的影响,有的麻醉师愿意将插管固定在一侧,术中易导致头偏向一侧。必要时需要使用辅助工具,如颅骨牵引、术中体内撑开器(Caspar 椎体间撑开器)。板子要预弯到拟固定的前凸角度,如果先固定一个椎体,依据钉板的固定坚强程度,螺钉拧入其他椎体时可能会使椎体位置发生位移以适应板的角度,从而达到撑开、加压和矫正后凸畸形的目的。当然,这样做也有可能使原本正常的顺列发生改变,因此,正确的预弯非常重要。颈椎后路手术时应用可以三维调节的头架,对术中将颈椎内固定在理想的位置非常方便,由于后路减压手术时一般将颈椎放置在屈曲位(使椎板间隙张开以利于在相应椎板两侧作出沟槽来行椎板切除或者椎板成形术),在接下来的内固定中,必须将颈椎置于生理位置来进行固定,Mayfield 头架是目前已知使用最方便的头架。

b.计算机导航系统:对于大多数颈椎内固定来说,导航技术其实没有必要,颈椎前路钉板系统可以在直视下进行安放,颈椎侧块较大,经后路侧块内固定也比较容易植入,挑战较大的是颈椎的后路椎弓根固定,由于椎弓根径线较小,毗邻结构重要,一旦损伤后果严重。因此,有人主张应用导航技术辅助,也有研究结果显示导航技术可以提高植钉的准确性。但很多专家不采用该技术,导航的缺陷是术前和术中的数据存在差异,术中操作时颈椎是活动的,会显著增加手术时间和出血量。导航可以作为参考,但最好不要完全依赖它,该技术对非常熟悉常规手术技术的人更加有用,使用者必须熟悉其原理。

②前路内固定技术:颈椎前路可以显露宽大的椎体前面,能够提供足够的内固定骨床。椎间盘切除后椎体的上下表面是椎间融合的理想界面。因此,前路内固定得到广泛应用。

a.颈椎前路钉板系统分型与发展历史:

按照材料分型,可分为:不锈钢、纯钛、钛合金(主要是钛铝钒合金)、可吸收材料。钢质内固定材料一般加入钴、铬、钼等金属以增加抗腐蚀能力,弹性模量大约是骨的 12 倍,不能行 MRI 检查。钛铝钒合金材料,弹性模量为骨的 6 倍,有更好的组织相容性,抗腐蚀能力也更强,对 MRI 影像影响小,可吸收材料的钉板系统有一定使用,不影响 MRI 检查,但由于其生物力学强度不及金属材料,发生钉板衰竭的概率增加。

按照钉板之间的关系,可分为:非锁定板和锁定板。早期的颈椎前路钉板系统为非锁定板,要求螺钉穿透对侧骨皮质,行双皮质固定,由于有脊髓损伤的风险,限制了其应用,后被单皮质螺钉所代替。20 世纪 80 年代出现了锁定板,单皮质螺钉,通过锁定机制使钉板成为一个整体,不会发生螺钉单独退出的并发症。

按照固定的坚强程度,可分为:坚强固定、半坚强固定和动力钉板系统。坚强固定指钉板之间锁定后彼此之间没有活动;半坚强固定指钉板之间可以发生角度位移,但不能平移;动力板系统指钉板之间在一定范围内可以发生上述两种位移。固定越坚强,术后越不容易发生植骨块塌陷及矫形丢失,但钉板承受的应力增加,越容易发生内固定衰竭。动力板系统目的是消除应力遮挡,增加骨愈合,减少钉板系统的应力,但缺点是植骨材料压应力增加,容易衰竭,矫形容易丢失。一般来说,对于骨质正常的患者,退变性疾病行前路固定,还是选用坚强固定比较适宜,特别是对于椎体次全切除。

颈椎前路钉板系统一般设计每个椎体安放 2 枚螺钉,螺钉的直径为 3.5～4.5mm,长度为 12～18mm。但强生公司设计了一套 Uniplate,采用一个椎体一枚螺钉固定,螺钉的直径增加到 5mm,据称生物力学强度与传统的钉板系统相似。

b.手术技术:各种钉板系统的操作方法这里不一一详述。这里描述共性的问题。

钉板长度、螺钉直径与角度的选择:板的长度在固定可靠的情况下应尽可能短,以防止影响相邻节段的椎间盘纤维环。各系统钉孔中心与板边缘之间的距离不同,距离越大,安放时板越容易偏长,尤其对于钉板系统的头侧的间盘容易造成影响。螺钉的长度:锁定板系统只需要单皮质固定,钉子的长度以不突破后方皮质骨的前提下尽可能长,对多数中国成人来说,14～16mm 是最常用的长度。术前可以在 X 线片或者 CT 上进行测量,以指导选择。螺钉的直径 3.5~4.5mm,自攻自钻的螺钉可以不用钻孔,各种产品均提供直径更粗的翻修螺钉。如果反复重新安放螺钉,应选择直径更大的螺钉,有时还需在钉孔内植骨。钉板之间的角度:钉的尖端应该指向内侧和两端,既不影响神经根,结构也稳定。

植骨床的处理:颈椎病的患者多数合并椎体前缘的骨赘,在安放板前一定要将这些骨赘切除,这样一方面板与植骨床密切接触,应力分布均匀,另一方面术后椎前高度小,减少吞咽异常症状。

③后路内固定技术:颈椎后路内固定材料不断改进,最初使用钉板连接系统,由于覆盖骨表面较大,影响植骨融合,同时钉孔中心与螺钉中心不易准确对应,会发生螺钉植入的路径不理想的情况,因此逐渐被钉棒连接系统所代替。为了连接简单,钉尾一般做成 U 形,多节段固定时,选用 U 形钉尾多轴向活动的螺钉有利于安放连接棒,同时有利于椎板成形术椎板向外旋转。为了达到上述目的,钉尾的活动范围设计得越来越大。如强生公司新近上市的 Mountaineer,U 形钉尾部头尾侧和内外侧偏角最大可达 45°。

不管采用何种内固定技术,后路手术也必须重视植骨融合术。如果行椎板切除术,将拟融合的节段的侧块关节去皮质处理,然后植入减压所得的碎骨。如果行椎板成形术,还可以在铰链的位置植骨。

a.颈椎侧块螺钉固定技术:

进针点和螺钉方向:研究已经发表的文献,目前共有 3 种植入方法,目前较为常用的方法为 Roy-Camille 法和 Margerl 法,其中固定强度最大的方法是 Margerl 法。Roy-Camille 技术由法国的 Roy-Camille 首先报道。螺钉的进钉点位于侧块中点,方向:在矢状面上垂直向前,在冠状面上向外侧倾斜至与垂线呈 10°夹角。Margerl 技术由美国医生 Margerl 首先开始应用。螺钉的进钉点位于侧块中点内上 2~3mm 处,但是由于国人骨骼较小,因此,学者认为以侧块中点内上 1~2mm 处作为螺钉进钉点更为合适。方向:在矢状面上向头侧倾斜至与垂线呈 30°~40°夹角(与上关节突关节面平行),在冠状面上向外侧倾斜至与垂线呈 25°夹角。

这两种植钉技术是最为经典的技术,在应用这些方法时,标准的入钉点和路径事实上不容易准确做到,在选择进针点时,由于可视侧块的表面不是平面,而是一个向后隆起的弧面,如果侧块关节退变增生明显,则更难判断,故目测法很难做到进针点精确。向外倾斜的角度比较容易掌握,向上倾斜的角度则不能死板直接采用介绍的角度,因为颈椎的体位、曲度决定了每一个具体的侧块的纵轴方向。因此,可以将这两个技术参数看作是侧块螺钉置入技术的一个安全范围,即螺钉入点可以选在侧块中点至内上 1~2mm 的范围内、向头侧成角在 0°~40°的范围之间、向外侧成角在 10°~25°的范围之内。只要螺钉的倾斜方向是在这个范围之内就是安全的,大大降低了临床操作的难度。当然,如果螺钉倾斜角度相对越大,则钉道相对越长,固定越牢固。事实上,术中也可通过探查侧块关节面的方向的办法来确定侧块纵轴的方向,以增加螺钉植入的长度。以后出现的许多置钉技术多为这两种技术的改良。

螺钉的长度和直径:要求双皮质固定,因此术中需要用测深器对钉道进行测量。成人最常用的长度为16mm,但14～18mm也多见,小于14mm和大于18mm的比较少见,临床也有应用到22mm的例子。直径一般为3.5mm。

b.颈椎椎弓根螺钉固定技术:

螺钉植入:颈椎椎弓根径线小,毗邻关系复杂而重要,螺钉植入相当不易。螺钉入点、螺钉的方向是技术的关键。理论上讲,椎弓根轴线延长线在颈椎侧块上的投影是颈椎椎弓根螺钉的最佳入点。螺钉的方向为椎弓根轴线的方向。具体操作时不同的术者有不同的经验。

与腰椎、胸椎的椎弓根螺钉技术相比,颈椎椎弓根螺钉技术要难得多,主要是因为腰椎椎弓根各项径线较大,螺钉入点稍微偏离轴线一般也能将导针植入椎弓根内,侧位像X线能清楚显示螺钉与椎弓根的关系,常常只需调整椎弓根螺钉的方向就能将螺钉植入理想位置,而颈椎椎弓根径线太小,螺钉入点和方向稍微偏离标准位置,导针就可能进不到椎弓根内。因此,很多学者通过大量实践总结了一些经验,来解决这一问题。例如,日本的Abumi医生为了直视颈椎椎弓根在侧块上的投影,在上述螺钉入点上先用磨钻磨掉部分侧块骨皮质,用探针探到椎弓根的后端,然后就可以比较顺利地将导针插入椎弓根内,由于颈椎的椎弓根皮质骨坚硬,松质骨较少,一旦椎弓根锥子进入椎弓根内,就可以利用椎弓根的皮质骨壁的引导作用,较顺利地植入。虽然矢状面和水平面夹角可以作为参考,但由于个体可能存在差异,在整体情况下要判断某个椎的纵轴方向不太容易,目测角度很难做到准确,术中患者体位摆放存在个体差异,这些不确定因素使得这两个角度标准的可操作性大为降低。术前具体测量每个椎的解剖数据,术者注意手感,术中透视可以提高植钉的准确性。近年,有人尝试应用导航技术,理论上讲,会增加植钉的准确率,但也存在某些影响准确性的因素,加之会明显延长平均手术时间,增加出血量和放射线暴露,因此这一技术并未得到推广。

椎弓根螺钉的长度以不突破椎体前方皮质骨为限,我国成年人下颈椎所用螺钉长度一般大于20mm,术中通过X线透视结合椎弓根探子来确定实际长度。螺钉的直径一般选择3.5mm。

螺钉的连接有钉板连接和钉棒连接,钉板连接一般不能锁定,容易发生螺钉退出,钉棒系统在拧紧时设计了对抗机制,螺钉尾部位一般设计成U形,通过内锁与棒压紧,一般不会发生螺钉退出。还可以应用横连,增加整个系统的抗拔出力。

在安放棒之前,通过调节头架将颈椎置于中立位,根据固定节段拟达到的前凸角度设计预弯连接棒,然后安放内锁,通过提拉、加压等操作可以纠正业已存在的后凸畸形和椎间位移。需要注意的是,在调整头架和纠正畸形之前,要先完成减压,使椎管扩大。这样一方面颈椎在屈曲位更容易行减压手术(椎板间隙增加),另一方面屈曲位颈脊髓变长变细,不容易在减压时造成脊髓损伤,而在椎板减压后再伸颈行矫形和内固定可以避免颈椎后伸造成脊髓损伤。如果行椎板成形术,铰链侧的螺钉一定要使用多轴向螺钉,这样在锁定时,螺钉尾部尽可能向外倾斜,以免影响椎板旋转而影响减压效果。

(季加富 谢文鹏)

第二节 腰椎间盘突出症

腰椎间盘突出症是腰椎间盘突出、压迫相应神经根引起的以腰腿痛为主要症状的疾病。腰椎间盘突出症是骨科的常见病和多见病,是腰腿痛的最常见病因。好发于 20~50 岁,男女之比为(4~6):1。腰椎间盘突出症是压迫马尾神经所造成的。腰椎间盘突出症状主要发生于 L_4~L_5 和 L_5~S_1,占腰椎间盘突出症的 90%~96%。

一、病因与病理

(一)病因
退行性变是腰椎间盘突出的基本因素,它与以下诱因有关。

1.外伤

急性腰扭伤或反复腰扭伤是本病发病的重要原因,因为当脊柱在轻度负荷和发生快速旋转时,能导致纤维环的水平撕裂。

2.过度负重

长期从事体力劳动者和举重运动员过度负荷导致椎间盘早期退变。

3.职业

司机及长期坐位工作者。当司机踩离合器时,椎间盘内压增大 1 倍,如此反复,易导致腰椎间盘突出症的发生。

4.先天性发育异常

如腰椎骶化、骶椎腰化以及关节突不对称,使下腰部产生异常应力,易致椎间盘旋转撕裂。

5.其他

如妊娠时腰痛的发生率明显高于正常人。

(二)病理

椎间盘是人体中最早退变的组织之一,其病理改变如下。

1.纤维环

纤维环退变表现在外周放射状裂隙,多出现在后部或侧方,可由反复微小的创伤所致,裂隙成为椎间盘的薄弱区,是髓核突出的最佳途径。

2.软骨板

早期可有钙化和囊性变,部分软骨细胞坏死。随着年龄增长,可出现裂隙,也可成为髓核突出的通道。

3.髓核

正常髓核是一种富有弹性的胶状物质,细胞成分为软骨细胞,分散于基质中。退变时软骨细胞数量减少,功能性活力下降。由于生理发育上髓核位于椎间盘中部偏后,当纤维侧后方出现裂隙时,较易通过裂隙突向椎管,引起椎间盘突出。

4.突出组织的转归

椎间盘组织突出后其水分逐渐减少,并且营养缺乏而萎缩,萎缩后的椎间盘组织可被肉芽组织替代,一部分可出现纤维化或钙化,使临床症状减轻。

5.腰椎间盘突出症的分型

(1)按突出位置分型:

①侧方型:此型最常见,突出组织不超过椎管矢状线,临床症状表现多为一侧。

②旁中央型:突出组织超过椎管矢状线 3mm,但其中心不在矢状线上,此型也往往引起一侧肢体的症状。

③中央型:突出组织的中心在椎管矢状线上,可引起单侧或双侧肢体的临床症状。严重时可出现马尾神经障碍,大小便失禁,鞍区麻木。

(2)按病理分型:

①凸起型:纤维环内层破裂,外层尚完整。

②破裂型:纤维环完全破裂,突出的髓核仅有后纵韧带扩张部覆盖。

③游离型:突出的椎间盘组织游离于椎管中,可直接压迫神经根及马尾神经。

二、临床表现

(一)症状

1.腰痛

腰椎间盘突出症的患者大多数有腰痛,腰痛可在腿痛之前发生,也可在腿痛之后出现,单纯腰痛者仅占 1.4%,腰痛伴腿痛者占 89%。腰椎间盘突出症患者中约有 70% 有过急性腰部扭伤或反复扭伤史,腰部扭伤可导致纤维环的撕裂,引起椎间盘突出,突出的椎间盘组织刺激了后纵韧带中的窦椎神经而引起腰痛。部位主要在下腰部及腰骶部,可表现为钝痛、刺痛或放射痛。腰痛可以缓慢发生,逐渐加剧,往往处于某一体位或姿势时症状加重,卧床休息时可减轻。一少部分可发病急骤,疼痛严重,呈持续性,强迫体位,腰背肌痉挛,夜不能寐,服一般止痛药物难以奏效,此类患者椎间盘突出往往是破裂型或游离型。

2.下肢放射痛

$L_{4\sim5}$、$L_5\sim S_1$ 椎间盘突出症占腰椎间盘突出症的 95％以上,因此以坐骨神经痛为主要表现的占大多数。表现为由腰部至大腿及小腿后侧的放射痛或麻木感,直达足底部,一般可以忍受。重者则表现为由腰至足部的电击样剧痛,且多伴有麻木感。疼痛轻者仍可步行,但步态不稳,呈跛行,腰部多取前倾状或手扶腰以缓解对坐骨神经的应力;重者则卧床休息,并喜采取屈髋、屈膝、侧卧位。凡增加腹压的因素均使放射痛加剧。由于屈颈可通过对硬膜囊的牵拉使脊神经刺激加重(即屈颈试验),以致使患者头颈多取仰伸位。放射痛的肢体多为一侧性,仅极少数中央型或旁中型髓核突出者表现为双下肢症状。

(二)体征

1.腰椎侧突

腰椎侧突是一种为减轻疼痛的姿势性代偿畸形,具有辅助诊断价值。如髓核突出在神经根外侧,上身向健侧弯曲,腰椎凸向患侧可松弛受压的神经根;当突出髓核在神经根内侧时,上身向患侧弯,腰椎凸向健侧可缓解疼痛。如神经根与脱出的髓核已有粘连,则无论腰椎凸向何侧均不能缓解疼痛。

2.腰部活动受限

腰椎正常活动度为前屈90°,后伸 20°,左、右侧屈各 30°,左右旋转各 30°,当突出物不大而纤维环尚完整时,对脊柱的活动影响较小,通过保守治疗仍可恢复脊柱的运动,倘若突出物直接将神经根顶起,前屈可增加神经根的张力和刺激而产生疼痛,从而使前屈受限。当腰椎有侧凸时,躯干向凸侧屈会明显受限,而向凹侧屈不受限制。突出物较小,一般后伸不受限,若突出物大或髓核游离到椎管时,后伸同样也会受到限制。

3.压痛及骶棘肌痉挛

89％患者在病变间隙的棘突间有压痛,其旁侧 1cm 处压之有沿坐骨神经的放射痛。约1/3患者有腰部骶棘肌痉挛,使腰部固定于强迫体位。

4.神经系统表现

(1)感觉异常:受累神经根分布区可出现感觉过敏、减退或消失。L_5 神经根受压常有小腿前外侧及足背感觉减退。S_1 神经根受压,则为小腿后外侧、足跟部及足外侧感觉减退。L_4 神经根受压为小腿前内侧感觉减退。也有椎间盘突出较大,将相应平面的神经根压迫外,还会压迫下一节段的神经根,可表现为双节段神经根受损的征象。

(2)肌力下降:受累神经根所支配的肌肉发生萎缩,肌力减退,极少有完全瘫痪。腰4、5椎间盘突出者,压迫腰5神经根,常有伸踇及伸第二趾肌力减退,严重者偶有足下垂。腰5骶1椎间盘突出者,压迫骶1神经根,可使踇跖屈力减弱。腰3、4椎间盘突出者,小腿前内侧感觉减退。据此,也可以通过检查肌力判断病变的部位,有助于定位。

(3)反射异常:约70%的患者出现反射的改变,表现为反射减弱或消失。跟腱反射消失表现为S_1神经根变化;膝腱反射减弱或消失,表现为L_4神经根变化;若马尾神经受压,除了跟腱反射消失以外,还会出现肛门反射消失。

5.直腿抬高试验及直腿抬高加强试验

正常人神经根的滑动度为4mm。当神经根受压或粘连时,活动度减小。患者仰卧,膝关节伸直,被动抬高患肢,肢体抬高到70°以内时,出现坐骨神经痛并有阻力,即为直腿抬高试验阳性。同法当下肢缓慢抬高出现坐骨神经痛时将下肢降低少许使放射痛消失,用手将踝关节背伸,若再次出现同样的现象即为直腿抬高加强试验阳性。本试验是腰椎间盘突出的重要体征,80%患者会出现。

6.股神经牵拉试验和跟臀试验

(1)股神经牵拉试验:俯卧,屈膝90°,将小腿上提,出现大腿前面疼痛即为阳性。

(2)跟臀试验:俯卧,握踝使足跟向臀部靠拢,若出现髋关节屈曲,骨盆离开床面,大腿前方痛即为阳性。

7.屈颈试验

患者取坐位或半坐位,双下肢伸直,向前屈颈引起患侧下肢的放射痛即为阳性。

8.腓总神经压迫试验

患者仰卧,患者髋及膝关节屈曲90°,然后逐渐伸直膝关节直至出现坐骨神经痛时,将膝关节稍屈使坐骨神经痛消失,以手指压迫股二头肌腱内侧的腓总神经,如出现由腰至下肢的放射痛为阳性。此试验在腰椎间盘突出症时为阳性,而其他肌肉因素引起的腰腿痛时为阴性。

(三)辅助检查

1.X线平片

尽管常规X线平片检查不能直接反映出腰椎间盘突出,但可以看到脊柱侧凸、椎体边缘的骨赘、椎间隙的改变等脊椎退变的表现,也能发现有无移行椎、脊柱隐裂、脊柱滑脱、椎弓根崩裂等因素存在,同时能排除脊柱结核、肿瘤等骨病,对鉴别诊断非常重要。

2.椎管造影

椎管造影可以间接地显示出腰椎间盘突出的部位、突出的程度。造影时发现神经根显影中断或硬膜囊的受压对腰椎间盘突出和神经根管狭窄的诊断很有意义，但对极外侧型椎间盘突出不能显示。目前多选用水溶性碘剂，具有不良反应较小、排泄快等优点。

3.CT 和 MRI

（1）CT：CT 片上椎间盘是低密度影，骨呈高密度影。①膨出型：在椎体后缘以外有一长弧形的低密度影，较少压迫神经根和硬膜囊；②破裂型：椎体后缘以外有形态不规则的一团中密度影，原因是髓核水分丢失；③游离型：除有破裂型的表现外，在椎间隙水平以外可见到髓核组织，可压迫神经根和硬膜使其移位，硬膜变形。但 CT 有局限性，对软组织的成像不如 MRI 清晰。

（2）MRI：MRI 是一种非创伤性检查，是利用原子核磁显像，在人体目前主要是以氢核质子在磁场中的变化作为信号来源。体内不同组织含水量不同，在 MRI 上信号即不同。含水量的软组织，其信号高于韧带、骨骼等含水量低的组织。MRI 显示椎管内病变分辨力强，该检查能清楚显示椎管内病变。

4.肌电图

肌电图检查可记录神经肌肉的生物电活动，借以判定神经肌肉所处的功能状态，从而有助于对运动神经肌肉疾患的诊断，对神经根压迫的诊断，肌电图有独特的价值。椎间盘突出节段和肌电图所检查各肌肉阳性改变的关系为：腰 4、5 椎间盘突出主要累及腓骨长肌和胫前肌；腰 5 骶 1 椎间盘突出主要累及腓肠肌内侧头和外侧头；腰 3、4 椎间盘突出累及的肌肉较多，股四头肌等可出现异常肌电位。

三、诊断

依据患者的病史、症状、体征及相关的辅助检查即可确诊。值得注意的是，在诊断过程中不能片面强调影像学检查，当影像表现为椎间盘突出时，而无临床表现时就不能诊断为腰椎间盘突出症；当有典型临床表现时，往往有椎间盘突出的影像学表现。由于 CT 扫描具有一定距离间隔，有时并不能正确反映出病变部位，因此在有典型的临床表现，而 CT 检查无阳性表现必要时需行 MRI 检查。另外还应注意高位腰椎间盘突出症的病史采集和体格检查，以免引起漏诊。

对于腰椎间盘突出症的诊断一定要明确椎间盘突出的平面定位，以免手术范围过大所造成不良后果。对患者进行检查时切记要与神经根及马尾神经肿瘤、下肢的血管病变、股骨头坏死、腰椎弓根崩裂和脊柱滑脱症、腰椎结核、腰椎管狭窄相鉴别。

四、治疗

腰椎间盘突出者的临床治疗主要分为非手术治疗和手术治疗。

(一)非手术治疗

绝大多数的腰椎间盘突出症的患者均可通过非手术治疗获得症状的改善。因此,非手术治疗为首选治疗方案。非手术治疗的适应证包括:①病程较短,症状较轻的患者;②疼痛症状较重,但病程短,且神经功能基本正常;③病程虽然较长,但对工作生活影响较小,且神经功能(特别是肌力)基本正常;④虽病史较长,但以往非手术治疗有效;⑤全身状态较差,无法耐受手术者。

非手术治疗主要包括以下几种方法:

1.卧床休息

卧床休息是腰椎间盘突出症治疗的一项重要方法,一般要求患者绝对卧床3～4周。至于卧床姿势并无特殊要求,患者可以根据疼痛缓解的程度选择平卧或侧卧。卧床休息可以有效地减少椎间盘的压力,从而减轻神经根受到的挤压。同时,卧床还可以消除腰椎椎旁肌的紧张,以及下床活动所带来的神经根动态挤压和刺激,有利于神经根炎症的消退。目前尚无临床证据证实卧床休息能使突出的椎间盘回纳,但确实可以减轻或消除疼痛。这一临床现象进一步说明腰椎间盘突出症患者的疼痛症状不只是神经压迫所致,还与神经的炎症反应密切相关。

2.药物治疗

针对腰椎间盘突出症的药物治疗应包括神经营养、镇痛、消炎以及活血化瘀等药物。临床上常用的神经营养药为维生素 B_{12},研究发现维生素 B_{12} 不仅可以营养神经组织,同时可以减少受损神经的异常放电,间接产生缓解疼痛的作用。由于患者的疼痛症状与神经的炎症反应关系密切,因此治疗建议采用非甾体抗炎药,这样不仅可以镇痛,同时可以有效控制神经的无菌性炎症。在中药中,有许多针对腰腿痛的相关药物,对改善神经和局部组织的血运、消除局部的炎症亦有较好的效果,因此可酌情使用。对于疼痛症状重,但神经损害较轻的患者,除上述药物外,还可以静脉应用脱水药及激素治疗3～5天,20%甘露醇每日分次静脉点滴,地塞米松5mg,每日一次静脉滴入。此方法可有效缓解神经根的炎性水肿,减轻炎症反应,消除疼痛。但对于高龄或体弱患者,若应用脱水药物治疗时间较长,应注意肾功能和水、电解质平衡。

3.推拿按摩

在中医疗法中,推拿按摩是治疗腰椎间盘突出症的重要手段。此方法可以缓解腰椎局部肌肉的痉挛,改善局部血运循环,同时可以使突出的椎间盘部分回纳,从而减轻神经的压迫。当腰椎间盘突出较巨大或间盘已脱出时,采用此方法存在一定的风险,有些患者在治疗后出现症状加重,甚至马尾神经损伤、足下垂。因此,在采用此方法治疗前,建议先行 CT 或 MRI 检查以明确椎间盘突出程度及神经受压情况。

4.牵引

牵引的主要作用是减轻椎间盘的压力,从而使突出的椎间盘部分回纳。此外,牵引也可以减轻腰部肌肉的痉挛。对于腰椎间盘巨大突出或脱出的患者应慎用,以免导致神经损害加重。

5.硬膜外或神经根封闭

神经受到突出椎间盘压迫后,会在其周围产生炎症反应,大量的炎症介质会刺激神经根以及椎管内分布的窦椎神经分支,从而引起腰痛和放射痛。局部注射治疗可以抑制炎症反应,阻碍疼痛刺激的传导,减轻神经根的炎性水肿。此方法属于疼痛治疗的一部分,患者在保守治疗无效之后,可接受此类疼痛治疗,此类治疗可使其中一部分患者得到很好的改善,而避免了手术治疗。目前在国内此方法尚未普及,临床医生对此方法的临床价值也不甚了解。但随着国内疼痛治疗的广泛开展,此方法应该得到更为广泛的应用。

(二)手术治疗

当腰椎间盘突出症患者出现以下情况时,应考虑手术治疗:病史超过 3 个月,经严格保守治疗无效;保守治疗有效,但仍反复发作且症状重;病史时间较长,对生活或工作产生严重影响。若患者出现以下情况,应急诊手术治疗:神经损害严重,出现足下垂或马尾神经损害。如患者疼痛严重,无法入睡,强迫体位,经保守治疗无效,即使未出现足下垂或马尾损害,也可作为急诊手术指征。

腰椎间盘突出症的手术治疗方法有很多种,主要包括经典的椎板间开窗间盘切除术、间盘切除融合内固定术以及微创治疗。

1.常规手术治疗

椎板间开窗间盘切除术此术式主要适用于后外侧型腰椎间盘突出症、中央型腰椎间盘突出症、以神经根管狭窄为主的腰椎管狭窄症。若患者存在下列情况,则不宜采用此术式:椎间盘突出节段不稳定;巨大椎间盘突出,开窗难以切除者;椎体后缘离断或较大的后纵韧带骨化;中央管狭窄;极外侧间盘突出。上述情况常需切除更多的骨质而影响腰椎节段稳定性,因此常需融合固定术;对于椎间盘术后复发者,可根据病情来决定是否采用此术式。

(1)术前准备:除常规检查外,术前应重点检查有无皮肤和全身感染病灶。应摄腰椎正侧位片以协助定位和排除有无移行椎、隐性脊柱裂等。

(2)麻醉:可根据需要和条件选择硬膜外麻醉、腰麻或插管全麻。

(3)手术体位:俯卧位,双侧髂嵴部对准手术床的折叠桥,胸前及两髂骨翼处垫软枕使腹部悬空,摇动折叠桥让腰部展平或轻度后突,使椎板间黄韧带拉紧,椎板间隙张开。

(4)定位:术前可根据腰椎侧位片上髂嵴最高点相对应的椎间隙水平减去脂肪厚度作初步定位,也可术前插定位针摄片或 C 形臂 X 线机透视定位。

(5)手术步骤:术者站立于所需开窗的手术侧,以所需切除间盘的上、下位棘突为起止点,作腰后正中切口,切开皮肤、皮下组织,骨膜下锐性剥离椎旁肌,用椎板拉钩牵开椎旁肌,暴露需切除间盘的上下椎板、椎板间黄韧带及关节突。此时,需再次确定定位是否正确,对于 $L_{4,5}$ 及 L_5S_1 间盘,可通过触摸骶骨斜坡定位;也可用咬骨钳或 Kocher 钳提拉棘突观察活动节段以定位。对于 $L_{3,4}$ 或以上间隙的开窗,以及有移行椎者,建议插定位针透视以确定定位无误。

确定所需手术节段后,如椎板间隙较小,可先切除部分上位椎板的下部和下位椎板的上部。用直血管钳提起黄韧带,用 15 号小圆刀片白黄韧带的椎板附着处(左侧开窗为下位椎板,右侧开窗为上位椎板)小心切开黄韧带,此时应始终保持能看到刀尖以防切破硬膜,切开黄韧带后可见浅蓝色的硬膜,有时还可见硬膜外脂肪,用神经剥离子做硬膜外分离,用大号刮匙自另一附着处将黄韧带刮除。完全显露硬膜后,还可根据需要用椎板咬骨钳或骨刀切除部分上下椎板,切除关节突前方的黄韧带,有时还需切除关节突内侧少许,显露神经根。切除单侧 1/2 的小关节对术后稳定性无明显影响。

用神经剥离子小心地将硬膜推向中线,此时即可见神经根。多数情况下轻轻向内侧推开神经根,即可见发亮的突出椎间盘位于神经根的肩前方。少数间盘突出于神经根的腋部,向内侧推开神经根很困难且容易造成损伤,此时可将神经根轻轻向外拉开即可显露突出的间盘。注意硬膜和神经根可能和其腹侧突出的椎间盘存在明显粘连,此时可先避开粘连部位,从粘连部位下方自下而上或从粘连部位上方自上而下逐渐分离。显露突出间盘及分离神经根过程中,有时可见椎管内静脉丛破裂出血,此时可用小片的脑棉片填塞于硬膜外或神经根的前方,这样既可有效止血,也可保护硬膜及神经根。

如牵开神经根后发现间盘没有明显突出或突出的程度与影像学不符。首先应想到手术节段是否正确,不应盲目做间盘切除,应再透视确定手术节段是否有误,应注意有无间盘脱出移位以及神经根畸形及肿瘤等的可能。

当清楚地看到神经根并确认其与突出的椎间盘已经分开后,用神经拉钩将硬膜及神经根向中线牵开。注意拉钩的正确使用方法,是将神经根牵开到位后向下压神经拉钩使之保持原位,而不是拉锯式牵拉神经根,忌将硬膜及神经根牵拉超过棘突中线。

牵开神经根后即可清楚地显露突出的椎间盘,此时应注意观察纤维环是否完整,间盘突出的程度,有无脱出游离的髓核。如有脱出的髓核,可用直血管钳将其取出,以达到部分减压的目的。切记必须找到并保护好神经根后,才能做间盘切除。因少数突出较大的间盘可将神经根挤压成薄膜状,不分离出神经根就做间盘切除有可能误切神经根。

用 15 号小圆刀片(也可用角膜环钻)环状切开纤维环,用髓核钳切除突出、变性及游离的髓核组织。应尽可能多地切除髓核组织,以防止术后复发,但终板应尽量保留。注意一定要让钳口闭合后再进入椎间隙,进入间隙后即横向张口。髓核钳的进入深度不应超过椎体前缘及两侧边缘,以免造成大血管及输尿管等的损伤。椎间隙内反复冲洗,取尽残留的椎间盘碎片。松开神经拉钩,观察神经根的活动度,如能自由的横向移动 1 cm,表明神经根减压充分、神经根已松弛,否则应再探查椎间盘切除是否彻底或是否同时伴有神经根管狭窄。如伴有神经根管狭窄需作根管扩大,只需沿神经根走行方向切除部分下位椎的上关节突内缘即可。

再次冲洗伤口,如硬膜外或神经根周围有出血,一般用少许明胶海绵即可止血。于硬膜外放置负压引流管,分层关闭伤口。

(6)术后处理。

①观察病情:术后应严密观察双下肢感觉、肌力及反射情况,注意下肢症状的恢复情况。

②引流管的处理:术后应注意观察引流管是否通畅,引流物的性状及引流量。24 小时内引流量少于 60mL 时,即可拔除引流管。开窗术后引流量一般不多,术后 24 小时大多可拔除引流管。

③直腿抬高及腰背肌功能锻炼:术后第 1 天即开始主动及被动的直腿抬高练习,每日两次,有助于防止神经根粘连,也有助于防止股四头肌失用性萎缩。术后第 3 天,拔除引流管后,如伤口已无明显疼痛即开始腰背肌功能锻炼。

④下地活动时间:术后 4～5 天即可在围腰保护下下地活动,并逐步增加活动时间和行走距离。

⑤恢复工作时间:围腰一般应佩戴 3 个月,其间应加强腰背肌功能锻炼。3 个月内避免弯腰拿重物。一般于术后 2～3 个月内可恢复工作,可根据具体情况确定。

(7)并发症及其防治要点。

①硬膜破裂及脑脊液漏:开窗及分离硬膜神经根过程均有可能造成硬膜破裂,谨慎操作可有效防止该并发症的发生。如术中即发现硬膜破裂应尽量缝合;如缝合确有困难,可用明胶海绵覆盖;如术后发现引流物中有脑脊液且量较多,应适当减小负压,待引流管中无明显血性液体而大部分为清亮脑脊液时,可在无负压下适当延长引流管放置时间 1～2 天,目的是避免形成大的囊腔及脑脊液侵蚀伤口,影

响伤口愈合。拔除引流管后还应让患者保持俯卧或侧俯卧位至术后 6～7 天伤口已基本愈合。

②神经根或马尾神经损伤：一般为牵拉伤，助手牵拉神经拉钩时应特别注意要领，要十分轻柔，避免过度向中线牵拉。另外，术野应清楚，开窗不能太小，如突出的间盘特别大，宁可牺牲部分小关节以获得充分的侧方显露。少数为误切损伤，如发现误切，应尽量做端端吻合。预防该类损伤的要点是始终坚持"不见神经根不切间盘"的原则。

③血肿：一般发生在术后 24 小时内，多为引流不畅所致，如术后出现进行性加重的神经症状，且引流量很少，应警惕硬膜外血肿的发生。情况允许时，应做 MRI 检查以确诊，否则应及时做手术探查。

④感染：感染的原因很多，总的来说，应加强无菌操作，手术器械应严格消毒。如为浅层软组织感染，一般经换药及应用抗生素即可控制。如为深部感染，经前述处理后仍不能控制，可考虑做伤口全层切开、清创，对口冲洗引流术。若为椎间隙感染，患者常有严重腰痛，不敢翻身。处理包括绝对制动，抗感染，消炎镇痛，解释病情，一般于 3～4 个月后椎体间发生骨性融合而痊愈。

2.微创治疗

近年来，脊柱外科的微创技术得到了很大发展，特别是针对腰椎间盘突出症治疗的微创技术更是发展迅速。综合起来，微创技术主要分为两大类：一类是通过物理或化学方法使髓核变小或消失，减小纤维环张力，使纤维环部分回纳；另一类则是采用微创通道进行腰椎间盘的切除手术。

(1)第一类治疗方法：包括髓核化学溶解法、激光椎间盘汽化、臭氧、一氧化氮、等离子射频消融术等。

Smith 于 1964 年将木瓜凝乳蛋白酶首次用于治疗腰椎间盘突出症患者。通过溶解椎间盘内的髓核，使椎间盘内压力降低，突出的髓核回纳，而达到治疗的目的。但此方法有时术后出现局部神经根刺激，甚至会引发严重的顽固性的腰背部疼痛，而且疗效不确定。由于髓核溶解后椎间盘松弛度增加明显，破碎的髓核亦再次突出，因此复发率也较高，目前已较少使用。

激光经皮椎间盘切除术是利用激光的热能使椎间盘组织干燥脱水，而非机械性切除。术者依然无法看到实际的病变部位或直视下切除椎间盘。Enthusiasts 等报道此方法疗效很好，但有研究发现其疗效尚低于化学髓核溶解术。

臭氧消融术是由欧洲兴起的椎间盘突出症微创治疗技术。臭氧是已知可利用的最强氧化剂之一，能够氧化分解髓核内蛋白质、多糖大分子聚合物，使髓核结构遭到破坏，髓核被氧化后体积缩小，使纤维环不同程度的回缩。同时，臭氧还是有消炎作用，使对神经的压迫减缓，具有安全、有效、损伤小、恢复快等优点。

等离子射频消融是射频电场在刀头电极周围形成等离子体薄层。经等离子体作用,组织被分解为简单的分子或原子低相对分子质量气体,从而使髓核回缩,达到治疗目的。

上述这些方法机制不同,但理念是一致的,即通过化学或物理的方法使髓核固缩或分解汽化等,从而达到神经减压的效果,而且上述方法均无法在术中看到操作区域,并非所有的病例均适用此类方法。此方法主要适用于需要手术治疗的患者,但患者无中央管或神经根管狭窄,无椎体后缘离断、无椎间盘纤维环钙化、无椎间盘脱出或游离。医生在采用此类治疗前,应严格掌握手术指征,避免将指征盲目扩大而影响疗效。此外,此类技术的术后远期疗效明显低于传统的切开手术,术后椎间盘突出的复发率相对较高。因此,医生在术前有责任让患者清楚了解此类技术的优点及局限性。

(2)经皮穿刺腰椎间盘切除术:经皮椎间盘切除术(PD)是近30年发展起来的一项微创介入治疗技术。Hijukata及其同事于1975年在日本率先开展了此项技术,取得了初步疗效。此后,Kambin及Gellmean等亦相继报道了各自的临床经验。目前,此项技术在世界范围内得到较为广泛的推广。国内于20世纪90年代初期开始应用此技术,在这方面也积累了较为丰富的经验。

此方法的适应证均是具有外科手术切口治疗指征的患者,但此类微创治疗手段既不排斥必要的保守治疗,也不能完全取代传统的外科手术切口治疗方法。并非全部适于外科切开手术治疗的患者均适用于此术式,有学者统计,约有20%的椎间盘突出症患者适于此方法。对于存在下列情况者,不应用此术式:全身状态差,不能耐受手术者;穿刺部位皮肤有感染或破溃;椎间盘脱出或完全游离;椎间盘纤维环钙化;腰椎节段不稳定;影像学显示椎间盘突出,但临床上只表现为腰痛,而无下肢根性疼痛;腰椎退行性病变严重,椎间隙严重狭窄,导致神经受压的因素为侧隐窝狭窄、关节突增生及黄韧带肥厚与骨化等;合并马尾神经损害;肌力严重减退、足下垂;存在显著的社会心理因素。

①手术器械与设备:主要包括穿刺导丝、套管、纤维环切割器、髓核钳以及C形臂X线透视机;可透X线手术台。

②手术步骤:

a.体位:患者取侧卧位,患侧在上,肋部垫枕,屈膝屈髋,腰部屈曲,双手抱膝,以使后方椎间隙张开,利于定位和穿刺。

b.确定皮肤穿刺入点:在透视下找到拟行穿刺的椎间隙。将1枚克氏针横置于肋部体表,使其刚好通过此椎间隙的中心,这样可在体表沿克氏针走向画出标志线,沿此标志线向患侧旁开后正中8~14 cm处即为皮肤穿刺点。根据患者体形可适当调整穿刺点位置。

c.局麻下放置工作套筒:经穿刺针将导丝置入椎间隙中央,保留导丝退出穿刺针。以进针点为中心做皮肤切口,长约 0.5 cm。沿导丝将套筒置入并抵于纤维环后外侧。套筒由小到大依次放入,最后保留大号套筒,并拔出导丝。

d.椎间盘切除:经套筒置入环锯,轻轻推压环锯,确认未引发神经刺激症状后,在纤维环上开窗,退出环锯,用髓核钳切除间盘组织。切除是避免髓核钳插入过深。操作过程需在 X 线监视下进行,某医院曾在术中采用 B 超监测,既减少了 X 线辐射,又提高了操作的安全性。椎间盘切除后,经套筒冲洗,缝合皮肤。

③术后处理:口服预防剂量抗生素 3 天,患者于术后当天或次日开始下床活动,同时进行腰背肌练习,术后次日可出院。

④并发症:此术式并发症发生率非常低,其中包括椎间盘炎、神经根损伤、腰大肌血肿、腰背肌痉挛及血管、肠管损伤等。有资料显示在美国近 3 万例患者接受了此术式治疗,无一死亡病例,其中腰椎间盘炎发生率为 0.2％。

(蔡余力　吕　浩)

第三节　腰椎管狭窄

先天发育性腰椎管狭窄症源于先天椎管发育不全,以至椎管本身或根管矢状径狭窄而致使脊神经根或马尾神经遭受刺激或压迫并出现一系列临床症状者。因后天伤病而引起的椎管狭窄属于继发性(或获得性)椎管狭窄。

临床上腰椎椎管狭窄症是导致腰痛或腰腿痛最为常见的疾病之一,是一种慢性、进行性硬膜囊及马尾神经受累疾病,是由椎管或根管狭窄引起内容物受压而出现相应的神经功能障碍。最常见发病节段腰 4、5,其次是腰 5 骶 1 和腰 3、4,常常呈对称性发病。

一、诊断步骤

(一)病史采集要点

1.年龄

发育性椎管狭窄症虽多属胎生性,但真正发病年龄多在中年以后,主要因退变所致者发病年龄要大于前者 10～15 岁,因此多见于老年人。

2.间歇性跛行

此表现是腰椎管狭窄的一个典型临床表现,即走路一定距离后出现一侧下肢或双侧下肢的麻木、疼痛、酸胀、无力等感觉,大多在股外后至小腿外后或外前,停止走步或稍前弯腰后下肢症状消失,然后再向前走至一定距离后又出现上述症状,经休息又缓解。随病情发展行走距离越来越短,坐或蹲踞频率越来越高,休息时间越来越长。腰椎管狭窄压迫马尾神经可发生马尾性间歇性跛行,其可分为姿势型跛行和缺血性跛行。姿势型跛行发生于长时间站立不动或伸腰时,发病后只要改变体位,将身体前屈或蹲下或弯腰行走痛即消失,患者常保持弯腰动作,症状出现与伸腰有关系,因腰伸时黄韧带突出增加,加重压迫程度。患者俯卧及仰卧均可增加疼痛,只有侧卧位屈膝才能缓解疼痛。缺血性跛行发生于行走或下肢活动时疼痛呈肌肉痉挛性,发生于两小腿前外侧的肌群较多。停止行走或停止下肢活动疼痛即消失。这种发病与腰椎伸直无关,改变体位将不受影响,但与血内的氧张力有明显关系。

3.腰腿痛

多数患者有长期下腰背、臀部及大腿后部疼痛史,随病情发展疼痛位置下移至小腿前外侧,常伴有感觉异常或局部麻木。有些患者有鞍区麻木、胀感和针刺样疼痛感觉。部分侧隐窝狭窄患者出现较典型的坐骨神经痛,压迫腰 5 神经根时从臀后、股外后至小腿前外足背麻木疼痛,压迫骶 1 神经根时,麻木疼痛位于足外缘、小腿外后及股后外至臀部,症状持续且相对固定,无明显走路加重、休息缓解表现。

4.大小便及性功能

少数患者可出现性功能与大小便功能障碍。

(二)体格检查要点

1.症状、体征分离

主要表现为症状重、体征轻。患者自述症状明显,到医院检查时由于等待休息,而症状消失,医生查体时常无阳性体征,这是中央型腰椎管狭窄的一个特点。

2.腰部局部体征

腰椎前凸减少,矢状位上变得平直,患者常有脊柱侧弯,病变处有压痛,椎旁肌有痉挛,腰后伸受限。

3.感觉、反射、肌力

可出现受损神经支配区域皮肤感觉减退或消失,反射减弱消失,若脊髓锥体束受压可出现病理征阳性及踝阵挛阳性,同时可出现肌力减退改变。

4.腰椎过伸试验

患者背向医生站立,髋膝伸直,做腰背后伸,检查需扶住患者背部,协助其后伸,在站立时无症状,后伸 10～20 秒出现一侧或双下肢酸麻者为阳性,此乃因后伸时腰黄韧带向内挤压腰椎管变小影响血供而出现症状。腰椎过伸试验阳性是本症的重要体征。

5.弯腰试验

嘱患者加快步行速度则疼痛出现,如果继续行走患者需要弯腰来减轻疼痛。该实验阳性提示腰椎管狭窄。

6.直腿抬高试验

直腿抬高试验多为阴性,无明显放射疼痛。侧隐窝狭窄患者可出现直腿抬高试验阳性。

7.屈颈试验

多为阴性。

(三)辅助检查要点

1.X 线片

可见椎管矢状径小,椎板、关节突及椎弓根异常肥厚,两侧小关节移向中线,椎板间隙狭窄。侧位片上可测量椎管矢状径 14mm 以下者示椎管狭窄,14~16mm 为相对狭窄,在附加因素下可出现症状,也可用椎管与椎体比值判定是否狭窄。椎弓根上切迹矢状径变短,大多小于 5mm,在 3mm 以下者即属侧隐窝狭窄症,上关节突冠状部内缘内聚亦提示可能有侧隐窝狭窄性改变。

2.CT

观察关节突肥大,椎板增厚特别是侧隐窝情况,仅显示椎管及根管断面形态不易了解狭窄全貌。

3.MRI

可显示腰段椎管情况,硬膜后方受压节段黄韧带肥厚,腰椎间盘膨出或突出或脱出,马尾有无异常,脊神经根是否受压等可清楚显示腰椎管全貌。

4.脊髓造影

椎管狭窄可出现尖形中断、梳状中断及蜂腰状改变,基本可了解狭窄全貌;侧隐窝狭窄可出现神经根显影中断,提示侧隐窝狭窄或神经根受压,但不易与椎间盘突出症所致压迫区别,本检查属侵入式检查方法。

5.皮质诱发电位

做股、胫、腓 3 神经的皮质诱发电位,皮质诱发电位较临床体征更敏感,中央型腰椎管狭窄症可无临床阳性体征,但腓总或胫后神经皮质诱发电位可有改变,潜伏期或波幅降低。特别是股神经皮质诱发电位,对腰椎管狭窄症的节段长度有重要意义,其改变表示狭窄累及腰 3~4 神经。

二、诊断对策

(一)诊断要点

1.腰椎管狭窄症诊断

诊断应注意区分是中央型腰椎管狭窄还是侧隐窝狭窄症,还是两者混合。

(1)中央型腰椎管狭窄症。

①中年以上患者出现长期腰骶部疼痛、两侧性腿不适、马尾神经性间歇性

跛行。

②静止时体检无阳性发现,腰椎过伸试验和弯腰试验阳性,直腿抬高试验阴性,腰椎间及椎旁无明显压痛。

③CT、MRI及脊髓造影:显示腰椎管矢状径变窄及硬膜囊受压明显。

(2)侧隐窝狭窄症。

①中年以上患者腰腿痛、间歇性跛行、根性症状。

②体征类似腰椎间盘突出症,小腿相应神经支配区麻木,踇趾背屈肌力减弱(腰5),跟腱反射减低或消失(骶1)等,直腿抬高可阳性,可有椎旁压痛。

③X线片可见椎弓根上切迹矢状径变短,大多小于5mm,在3mm以下者即属侧隐窝狭窄症,上关节突冠状部内缘内聚亦提示可能有侧隐窝狭窄性改变。

④CT、MRI及脊髓造影显示侧隐窝狭窄,神经根受压。

临床医生应注意侧隐窝狭窄症常常与中央型腰椎管狭窄症合并存在。另外MRI、CT及脊髓造影虽然在诊断腰椎管狭窄症中有重要意义,但这必须是在与临床表现相符的情况下才具有重要诊断意义。仅有影像学改变而无临床表现时不能诊断腰椎管狭窄症;若临床症状及体征很明显,而影像学检查显示病变不重时也应诊断为腰椎管狭窄症。因此当影像学表现腰椎管内改变的轻重与临床并不完全一致时,临床医生应根据临床表现结合影像学阳性所见作出诊断,不可仅凭影像学改变作出临床诊断。

2.腰椎管狭窄症的长度

腰椎管狭窄不会仅一个节段,常是多个节段。腰4受累最多,其次腰3、腰5,再次腰2。长度取决于:

(1)临床症状有无大腿前或前外侧疼痛,膝腱反射是否降低。

(2)MRI腰椎管狭窄症段是否达腰3,甚至腰2。

(3)皮质诱发电位股神经者是否有病理状态。

具有以上三项者表示狭窄段达腰3及腰2。

3.并存疾病

腰椎管狭窄症常并存腰椎退变性滑脱,以腰4最多,腰3次之,对此应检查滑脱椎间隙稳定性;此外还常并有腰椎间盘突出症,这些并存症是腰椎退变的一部分,应一次处理。

(二)临床类型

临床上一般将腰椎管狭窄症分为以下两大类。

1.先天发育性椎管狭窄症

本型称为原发性腰椎管狭窄症,临床上又可分为以下两种类型。

(1)特发性腰椎管狭窄症:其特点有椎管矢径狭小,尤以中部;多节椎管发病,一般在两节以上;椎板头侧缘矢径与椎板尾侧缘矢径比值正常在1以下,如大于或等于1则为发育性椎管狭窄。占所有病例的1%～2%。

(2)软骨发育不全性腰椎管狭窄症:临床少见,其为本病诸多症状中的一种表现。

2.后天获得性腰椎管狭窄症

(1)退变性腰椎管狭窄症:是最常见的一种类型,占病例的60%。椎间关节退变起源于椎间盘膨出、椎间隙狭窄、椎体后缘增生、黄韧带肥厚、小关节增生肥大、椎间节段性失稳、水平位移等均可造成椎管内马尾神经受压。临床上本型又可分三种类型。

中央型:病变主要位于椎管,临床上常见。

周围型:其病理改变位于根管;可一侧性或双侧性,以后者为多见。

退变性脊椎滑脱:因椎节松动以致引起腰段或腰骶段以纤维性管道狭窄为主、骨性管道狭窄为次的椎管狭窄,并引起马尾或根性症状。

(2)创伤性腰椎管狭窄症:指因腰椎骨与关节外伤本身及其后骨痂生成,骨折片移位及增生性反应等均可引起。此型临床上亦较多见。

(3)医源性腰椎管狭窄症:指因腰骶部各种手术,包括椎板切除术或脊椎融合术或内固定及髓核溶解等均可能因骨质增生或骨痂形成而引起椎管或根管狭窄。

(4)混合型腰椎管狭窄症:指多种因素共存者,大多是以轻度先天发育性为主伴有退变性及椎间盘突出等任何两种以上混合并存者。

(5)其他腰椎管狭窄症:指上述几种原因外的各种病因如氟骨症、畸形性骨炎及特发性脊柱侧凸等均可引起椎管狭窄。

(三)鉴别诊断要点

1.腰椎间盘突出症

两者最易混淆,鉴别主要依据单纯腰椎间盘突出症一般不具有长期腰骶部疼痛、两侧性腿不适、马尾神经性间歇性跛行、静止时体检无阳性发现的临床表现;腰椎间盘突出症根性症状剧烈且出现相应的体征改变;屈颈试验及直腿抬高试验多阳性而椎管狭窄时则阴性;必要时可行 IVIRI 或脊髓造影检查予以鉴别。但应注意二者常常伴发。

2.坐骨神经盆腔出口狭窄症

本症特点是腰部多无症状,腰椎后伸范围正常;压痛点主要位于环跳穴处;有典型的坐骨神经干性受累症状;如与腰椎管狭窄症并发可出现腰椎管狭窄症临床表现。

3.马尾肿瘤

早期难以鉴别,中后期主要表现以持续性双下肢及膀胱直肠症状为特点;疼痛呈持续性加剧,尤以夜间为甚,非用强效止痛剂不可入眠;腰穿多显示蛛网膜下隙梗阻、蛋白定量升高及潘氏试验阳性等;鉴别困难者可借助其他特殊检测手段,MRI检查有确诊价值。

4.腰段继发性粘连性蛛网膜炎

本病与腰椎管狭窄症有一定关系,椎管尤其是根管长期受压可并发此病,并多从根袖处开始,逐渐发展至全蛛网膜下隙。因此对一个长期患腰椎管狭窄症患者如拟手术,则无需一定要术前与本病鉴别,可术中根据硬膜囊状态决定是否行蛛网膜下隙探查术。

5.下肢血管功能不全

此类患者也可有间歇性跛行,患者常有吸烟史或者糖尿病史,足背动脉搏动减弱或消失。还可通过以下方法鉴别:让患者骑一个固定自行车,椎管狭窄症者不会因运动而出现症状发作或加重,而下肢血管功能不全患者则会随着下肢运动、对血液供应需求增加而出现相对供血不足的疼痛症状。

6.其他需鉴别的疾病

本病尚需与下腰椎不稳、增生性脊柱炎、腰椎其他先天畸形、腰椎感染性及慢性腰肌劳损等疾病鉴别。

三、治疗

轻度的椎管狭窄一般用保守疗法,如按摩、热敷、理疗、牵引和药物、休息和制动等,也有一定的治疗效果。

对严重者需手术治疗,手术指征为:①持续性或间歇性疼痛,而不能用保守疗法缓解者;②进行性下肢神经功能改变者;③有马尾神经综合征者。手术目的:解除压迫马尾神经和神经根狭窄因素。手术治疗原则:既要彻底减压,又要尽量保持脊柱的稳定性。

腰椎管狭窄症手术治疗中,强调以下5点:①术前明确定位。减压的区域应是引起相应的临床表现的部位,有几处减几处,但并不一定是影像学检查最狭窄的部位。②有限减压。在彻底解除压迫因素前提下应尽可能不破坏结构,尽量保持脊柱的稳定性。③减压标准。神经根通道的减压应以受限神经根能自如移动,达1cm为标准,中央椎管狭窄以受累硬膜和神经根能自如移动,8号橡胶管可沿神经根插入神经根管为标准。④手术后瘢痕继发压迫。可采用3mm厚的游离脂肪片覆盖。⑤必要时融合。减压后对稳定性影响较大时应同时做融合手术。

(蔡余力　管华鹏)

第四节 退变性腰椎滑脱症

不伴有峡部裂的脊柱滑脱由 Junghanns 于 1930 年首次发现并描述,并将其命名为假性滑脱。1950 年,MacNab 进一步证实了这一临床征象,并将其描述为神经弓完整的脊柱滑脱。退变性腰椎滑脱的定义由 Newman 于 1955 年提出,是指在退变的基础上,出现上位椎体相对于下位椎体的滑移,不伴椎弓峡部的缺损。

一、流行病学

既往有关退变性腰椎滑脱发病率的研究大多为针对白人的小样本研究,多数只涉及下腰椎的前滑脱。最近的一项有关亚洲人口大样本研究(3259 例下腰痛患者)发现,退变性腰椎滑脱的发生率为 8.7%,其中 66% 为单节段,34% 为两个(多数)或多节段。单节段滑脱组中,70% 为前滑脱,大多数发生在女性的 $L_{4,5}$ 节段;而 30% 的后滑脱则好发于 $L_{2,3}$ 节段,性别间无明显差异。两个节段以上的前滑脱则多发生在女性的 $L_{3,4}$ 及 $L_{4,5}$,而后滑脱在男性的 $L_{2,3}$ 节段更常见。前滑脱组可见到关节角变大(更偏向于矢状位)、椎弓根-关节突角增大等,被认为与滑脱病理形成有关的一些影像学改变,但后滑脱组却未见这些改变。因此,有学者认为,后滑脱是脊柱的矢状面上序列异常所导致的,不常伴有骨的结构异常改变。

退变性腰椎滑脱多发生在 50 岁以上的中老年人。男女发病率 1∶4～6,妊娠、韧带松弛、激素的影响可能与女性多发有关。常发生在 $L_{4,5}$ 节段(85% 以上),L_4 滑脱的发生率与其他节段比为 1∶6～9,其他依次为 $L_{3,4}$、$L_{2,3}$ 和 L_5S_1。滑脱程度常较轻,多数为 Ⅰ 度,除非既往有手术干预,否则滑脱度很少超过 30%。

二、病因及病理形成

关于退变性腰椎滑脱的病因,目前还不是很清楚,但下列因素可能与滑脱的发生有关:关节角(更偏向于矢状位)、椎弓根-关节突角、L_5 骶化、腰椎过度前凸、椎旁肌或腹肌力弱、肥胖、妊娠、韧带松弛、骨质疏松、绝经或卵巢切除术后、糖尿病等。

退变性腰椎滑脱的病理形成机制目前也不是很清楚。一般认为,腰椎退变是其启动因素。椎间盘的退变可引起椎间隙高度变窄、关节囊松弛、黄韧带皱褶,这些变化可导致腰椎的节段性不稳定。如存在上述可能的致病因素,如关节角及椎弓根-关节突角增大,则下位椎体的上关节突不足以阻挡椎体之间的剪切应力,从而使上位椎体逐渐向前滑移。有研究表明,$L_{4,5}$ 的关节角大于 45° 者的滑脱发生率是小于 45° 者的 25 倍。但也有学者持反对意见,认为关节角增大是前滑脱发生后关节突重新塑形的结果,并非滑脱发生的原因。$L_{4,5}$ 是剪切应力最大的间隙,尤其是伴有 L$_5$ 骶化、髂嵴低位、肥胖时，L$_{4,5}$ 节段的剪切应力将加大；如同时伴有椎旁肌乏力、韧带松弛等影响脊柱稳定性的外部因素，则更易导致椎体的向前滑移；这些都是退变性前滑椎好发于 L$_4$ 的原因。腰椎前凸过大则多引起椎体的后滑移。

滑脱可导致椎管的矢状径减小。此外，滑脱发生后，椎体间可出现骨赘形成、关节突增生、韧带肥厚骨化等再稳定机制，加之，滑脱常伴发椎间盘的膨出或突出，这些因素最终都可能导致腰椎管狭窄，进而出现神经压迫的临床表现。

三、自然病程

退变性腰椎滑脱的自然病程目前还不是很清楚，研究也较少。一项有关退变性腰椎滑脱的 Meta 分析研究表明，1970—1993 年发表的 152 篇文献中，只有 3 篇 278 个病例样本是有关自然病程研究的。278 例中的 90 例（32%）未经任何治疗效果满意。有学者对一组 40 例滑脱患者进行了 5～14 年（平均 8.25 年）随访。在观察期内，仅 4 例（10%）出现症状加重；28 例滑脱程度没有任何变化；12 例（30%）滑脱程度加重，但症状没有明显恶化。整个研究期内，大多数患者的症状有轻度好转。之后，该学者又对 145 例退变性滑脱者进行了超过 10 年的随访观察，34% 的患者滑脱程度加重。145 例中 75% 的患者在研究开始时没有神经症状，其中的 76% 在研究完成时仍然没有神经症状，而另 34% 则出现了神经症状。在出现神经症状者中，83% 的患者症状加重，影响工作和生活。目前一般认为，滑脱是否进展与症状是否加重之间没有必然的联系。椎间隙明显变窄、骨赘形成、软骨下骨硬化及韧带骨化被认为是再稳定的表现，可防止滑脱的进展，当滑脱节段出现这些变化时，滑脱程度一般不会再加重。

四、临床表现

多数退变性滑脱的患者可以长期无症状。对于有症状者，最常见的依次分别为：腰痛、神经源性间歇性跛行、下肢放射性疼痛。

退变性腰椎滑脱引起的腰痛的特点是机械性下腰痛，也即腰痛与姿势和活动有关。站立或行走时疼痛，卧床休息时缓解。关于机械性下腰痛的根源，目前仍有争议。有学者认为疼痛可来源于退变的椎间盘，也可能因退变的椎间小关节引起。两者有不同的特点，前者向前弯腰时加重，患者在弯腰过程中，可突然出现剧烈腰痛（称之为不稳定性疼痛）。常采取类似爬山样的姿势，将手放在膝部或大腿前方以支撑体重。而小关节退变引起的腰痛直立伸腰或旋转腰部时加重，这主要与椎旁肌痉挛有关，小关节封闭可缓解疼痛。机械性腰痛由于间盘退变和髓核的水分减少，引起椎体终板的应力分布异常所致。

退变性腰椎滑脱可导致腰椎管狭窄，神经源性间歇性跛行被认为是腰椎管狭窄症特有的临床表现。主要表现为站立或行走一段距离后，出现下肢的疼痛、麻木、酸胀、无力等症状，蹲下、弯腰扶物（如小推车）或卧床休息片刻后症状即可缓解。以行走后出现下肢疼痛为主，症状并不一定呈根性分布。94％的腰椎管狭窄症出现此症状，其他分别为麻木和无力。累及双侧多见。应注意与血管源性间歇性跛行相鉴别，两者在病因、临床特征及治疗方面有很大差别。夜间疼痛在退变性滑脱引起的腰椎管狭窄症患者中并不常见。

关于神经源性间歇性跛行的发生机制，目前认为主要与神经的机械性压迫及缺血有关。研究表明，椎管的中矢径、横截面积在腰椎过伸位时明显减小，而屈曲位时增加；椎间孔的直径在腰椎伸、屈位时也有相同的改变。椎管的减小可加重对神经的压迫。此外，也有研究表明，伸直位时腰椎硬膜囊内压力增高，影响硬膜囊内神经结构的血供，可能也与神经源性间歇性跛行的病理形成机制有关。

第三个常见的症状为单纯的下肢放射性疼痛、麻木。症状多为神经根通道狭窄致神经根受压所致，且多为单侧。由于退变性滑脱常见于 $L_{4,5}$，因此症状常累及 L_5 神经根，疼痛放射至大腿后外侧、小腿后侧，有些可至足背。少数椎间隙明显变窄的患者，可由于椎间孔狭窄而出现 L_4 神经根受累的症状，表现为疼痛放射至大腿前侧、膝部及小腿前内侧。

退变性滑脱合并严重椎管狭窄者，有些也可出现马尾神经损害的症状，主要表现为鞍区麻木及大小便功能障碍。但其发生率不高，据统计约占所有退变性滑脱合并椎管狭窄患者的 3％。

退变性腰椎滑脱的体征常是非特异性的，有些患者甚至没有阳性体征。腰部的阳性体征可有：姿势异常，患者常弯腰或屈髋行走；$L_{4,5}$ 棘突间隙可有压痛；小关节退变引起的腰痛，在双侧椎旁可有深压痛；腰部活动度可因疼痛而受限。下肢的体征可有神经根支配区的感觉运动障碍，有些伴有反射减弱或消失。常见的 L_4 滑脱累及 L_5 神经根的体征表现为：小腿外侧和（或）足背内侧的皮肤针刺觉减退，踇背伸肌力减退。少见的 L_4 神经根受累可表现为小腿内侧针刺觉减退，膝腱反射减弱。椎管狭窄严重者可伴有 S_1 神经根或马尾神经受累的体征，前者表现为足背外侧皮肤针刺觉减退，跟腱反射减弱或消失；后者表现为鞍区感觉减退。

五、影像学检查

（一）X 线片

（1）站立位行侧位片检查比卧位不负重的检查对发现滑脱更敏感。

（2）屈曲—过伸动力片：如果腰椎滑移超过 4mm 就可认为动态不稳定；成角变化超过 10°，也认为不稳定。

（二）CT 脊髓造影

（1）可判断椎管狭窄程度。

（2）可评估骨质疏松程度。

（3）能清楚观察关节突关节肥大情况。

（4）有助于发现穿行神经根被下位脊椎上关节突致压情况。

（三）MRI

（1）是检查椎间盘、韧带和神经结构的金标准。

（2）提供神经结构受压的详细信息。

（3）显示关节突关节滑液囊肿形成及黄韧带肥大情况。

六、诊断及鉴别诊断

对于没有症状，只是影像学上有退变性腰椎滑脱者，只能作出影像学上的诊断，临床上不需要特殊处理。

而要对一个疾病作出诊断必须有相应的临床症状、体征及影像学表现，且三者必须相符。某医院对于症状以腰痛为主，没有明显的下肢症状；腰痛伴单纯的下肢放射性疼痛（无间歇性跛行）者，诊断为退变性腰椎滑脱症。而对于以间歇性跛行者为主要症状者，则诊断为腰椎管狭窄症合并退变性滑脱。

不但症状有差别，两个诊断的主要病理形成因素也有差别，腰椎滑脱症可能以滑脱节段的不稳定为主，而腰椎管狭窄症合并退变性滑脱则可能主要为椎管狭窄引起的神经压迫所导致。有鉴于此，两者在治疗方式的选择上也应有不同的侧重点，前者应以稳定为主兼顾减压，对于没有明显神经压迫者，可单纯行融合术；而后者则应以减压为主兼顾稳定。

退变性腰椎滑脱症的鉴别诊断：主要是与各种可引起腰痛和（或）下肢放射性疼痛的疾病，包括腰椎的急慢性损伤、炎症、肿瘤等，以及腰椎间盘突出症等鉴别，对于 L_4 神经根损害的病例，由于疼痛位于大腿前侧及膝部，还应注意与髋、膝关节的疾病相鉴别。

而腰椎管狭窄症合并退变性滑脱则主要应与闭塞性脉管炎等可引起血管源性间歇性跛行的疾病相鉴别。不合并退变性滑脱的腰椎管狭窄症在症状上无法鉴别，但影像学上很容易鉴别。另外，也应注意除神经炎等外的周围神经疾病。

通过仔细询问病史、认真的临床查体，以及适当的影像学检查，常较容易作出诊断及鉴别诊断。时刻牢记，症状、体征及影像学三者相符才能作出诊断。也就是说，没有临床症状及体征，即使影像学有滑脱，也不能作出临床诊断而只能是影像学上的诊断；临床有症状及体征，但影像学上没有滑脱，不能诊断；临床有症状及体征，影像学上也滑脱，但现有的临床表现并不能以滑脱节段的压迫来解释，也不能诊断,这一点在临床工作中最应引起重视。

临床经常碰到一些患者,有临床症状,也有滑脱的影像学表现,但没有相应的定位体征,此时,症状尤其下肢疼痛麻木等症状的出现部位就显得很重要,症状出现的部位往往可提示神经受损的节段,如与滑脱节段相符,即使没有体征也可作出诊断。当然应注意社会心理等方面的疾病。

退变性腰椎滑脱症和腰椎管狭窄症合并退变性滑脱有时可并发颈椎病或胸椎管狭窄症等脊柱其他部位的疾病,腰椎以上的神经压迫以脊髓为主,下肢症状主要表现为无力及麻木,且麻木为整个下肢,而不是呈根性分布,体征以上运动神经元损害为主。如两种疾病并存,则在治疗选择上应首先考虑解决主要症状;如症状难以分清主次,则宜先解除脊髓压迫。因压迫时间过长可能导致脊髓缺血变性等,从而影响疗效;而对于神经根的压迫,则手术时间的早晚对疗效影响不大,当然马尾神经受损例外。

七、治疗

目前一般认为,对于无神经症状的单纯腰痛患者,首选非手术治疗。而对于有神经源性间歇性跛行或下肢放射痛者,则更倾向于手术治疗。

(一)非手术治疗

非手术治疗主要包括卧床休息、药物治疗及物理疗法等。

1.卧床休息

患者卧床休息3～5周往往可使下腰痛及神经根症状得以减轻或缓解。卧床休息可显著减轻椎间关节的载重负荷;由于椎间关节退变及负重引起的创伤性炎症也可因卧床休息而减退。卧床可采取自由的姿势,以减轻站立所引起的负重和姿势性压迫因素。然而,卧床会影响工作及正常生活,因而常难以实行,应向患者说明道理。

2.药物治疗

常用非甾体抗炎药以对症治疗。疼痛严重者也可用吗啡类或其他类型的中枢镇痛药。此外,也可加用肌肉松弛剂。对于有些慢性疼痛者,也可考虑加些抗抑郁药,也可采用药物封闭以缓解急性疼痛。

3.物理治疗

适当的物理疗法可消除肌肉的痉挛与疲劳,对减轻或缓解腰痛是有利的。对于急性期的患者,也可短时间佩戴腰围或支具保护腰部,应避免长时间佩戴后引起的腰背肌失用性萎缩。一旦腰腿痛减轻,应去除支具并注意加强腰背肌功能锻炼。

(二)手术治疗

退变性腰椎滑脱的手术适应证包括:①持续或反复发作的腰痛和(或)腿痛或

间歇性跛行,经正规保守治疗至少3个月无效,影响工作和日常生活;②进行性加重的神经功能损害;③大小便功能障碍。

退变性腰椎滑脱的手术方式经历了一些发展变化,主要包括单纯减压、单纯融合、减压＋不做内固定的融合、减压＋内固定的融合。每一种方式都有其特定的适应人群,为了更好地选择合适的手术方式,术前必须对患者的临床表现及影像学所见进行全面的评估。

临床评估主要是分析患者的主要症状由神经压迫引起,表现为下肢放射性疼痛或间歇性跛行,还是由不稳定引起,表现为机械性腰痛。如以前者为主,则手术的主要目的应为减压,如以后者为主,则手术的主要目的应为融合。

影像学评估主要包括测量椎体滑移的程度,通过伸屈侧位片判断滑脱节段是否有不稳定,是否合并有椎管狭窄和神经压迫,是中央管狭窄还是神经根管狭窄,椎管狭窄是骨性的还是软组织性,关节面的方向如何。同时,还应注意观察滑脱的相邻节段的间盘是否有退变。

通过上述术前评估,如有下列症状一项或以上者,则应考虑在减压的同时兼做融合:症状以腰痛为主或腰痛与腿痛严重程度等同;Ⅱ度滑脱;滑脱节段明显不稳定;严重的中央管狭窄,需做全椎板切除才能达到充分减压;关节面呈明显的冠状排列,减压后可能致滑脱加重。

1.单纯减压术

有学者对1970年至1993年发表的有关退变性腰椎滑脱的论文进行Meta分析,其中有关单纯减压术的11篇,共涉及216例患者,其中2篇为前瞻性随机研究,1篇为回顾性非随机性对照研究,8篇为回顾性无对照的研究。结果显示,单纯减压术的满意率仅为69%,216例中有67例(31%)术后出现滑脱的加重。据报道,用单纯椎板切除术治疗20例退变性腰椎滑脱患者,术后疗效满意率仅为54%,有13例(65%)出现滑脱加重。

但也有疗效比较满意的文献报道,关键在于病例的选择。有学者报道290例老年退变性腰椎滑脱病例,平均年龄67岁。250例为单节段滑脱,40例为双节段滑脱。249例采用了椎板切除减压,41例做了椎板间开窗减压,经过平均10年(1~27年)的随访,术后总满意率达到82%。本组病例的入选标准为:伸屈侧位X线片上滑移小于4mm,成角小于10°~12°,也即滑脱节段相对稳定。因此,该学者认为,对于滑脱节段没有明显不稳定的老年患者,单纯减压术也能取得较好的疗效。

有学者报道一组49例的高龄患者,平均年龄为68.7岁,术前伸屈侧位X线片显示滑脱节段没有过度活动,也没有不稳定。所有病例都做了单纯减压,术后优良率为73.5%,尽管有10%的病例做了内固定融合的翻修手术。对于没有不稳定的高龄患者,为了减少手术创伤,减少围手术期并发症,单纯减压术也是一个较好的术式选择。

除了病例的选择,单纯减压术中还应注意尽量保留腰椎的稳定结构,尤其应尽量保留小关节。一组 47 例的研究表明,退变性滑脱行单纯减压术时,如行全关节切除,术后满意率仅为 33%;而保留关节突的手术满意率可达 80%。

有研究报道,对于以下肢疼痛,尤其是单侧疼痛为主要症状且无明显腰痛或腰痛症状很轻,以神经根管狭窄为主,术前 X 线片显示椎间隙已明显变窄(<2mm),已有明显的骨赘形成,伸屈侧位 X 线片上未见明显不稳定的高龄患者。考虑到患者已高龄,常伴随其他内科疾病,手术的耐受性较差,可选用单纯减压术,并尽量选用创伤小、手术时间短的椎板间开窗减压术。如为一侧神经根管狭窄,则选择单侧开窗减压;如为双侧狭窄,则可选择双侧开窗。如为中央管狭窄,单纯开窗往往难以达到充分减压,一般需选用全椎板切除减压,而全椎板切除术对于已有滑脱的节段大多会造成稳定性的进一步破坏。因此,对于合并严重中央管狭窄的腰椎退变性滑脱病例,不建议做单纯减压术,而主张在减压的同时加做融合术。

2.单纯融合术

早年间,单纯的后路融合术主要是椎板间融合术,曾用于退变性滑脱的治疗,也取得了一些疗效。但由于该术式本身并不能直接减压,融合率也很低,且需要长时间卧床。故目前已基本弃用。

也曾有单纯前路椎体间自体骨融合用于治疗退变性滑脱,也因其不能有效减压及融合率低而渐被弃用。

近年来,随着前路椎体间融合器的研制,又有些学者用前路椎体间融合术治疗退变性腰椎滑脱。其适应证相对较窄,主要用于以腰痛为主,没有下肢症状或症状较轻的病例;症状主要出现在站立或行走时,卧床时明显减轻或消失;影像学上椎管狭窄不重;椎管狭窄主要由于滑脱椎体向前滑移引起,没有明显的间盘突出;后方黄韧带肥厚不重,下位椎的上关节突没有明显增生;年龄一般在 50 岁以下,无明显骨质疏松。也就是说,对一部分主要表现为滑脱节段的不稳定,椎管狭窄不重的病例(也即某医院诊断的部分退变性腰椎滑脱症患者),可选择单纯前路椎体间融合术。通过椎体间融合器的植入,可达到间接减压及融合的目的。

前路手术入路对于骨科医生来说相对较为陌生,而且可能出现腹腔脏器、大血管及交感神经损伤的并发症,故应慎用。但本术式有时可用作后路减压融合术后假关节形成、内固定失败的补救手术。

3.减压+无内固定的融合

已有很多的文献报道减压+无固定的融合能明显提高退变性滑脱病例的临床疗效。Herkowitz 和 Kurz 等做了一项前瞻性随机对照研究,选取 50 例 $L_{3,4}$ 或 $L_{4,5}$

退变性滑脱的病例,分别选择单纯减压或减压＋无内固定融合的术式,结果融合组的疗效满意率是单纯减压组的两倍多,分别为 96％和 44％。而且融合组的疗效优良率(44％)也明显高于单纯减压组(8％)。融合组术后滑脱加重的比率明显低于单纯减压组。因此,对于 $L_{3,4}$ 及 $L_{4,5}$ 退变性滑脱,不管患者年龄、性别、术前椎间隙的高度及术中切除骨性结构的多少,减压后原位融合术的疗效均明显优于单纯减压术。尽管无固定的融合术后有 36％的假关节形成发生率,但并未影响疗效,所有病例均疗效优良。

一项 1970 年至 1993 年发表的文献的 Meta 分析也表明,对于退变滑脱的手术治疗,尽管减压＋无固定融合的融合率有很大差别,为 30％～100％不等,但 90％的患者获得了满意的临床疗效,而单纯减压组的满意率仅为 69％。

关于减压＋无内固定的融合术能明显提高疗效的原因,Cinotti 等认为可能与融合能有效防止骨的再生长,从而防止复发性椎管狭窄有关。学者的一组 40 例腰椎管狭窄手术病例中 16 例合并退变性滑脱,10 例减压加做了融合术,近 9 年后的随访发现,16 例均有骨的再生长,但融合组的骨再生长数量明显少于单纯减压组。因此,学者认为单纯减压术疗效不佳可能与过多的骨再生长导致椎管再狭窄有关。也有部分学者认为,融合术能提高疗效可能与融合后能有效防止滑脱加重有关。

4.内固定的融合

近年来,越来越多的学者倾向于减压融合的同时加用椎弓根螺钉内固定。多数学者认为加用内固定能提高融合率及临床疗效。

Yuan 等报道了一组多中心研究的 2684 例退变性滑脱患者,其中的 81％做了椎弓根螺钉固定,与对照组相比,固定组的融合率明显提高(89％对 70％),脊柱的序列也得到了更好的恢复,神经功能和生活自理能力的恢复也更满意。

Zdeblick 的一组 124 例的前瞻性研究发现,内固定组的融合率为 86％,明显高于无固定组(65％)。内固定组的临床疗效也明显好于无固定组,优良率分别为95％和 71％。

Kornblum 报道一组 58 例无内固定的融合病例,经过 5～14 年(平均 7.7 年)的随访,融合率只有 47％。已融合组的疗效优良率为 86％,而假关节形成组只有56％。而且发现,假关节形成组大部分只在早期(术后 2 年)疗效满意,随着时间的推移,症状往往会复发甚至加重。坚强融合组的优良率并未随着随访时间的延长而明显降低。因此,学者认为加用内固定能达到更好的融合,长期疗效也更优,推荐使用内固定。

但也有些学者提出了不同的看法,认为内固定只能提高融合率,并不能明显提高疗效。

Fischgrund 比较了 67 例退变性滑脱的前瞻性随机研究病例,椎板切除减压术后一组加做椎弓根内固定的融合,另一组为无固定的融合。2 年后随访结果显示,前者的融合率为 82%,明显高于后者 45%。但疗效优良率前者为 76%,后者为 85%,两组间并无显著性差异。

减压＋无内固定的融合术较之单纯减压术能明显提高疗效,尽管目前对于是否加用内固定仍存在争议,但无内固定的融合仍存在一些缺点:①较易出现假关节形成,文献报道高者可达 70%,低者也有 36%;②难以恢复正常的腰椎生理前凸,有些甚至可导致平背及后凸畸形;③术后往往需要佩戴外固定支具,还需要长时间的住院及卧床。因此,某医院认为,对于减压术后需要加做融合的病例,主张在减压融合的同时加做内固定。但对于少数高龄合并多种内科疾病不适合大手术、滑脱间隙已明显狭窄趋于稳定、严重骨质疏松、活动度较小要求不高的患者,也可考虑减压后加做无内固定的融合。

加用内固定有助于提高融合率,减少卧床时间,缩短住院日,避免使用坚强的外固定,也有利于滑脱的复位及功能恢复。内固定的使用需牢记两条原则:①尽量使用短节段固定,一般仅需固定滑脱节段及尾侧相邻一个节段即可;②内固定的使用是为了提高融合率,也即先有融合再有内固定,融合是目的,内固定是手段。切忌本末倒置,只重视固定而忽视融合,甚至只做固定不做融合,这么做的结果很可能导致内固定的失败,影响疗效。

5.融合方式的问题

退变性滑脱的融合方式主要有后外侧融合及椎体间融合两种方式。

(1)后外侧融合:后外侧融合是经典的融合方式,其融合范围包括横突间及关节突间。对于退变性滑脱的手术,后外侧融合仍是最常用的。优点是手术技术简单,易于掌握;属椎管外操作,手术操作相对安全;对神经刺激小;出血少;手术时间短。

某医院曾对腰椎滑脱患者进行随访,81 例Ⅰ度退变性滑脱,后外侧植骨融合率为 88.5%。因此,只要方法得当,后外侧融合有很好的融合率,也能取得很好的临床疗效。后外侧融合成功的关键在于植骨床的准备及移植骨材料的准备,完全显露植骨床包括:双侧横突、椎弓峡部及关节突,去除表面的软组织,作骨表面去皮质,刮除关节软骨。植骨量应尽量充分,植骨材料来源包括:髂骨、椎板碎骨、同种异体骨及人工骨。一般将切下的椎板剪碎呈细条状能基本满足要求。

①植骨床的准备:植骨床包括关节突、椎弓峡部和横突。于上述减压及内固定术完成后,剥离横突表面附着的肌肉及韧带,显露横突全长,用骨刀或微型球磨钻去除横突表面的皮质骨,制成粗糙面。切除融合范围内的双侧小关节的关节囊,用尖嘴咬骨钳或骨刀切除关节软骨。做 L_5S_1 间融合时,应确认骶上切迹和 S_1 上关节突并将其皮质骨去除。

②移植骨材料的准备:将切下的椎板剪碎呈细条状;如植骨量不足,可于髂后另作切口取骨或掺入少量同种异体骨或人工骨。自体骨仍然是目前最常用且融合率最高的植骨材料。同种异体骨或人工骨尽管已在临床使用,但仍存在一些问题,因此不主张单独使用,可掺入自体骨中使用,以补充自体骨的骨量不足。

③植骨:将上述准备好的植骨材料平铺于双侧横突间,并使其与植骨床紧密贴合。

(2)椎体间融合:与后外侧植骨融合术相比,椎体间植骨能提供更大的植骨床面积,更有利于恢复和保持椎间隙的高度,也更符合生物力学要求,因腰椎约80%的应力通过前方椎体或椎体间传导。随着器械的进步及手术技术的不断成熟,椎体间融合的应用也日趋广泛,广义上说,上述植骨融合术的指征都可以作为椎体间融合术的适应证。但椎体间融合手术技术要求较高,手术时间长,出血多,费用增加。对于有下列情况者,为了减轻后方钉棒系统的应力,提高融合率,如患者条件允许,医方技术条件成熟,可考虑选用椎体间融合术:①年轻患者,活动度大,椎间隙高度无明显狭窄;②滑脱节段有明显不稳定;③Ⅱ度或以上滑脱;④滑脱节段曾行椎板切除术;⑤术中减压需切除一侧小关节;⑥滑脱术后假关节形成。一般可在减压术后选用后路 PLIF 或 TLIF,对于极少数因前次后路术后瘢痕粘连严重者,也可考虑前路 ALIF。

①PLIF 的手术步骤。

a.椎间隙的显露:如上述方法作椎板切除及椎弓根内固定。为了更充分地显露椎间隙,椎板切除的范围应较普通减压术时更宽,一般应切除双侧关节突内侧半甚至更宽,但不主张做全关节切除。利用椎弓根钉作椎间隙撑开。

b.椎间盘切除:将神经根和硬膜用神经拉钩缓慢轻柔地拉向中线,切开纤维环,尽可能多地切除椎间盘。

c.椎间隙的处理:用特制的环状刮匙刮除椎间隙的上下软骨终板,将骨性终板刮成粗糙面,尽量保留部分皮质骨,以免植骨块或椎间融合器植入后,嵌入椎体松质骨,发生椎间隙塌陷。注意所有的椎间盘组织必须清除干净,以保证植骨块与椎体间良好的接触。但应小心勿穿透前方纤维环及前纵韧带。

d.植骨:于椎间隙前方植入碎骨块,测量椎间高度,植入合适高度的带三面皮质的髂骨块(另作切口取骨)或合适高度的内含碎骨块的椎间融合器(Cage)。目前一般多用中空方形可透光的 PEEK 椎间融合器。注意植骨块和椎间融合器的植入深度,一般以距椎体后缘不小于 4mm 较为适宜,但也不宜过深。

e.椎间加压:于椎体间适当加压,以使植骨块或 Cage 更好地与椎体植骨床接触,探查植骨块或 Cage 稳定牢靠,透视。

②ALIF 的手术步骤。

a.切口：一般采用前侧腹膜后入路。作左侧旁正中直切口或正中横切口，切开皮肤、皮下组织，切开腹直肌前鞘，显露腹直肌外缘，显露并切开腹直肌后鞘、腹横筋膜和弓形线。此时可见腹膜外脂肪，于腹膜前间隙作钝性剥离。用生理盐水裹着手指或用花生米将腹膜推向中线做腹膜后剥离，显露腰大肌，并将在腰大肌表面走行的输尿管及生殖股神经连同腹膜一起推向中线，直至显露腹主动脉及下腔静脉。

b.椎间盘的显露：L_5S_1 间盘一般位于血管分叉以下，故显露腹主动脉及下腔静脉后，只需结扎切断骶中动脉和骶中静脉，即可显露 L_5S_1 间盘。而对于血管分叉以上的间盘，则须自腹主动脉左侧双重结扎切断腰小动脉、腰小静脉后，将腹主动脉及下腔静脉牵向右侧，才可显露前纵韧带及椎体椎间盘。

c.椎间盘、椎间隙的处理及植骨：同后路椎体间融合。

6.复位的问题

关于是否在术中对退变性滑脱进行复位目前仍有争议。反对者认为滑脱治疗的主要目的是减压及稳定，复位与否本身对疗效并没有太大影响，而且复位会延长手术时间，增加出血量，增加神经损伤的发生率。而支持者则认为，复位可以恢复脊柱的正常序列，达到椎管的间接减压，促进融合。

在一组 47 例的回顾性研究中，Kawakawi 等观察了复位对疗效及腰椎矢状位平衡的影响，通过测量 L_1 中心的铅垂线至 S_1 后上角的水平距离（LASD），发现 31 例矢状位平衡恢复良好（LASD＜34mm），另 16 例矢状位平衡恢复不良（LASD＞34mm），并同时发现平衡的恢复与症状恢复的好坏直接相关，矢状面平衡恢复好者有更好的临床疗效（62％对 44％）。因此，学者强调滑脱复位固定及矢状面平衡恢复的必要性。

近年来，随着内固定器械的不断改进，有研究表明，复位本身并不需要增加太多的手术步骤，大多可在安放连接棒的过程中自动完成，也不会明显增加手术时间及出血量。而且退变性滑脱大多为Ⅰ度，复位相对也较容易。因此，有学者主张应尽量对滑脱进行复位，除非滑脱已经稳定或自发融合。复位可以矫正畸形，有利于恢复脊柱的正常力线及椎间隙高度，使脊柱应力均匀分布，也有利于植骨融合。但复位不是目的，而仅是手段，对于技术条件不成熟或骨质疏松的病例不强求复位。如未复位，为了减轻滑脱节段椎弓根螺钉的应力，常需将固定节段延至滑脱头侧的一个节段（如 L_4 滑脱延至 L_3）。而对于已复位者，可仅融合固定滑脱及其尾侧邻椎共两个节段（如 L_4 滑脱固定融合 $L_{4,5}$ 即可）。这也是滑脱复位的优点之一。

7.手术并发症

（1）神经根或马尾神经损伤：一般为减压过程中的牵拉伤，在后路椎间植骨处理间盘及软骨终板过程中也可能造成神经损伤,助手牵拉神经拉钩时应特别注意要领,要十分轻柔,避免过度向中线牵拉。另外,术野应清楚,如椎管过于狭窄神经根压迫非常严重,宁可牺牲部分小关节以获得充分的侧方显露。螺钉穿透椎弓根皮质也可引起神经损伤,所以一经发现应立即调整螺钉位置。防止该并发症的要点主要在应准确把握好进针点及方向。

(2)植骨不融合或假关节形成:植骨的融合与否跟下列因素有关:①植骨床的条件,包括局部的生物条件(血运、组织条件)和力学环境;②植骨床的准备,包括植骨床的显露是否充分,软组织去除是否彻底,去皮质是否到位等;③植骨材料的质与量,即移植物的来源与数量,新鲜自体髂骨松质骨是目前最理想的植骨材料;④融合的类型,较之其他的融合方式,椎体间融合被认为具有更高的融合率。预防植骨不融合或假关节形成主要应在上述几方面加以注意。

(3)内固定失败:包括断钉、断棒及螺钉松动等。根本的原因是植骨未融合,有假关节形成或未做植骨。应牢记内固定的作用只是暂时的,使用内固定的目的是促进植骨融合,内固定不能代替植骨。没有良好的骨性融合,任何内固定都有可能出现疲劳断裂或松动。影响植骨融合的因素很多,有患者自身的条件包括全身状况及局部因素不佳的原因;也有医源性的因素,包括植骨床的准备不充分,所用植骨材料的量过少或质量较差等。出现内固定失败后,如患者无明显症状,可先作观察。如有症状且已明确症状与内固定失败有关,可考虑拆除原内固定,重新作植骨及固定。

(4)感染:浅层软组织感染多可通过抗生素及换药而治愈。对于内固定术后经久不愈的伤口感染或尽管伤口已愈合,但经常有不明原因的发烧的情况,应想到是否并发深部感染,通过血常规、红细胞沉降率、B超及MRI等常可作出诊断。一旦确诊有深部感染,应尽早作切开引流,清创及对伤口清洗。冲洗液中可适当加用抗生素。冲洗时间视引出物的性状及体温而定,一般不应少于1周,大多可治愈。内固定不必急于拆除,除非少数顽固的感染经上述方法处理无效时,才考虑拆除内固定。

(5)血肿:一般发生在术后24小时内,多为引流不畅所致。如术后出现进行性加重的神经症状,且引流量很少,应警惕硬膜外血肿的发生。情况允许时应做MRI检查以确诊,否则应及时做手术探查。

(6)硬膜破裂及脑脊液漏:减压及放置内固定过程中有可能造成硬膜破裂,谨慎操作可有效防止该并发症的发生。如术中即发现硬膜破裂应尽量缝合。如缝合确有困难,可用明胶海绵覆盖。如术后发现引流物中有脑脊液且量较多,应适当减小负压,待引流管中无明显血性液体而大部分为清亮脑脊液时,可在无负压下适当延长引流管放置时间1~2天,目的是避免形成大的囊腔及脑脊液侵蚀伤口,影响伤口愈合。拔除引流管后还应让患者俯卧或侧俯卧至术后 6～7 天伤口已基本愈合。

(7)固定融合的相邻节段退变：一般发生在融合的上方相邻节段。因此，手术显露及安放内固定时应注意保护上方相邻节段的关节囊及小关节。相邻节段退变多数没有临床症状，若出现症状且已明确与退变有关，可将减压及融合范围向退变节段延伸。

(8)前路椎间植骨的并发症：主要包括腹膜、腹腔脏器、大血管、输尿管的损伤，此外，还可能损伤生殖股神经，造成男性的逆向射精。预防办法主要是在显露过程中尽量用钝性分离，轻易不用手术刀作横向切割。一旦发现损伤，应及时作修补。

8.腰椎滑脱症再手术

影响腰椎滑脱症手术疗效的因素很多，诸如病程、病变的严重程度、手术适应证的选择、手术方式的选择、手术操作的技巧等。上述单一或多个因素均可导致患者手术疗效不佳，有的需要再次手术治疗。对于术后疗效不佳或症状复发的腰椎滑脱患者，首先应了解其引起症状的原因是否与滑脱节段的病理改变有关，其次，应进一步明确首次手术与症状发作间的关系。

(1)再手术原因分析：随着脊柱外科技术的日益普及，目前已有很多基层医院已能开展退变性腰椎滑脱的手术治疗。但由于对疾病认识及手术技术的参差不齐，退变性滑脱术后出现症状缓解不满意、症状复发及手术失败，需要再次手术的病例也屡见不鲜。

导致需要再手术的原因多种多样：早期有一部分病例只做了椎板切除减压或间盘切除，而未做植骨融合，这样有可能使滑脱节段的稳定性进一步被破坏，使滑脱或节段不稳定加重，因此单纯减压术不适合于退变性腰椎滑脱患者。近年来，随着内固定的广泛使用，这类的再手术原因逐渐减少。

减压不充分也是退变性腰椎滑脱再手术的原因之一，对于有神经症状的腰椎滑脱患者，在与其他步骤结合的同时，彻底的减压尤其是神经根管的减压对术后的疗效非常重要。

随着内固定器材的日趋广泛使用，植骨不融合、内固定失败或只做内固定未做植骨，而致内固定失败，滑脱复发或加重，已成为退变性腰椎滑脱再手术的最常见原因。应切记，退变性腰椎滑脱手术的主要目的是彻底减压和稳定融合脊柱，内固定只是作为一种手段，为达到上述目的创造更好的条件。内固定并不能取代植骨，良好疗效的取得最终有赖于坚强的骨性融合。保证植骨融合的关键是植骨床的准备及植骨量的充分，同时应尽量使用自体骨。

内固定的安放不当也是退变性腰椎滑脱再手术的原因之一。为了使滑脱复位更满意，有些医生往往在安放内固定时做椎体间的撑开，但在椎体间缺乏有效支撑的情况下,过度的椎间撑开会使脊柱的应力向后方转移,从而使内固定所受应力增大,易导致内固定断裂。因此,不主张复位时做椎体的撑开,尤其是对于后外侧植骨者。

(2)再手术的术式选择:对于症状复发或加重的腰椎滑脱症术后患者,如已明确症状的出现与滑脱节段处理不当或失误有关,且经保守治疗无效,则应再次手术治疗。再次手术的目的仍是彻底减压及稳定融合脊柱。

由于已经有过一次手术史,对于首次手术经后路减压者,再次手术时,仍可从后路进行减压,但应注意仔细分离硬膜外瘢痕。减压可自瘢痕周围正常的骨组织开始。应注意保护硬膜和神经根,由于神经根周围也有较多的瘢痕粘连,因此抗牵拉性能不如首次手术。

腰椎滑脱症手术失败的原因,大多与滑脱节段的稳定性未能很好地保持甚或加重有关。因此,对于腰椎滑脱症的再手术,保证植骨融合,稳定脊柱,就显得更加迫切。

对于前次手术为前路椎间植骨,单纯间盘切除或虽已行椎板切除减压但切除范围不大,也未做后外侧植骨的患者,再次手术时仍可从后方入路,行扩大的椎板减压,后外侧横突关节突间植骨,髂骨取骨术。为了促进植骨的融合,推荐同时加用椎弓根内固定。

对于前次已行广泛椎板切除术,滑椎复发局部有后凸畸形者,尤其对再手术又需行后路扩大减压的患者,术中可利用的后外侧小关节横突间植骨床有限,植骨床的条件也差,推荐使用椎体间融合(PLIF 或 TLIF)＋后路椎弓根系统复位内固定。椎体间融合可分散脊柱后方的载荷,椎体间可提供更大的融合面积,也有利于恢复椎间高度,扩大椎间孔缓解神经根压迫,对恢复腰椎生理前凸也有帮助。

对于后方压迫不重,主要原因为局部不稳定,且后方减压范围已很广泛瘢痕粘连较重者,也可选择前路椎体间融合术(ALIF)。

(李嘉程　陈文明)

第五节　脊柱侧凸

一、特发性脊柱侧凸

脊柱侧凸是指脊柱向侧方弯曲在冠状面上形成的脊柱畸形。脊柱侧凸可分为非结构性与结构性两类。特发性脊柱侧凸(AIS)是结构性脊柱侧凸最常见类型。病因不明,通过排除法获得诊断,可能与遗传因素、褪黑激素水平低等有关。

（一）诊断步骤

1.病史采集要点

（1）年龄：发生于 18 岁以下，以青少年为多。

（2）脊柱畸形：是否存在胸椎和（或）腰椎畸形。

（3）疼痛：是否存在胸腰椎疼痛及上肢和下肢疼痛。

（4）大小便功能：是否有失禁或潴留等。

2.体格检查要点

（1）脊柱畸形：畸形的部位、是否有剃刀背、冠状位不平衡的估计。肩的高低与不对称。

（2）Adam 前屈试验：是一种易行而敏感的临床检查方法。

（3）侧凸柔软性检查：让患者向病变侧或对侧侧屈，临床也能估计侧凸的柔软性。

（4）神经功能检查：虽然脊柱侧凸的神经并发症非常少见，但仔细的神经功能检查是必不可少的。腹壁反射的不对称，可能是脊髓空洞症仅有的异常表现。脊柱本身异常，如脊髓栓系综合征或脊髓纵裂引起的神经功能障碍，能通过细心的检查发现。单侧或双侧肌力下降而没有感觉异常，可能是脊髓灰质炎和肌营养不良。皮肤存在牛奶咖啡斑提示为神经纤维瘤病。

（5）骨骼发育成熟情况评价：记录患者的第二性征，如乳房发育、阴毛、声音改变及系列的身高变化。

（6）下肢检查：长度、大小及对称情况。足部畸形等。

（7）检查冠状位平衡情况。

3.辅助检查要点

X 线检查：摄直立位全脊柱后前位及侧位片，包括胸廓及骨盆。Cobb 角是用于测定脊柱侧凸程度的标准方法。为准确测定脊柱弯曲的进展程度，必须保证每次测量在相同的节段，并列表便于比较。卧位侧屈摄片对脊柱的柔软性，手部 X 线片通过显示指骨、尺桡骨的生长情况来精确估计患者的骨龄。摄骨盆片了解骨骺出现情况及三叉软骨闭合情况，判断骨龄。

一般无需 MRI 或 CT 检查，为排除其他病变可考虑这两项检查。必要时诱发电位与肌电图检查可排除神经病变。

（二）诊断对策

1.诊断要点

（1）AIS 的诊断是通过排除法获得。AIS 常在青少年起病，偶有家族史，通常呈渐进性进展，一般无神经损害，极少数出现腰痛。根据病史、临床症状体征与影像学检查，排除其他类型的脊柱侧凸。

（2）X线影像特征:脊椎结构性无明显改变,少数早发性脊柱侧凸的顶椎可有轻度楔样改变;侧弯弧度呈均匀性改变,不会出现短弧或锐弧;具有一定的呈均匀变化的柔韧性;胸弯以右侧凸多见;前凸型脊柱侧凸多见;椎体大多是转向凸侧,后柱转向凹侧。

（3）X线片测量:前后位片测量各侧凸的 Cobb 角。测定颈铅垂线与骶骨垂线的距离。Risser 征估计骨骼成熟度。测定椎体的旋转度。侧位片测量后凸或前凸角度,测量矢状位平衡等。侧屈位片决定侧凸分型、柔软度及融合节段。

（4）侧凸进展的危险因素:

骨骼的成熟度:三叉软骨开放、Risser 分级为 0～1 级、月经前。

弯曲部位:胸弯进展小于腰弯。

弯曲角度:大的角度更易进展;成熟脊柱进入成年后每年进展约 1°;胸腰弯和腰弯的角度大于 40°,成年后进展(特别冠状位失代偿)。

2.临床分类

（1）根据脊柱侧凸发病时的年龄可分为婴儿型脊柱侧凸（0～3 岁）、儿童型脊柱侧凸（4～9 岁）、青少年型脊柱侧凸（10～16 岁）。

（2）根据顶椎的位置可分为单个主胸弯、胸腰椎主侧凸、单个主腰弯、胸腰双主弯、胸椎双主弯、颈胸段主侧凸、多个互补性脊柱侧凸。

（3）根据 King 分类可分为以下 5 型:

King Ⅰ 型:胸弯和腰弯均超越骶骨中线,呈"S"型,腰段弯曲大于胸段弯曲,胸弯的柔软性大于腰弯;若胸段弯曲大于或等于腰段,则腰段弯曲比胸段更僵硬。

King Ⅱ 型:胸弯和腰弯均超越骶骨中线,呈"S"型,胸段弯曲等于或大于腰段弯曲,胸弯的旋转大于腰弯,卧位 Bending 相腰弯的柔软性大于胸弯,稳定椎常为 T_{12} 或 T_{11} 或 L_1。

King Ⅲ 型:胸段弯曲,继发的腰弯不超越中线,且腰弯呈非结构性,侧屈相腰弯非常柔顺,站立位上腰弯一般无旋转。

King Ⅳ 型:为一累及较多脊椎的长胸弯,顶椎通常在 T_{10},L_4 倾斜进入该长胸弯内,外观畸形明显,但 L_5 仍位于骶骨中央。

King Ⅴ 型:双重胸段侧弯,上下胸弯均为结构性,T_1 向上胸弯的凹侧倾斜,且在 Bending 相上表现为结构性弯曲,T_6 常为两弯的交界椎。临床上常有左肩升高。

3.鉴别诊断要点

（1）先天性脊柱侧凸:是脊柱胚胎发育异常所致,发病较早,多在婴幼儿期被发现,为脊椎的结构性异常和脊椎生长不平衡,X线摄片可发现脊椎有结构性畸形。

（2）神经肌源性脊柱侧凸:可分为神经源性和肌源性两种,前者包括上运动神经元病变的脑瘫、脊髓空洞等和下运动神经元病变的小儿麻痹症等。后者包括肌营养不良,脊髓病性肌萎缩等。

(3)神经纤维瘤病并发脊柱侧凸:其X线特征为短节段的成角型的后凸型弯曲,脊椎严重旋转甚至发生脊柱旋转脱位、椎体凹陷等,当临床符合两个以上的标准时即可诊断。①发育成熟前的患者有直径5mm以上的皮肤咖啡斑6个以上或在成年后的患者直径大于15mm;②2个以上任何形式的神经纤维瘤或皮肤丛状神经纤维瘤;③腋窝或腹股沟部皮肤雀斑化;④视神经胶质瘤;⑤2个以上巩膜错构瘤;⑥骨骼病变,如长骨皮质变薄等;⑦家族史。

(4)间充质病变并发脊柱侧凸:如马方综合征、Ehlers-Danlos综合征等可以以脊柱侧凸为首诊。马方综合征的特征表现为:①本病多发生于青年;②有家族史,或家族性猝死者;③眼部病变:晶状体脱位、半脱位;④心血管病变:有主动脉根部增宽,动脉夹层或动脉瘤,主动脉关闭不全及二尖瓣脱垂等表现;⑤骨骼异常:肢体细长、韧带松弛、脊柱侧凸及漏斗胸等。具备上述特征中的两点或两点以上就可诊断马方综合征。Ehlers-Danlos综合征通过详细体检可以提示,如韧带松弛、鸡胸或漏斗胸等。

(5)骨软骨发育障碍并发脊柱侧凸:如多种类型的侏儒症,最常见的是脊椎干骺发育不良,这类患者与代谢性疾病患者不同的是他们的临床生化检查是正常的。脊椎干骺发育不良,因为累及脊柱和四肢长骨的生长,因而表现为躯干的缩短。

(6)代谢障碍疾病合伴脊柱侧凸:如各种类型的黏多糖病,黏多糖脂质沉积症、高胱胺酸尿症、成骨不全等。黏多糖病是一种由酶缺陷造成的酸性黏多糖不能完全降解的溶酶体累积病。

(7)合并脊髓病变的脊柱侧凸:如Chiari畸形伴/不伴脊髓空洞。

(8)"功能性"或"非结构性"侧凸:这类脊柱侧凸可由姿态不正、神经根刺激、下肢不等长等因素所致。如能早期去除原始病因,脊柱侧凸能自行消除。

(9)其他原因的脊柱侧凸:如放疗,广泛椎板切除,感染,肿瘤均可致脊柱侧凸。

(三)治疗对策

1.治疗原则

防止畸形的发展及矫正畸形。

2.治疗方案

(1)保守治疗。

①观察:小于20°的侧凸,大多数不进展,根据进展的危险因素决定4～6个月摄片复查。

②支具治疗:弯曲轻(20°,45°)以及骨骼未发育成熟(Risser征),而侧凸有加重的危险时,支具治疗是适应证。支具治疗的目的是稳定脊柱弯曲在目前的程度,直

到骨骼发育成熟。矫正畸形不是支具的主要目的。顶椎位于 T_7（含 T_7）以下的胸椎及腰椎侧凸适合用臂下的 Boston 支具。而顶椎位于 T_7 以上的侧凸，需戴一个腋环及下颌托的 Milwaukee 支具。患者每天戴支具最少 20 小时，每 4～6 个月摄片一次，监测侧凸变化，并注意处理支具引起的任何并发症。去除支具的时间，一般通过观察骨龄，当骨发育达到成熟及有明显第二性征出现，可结束支具治疗。

（2）手术治疗。

①手术指征：尽管已用支具，患者侧凸仍进行性发展，应该考虑外科治疗，其他外科治疗的适应证包括：未发育成熟，进行性侧凸，侧凸 40°～50°；侧凸大于 50°；明显的躯干失代偿；胸腰弯和腰弯的角度大于 40°，伴冠状位失代偿。

②入路选择：a.前路矫形手术。主要用于侧屈 X 线片显示腰椎能良好去旋转和水平化的腰椎侧凸和胸腰椎侧凸。单纯的胸椎脊柱侧凸（特别是青少年特发性脊柱侧凸的 King Ⅱ 型和 King Ⅲ 型），Cobb 角小于 90°且侧弯较柔软，也是前路手术指征。严重的脊柱侧凸和伴有明显后凸的患者应当属于前路矫形的禁忌证。b.后路矫形手术。各种需要手术治疗的脊柱侧凸都可以通过后路三维节段性内固定进行矫形。胸段的柔软脊柱侧凸＜70°可行单纯后路矫形内固定，大于 90°的脊柱侧凸多需先行前路松解，而 70°～90°的患者则根据畸形僵硬程度、侧凸类型等决定是否先行前路脊柱松解。

对于角度较小、柔韧度大于 50％和 Cobb 角小于 70°的脊柱侧凸可以通过一期后路内固定矫形。对于 70°～90°的柔韧性好的神经肌源性脊柱侧凸也可一期矫形。脊柱僵硬、侧屈位 X 线片被动矫形差或残留角度大于 40°以及站立位 Cobb 角大于 90°的脊柱侧凸需行一期前路松解，术后牵引。Risser 分级小于 1 级，仍然具有生长潜能的年幼患者为避免后路内固定后出现曲轴现象，需先行一期前路骨骺阻滞再行二期后路矫形内固定。

③畸形矫正：外科治疗的主要目标是防止侧凸的发展与获得一个平衡的脊柱，矫正畸形应为次要地位。通过仔细融合病变脊柱节段能达到治疗目的。必须牢记，应用脊柱内固定器械的目的是保持弯曲矫正及利于融合。脊柱内固定器械不应该是外科治疗的集中点。基本原则是融合区应该包括整个病变的节段，即自颅侧稳定椎至尾侧稳定椎。

三维矫正的概念是目前脊柱侧凸矫正广泛接受与取得良好效果的方式。其通过多钩或多椎弓根钉、双棒及两棒的中间连接达到。矫正技术去旋转矫形、后路平移矫形、后路原位弯棒矫形与撑开与压缩矫正等。需进一步强调的是，仔细的脊柱融合才是外科手术最重要的目标，这一目标不能因使用任何方法及任何器械而削弱。

④并发症：早期并发症包括脊髓与神经根损伤、出血、感染等。晚期包括假关

节形成、曲轴现象、未融合节段的退变加速、感染等。其中防止脊髓损伤与减少术中出血是脊柱侧凸矫形最重要的方面。

任何手术操作都必须尽最大努力保护脊髓。术中唤醒实验可提示脊髓损伤与否。当畸形矫正完成后,唤醒患者,要求其活动双足,如果不能活动,提示瘫痪存在,必须采取措施。如果患者能活动足部,该实验的优点是它的可靠性,但术前准备或麻醉控制不恰当,可能影响试验的实施和其有效性。由于术中多次实施试验较困难,因此,要知道在手术哪一步损伤神经是不可能的。

术中体感与运动诱发电位监测能在整个手术过程中使脊髓不同神经束的功能得到重复或持续的监测。神经损伤能得到及时发现,以便医生能采取适当的措施来防止永久性损伤发生。

术中自体血回收可减少异体输血量。

(四)术后观察及处理

(1)按常规观察引流并可在 48 小时内拔除。

(2)术后次日即可下床站立和行走,佩戴支具。

(3)若术中椎弓根钉安置不良,术后行胸部 X 线检查及腹部检查以排除重要血管和内脏损伤。

(4)定期随访矫正度有无丢失或内固定失败等并发症。

(5)逐渐加大活动量,6~12 个月恢复至正常。

二、先天性脊柱侧凸

先天性脊柱侧凸分为椎体形成不良(Ⅰ型),椎体分节不全(Ⅱ型)和混合型。混合型包括形成不良、分节不全并肋骨畸形。通过影像学检查充分认识畸形椎体异常的解剖关系和部位。

(一)诊断步骤

1.病史采集要点

(1)年龄:发现畸形的时间。

(2)脊柱畸形:是否存在胸椎和(或)腰椎畸形。

(3)疼痛:是否存在胸腰椎疼痛及上肢和下肢疼痛。

(4)大小便功能:是否有失禁或潴留等。

(5)其他先天性畸形:先天性中枢神经系统畸形、泌尿系统畸形或心脏异常。

2.辅助检查要点

因为 30%~40%的患者合并椎管内异常,如脊髓空洞、脊髓栓系、脊髓纵裂等,MRI 对发现这些异常非常重要。患者畸形严重时 MRI 也不能获得清晰图像时,往往需要行脊髓造影检查。CT 薄层扫描与重建对判断畸形的类型也有帮助。

超声检查对泌尿系畸形的诊断很有帮助。

(二)诊断对策

1.诊断要点

根据病史、临床症状体征与影像学检查,诊断较容易。根据 X 线影像及 CT 检查,明确畸形的部位、分型、侧凸的角度、代偿弯的角度及柔软度等。

估计侧凸进展,需考虑下列因素:畸形类型、部位、数量、初发现时畸形严重性、脊柱两侧生长的潜能等。

2.临床分类

(1)椎体形成不良:椎体形成不良(先天性脊柱畸形Ⅰ型)可以是典型的分节完全、单一椎弓根、楔形半椎体或与相邻椎体融合的封闭型半椎体。分节完全的单一半椎体进展最快,而上下椎间隙均封闭的完全封闭型半椎体畸形进展很慢。而两侧交替出现半椎体的畸形常常出现代偿而使脊柱的轴线相对正常。此外,畸形在早期常进展缓慢,青春期可迅速加重。

(2)椎体分节不全:分节不全(先天性脊柱畸形Ⅱ型)。常见于胸椎,多为两个或数个椎体的一侧有骨桥相连,椎体间常有正常的椎间盘。因骨桥的阻碍,骨桥侧生长慢而成凹侧。骨桥联结的椎体越多,畸形越重,相邻椎体间的椎间隙越宽,畸形越明显。

虽然形成不良和分节不全是不同的分类,但两种畸形常合并出现,根据不同的组合,病变进展常不相同。85%的患者到成年存在进展。在不能确定病变进展的速度之前,常需密切观察畸形进展情况。

3.鉴别诊断要点

先天性脊柱侧凸诊断无困难,主要注意与结核后遗症及肿瘤不对称破坏鉴别。

(三)治疗对策

1.治疗原则

原则上应该早期处理,阻止不平衡的脊柱生长,防止畸形的发展,同时矫正畸形。

2.治疗方案

(1)非手术治疗:密切定期观察畸形的进展。对先天性脊柱侧凸有效的非手术治疗方法不多,支具只对少数长节段与柔软的侧凸有效,对短节段成角的控制不佳。而大多数患者为短而僵硬的畸形。支具治疗适应证:①畸形较柔软,长弧形侧弯;②牵引或向对侧弯时畸形能部分纠正;③对侧弯上下发生的代偿性侧弯是有效的。应用支具后侧弯仍进行性加重时,则应停用支具。此外支具可作为手术矫正中的辅助治疗。

(2)手术治疗:主要有四种手术方式,后路融合术、前后路融合术、凸侧骨骺阻滞术、半椎体切除术。

①后路融合术:简单安全,曾被认为是治疗先天性脊柱侧凸的经典方法。手术需要融合整个侧弯节段以及两侧椎板,常需要取自体髂骨和部分使用异体骨。单纯行凸侧椎板融合起不到治疗作用,期望凹侧自行生长以矫正畸形的想法是不现实的,这种手术不能控制侧弯的发展,反而可能由于曲轴现象而加重脊柱旋转畸形。对年龄大的儿童(<10岁),增加内固定器械,可同时矫正畸形。

②前后路融合术:增加前路手术切除椎间盘及软骨终板,可减少假关节的形成与曲轴现象。后路可同时器械矫正。适用于Risser分级为0级或三角软骨未闭合的幼儿。

③凸侧骨骺阻滞术:前后路凸侧骨骺阻滞术是在凸侧行前路半侧椎体骨骺固定和后路半侧突间关节融合术,保留凹侧的生长潜能,随着凹侧的生长,使侧凸自发矫正。适用于年龄小于6岁、涉及节段小于7个、凹侧有生长潜能的患儿。该术式虽然可阻止多数侧凸的进展,但侧凸的进展还取决于凹侧生长能力,疗效不确定,且矫形能力差、外固定时间长。而且需要前后路手术同期进行,较复杂,不适合严重长节段脊柱侧凸。如果凹侧存在未分节的骨桥,则不会自动矫正。该术式也可同时于凹侧进行器械撑开或凸侧压缩。

④半椎体切除术:半椎体是先天性脊柱侧凸致畸因素之一,半椎体的存在导致脊柱产生弯曲并进行性加重。半椎体切除是一种理想的治疗方法,该术式既可控制弯曲发展,又能矫正弯曲。手术可通过前后路两次手术完成,一期前路切除半椎体、椎间盘,完成脊柱松解,二期后路器械矫形固定;也可同期前后联合手术。由于前后路手术创伤大,手术过程烦琐,且前路手术后脊柱相对不稳定,改变体位时有损伤脊髓的风险。因此,近年很多医生采用单纯后路半椎体切除固定术。内固定方面,目前常用的是椎板钩和椎弓根钉,椎弓根钉固定牢固,矫正畸形及维持矫正的效果好,是理想的选择。

a.适应证:半椎体切除术的适应证仍存在争议,并无统一看法,手术医生根据自己的经验对手术适应证的把握也不尽相同。主要为:腰骶段的半椎体;伴有后凸畸形的半椎体侧弯畸形;侧弯明显,成角大或畸形进展快。患者年龄越小,脊柱柔韧性越好,矫正效果越好,融合范围也相对短。建议在2~5岁时手术较为安全。在继发的代偿性侧凸尚未形成结构性改变之前手术。

b.禁忌证:半椎体伴对侧分节不良,单纯半椎体切除矫正畸形困难。复杂畸形,单纯半椎体不能解决。

c.并发症:硬膜、脊髓和神经损伤,内固定松动、椎弓根切割,不融合,畸形加重等。

d.手术难点和注意事项:先天性脊柱侧凸常可合并椎管内异常。McMaster统计 251 例先天性脊柱侧凸,46 例合并有脊髓异常,占 18.3%。其中脊髓纵裂最常见,为 41 例。Blake 等对 108 例行 CTM 检查,发现脊髓异常发生率高达 58%,其中脊髓纵裂占 21%。鉴于先天性脊柱侧凸合并脊髓异常比例较高,对拟行手术治疗的患儿应常规行 MRI 检查,以免遗漏脊髓异常。目前对合并有椎管内异常者,尤其是椎管内纵隔,脊髓纵裂等,如有神经症状,在脊柱矫形前应先行合并疾患的治疗,防止脊髓的进一步损害。手术难点在于半椎体的切除,特别是胸段,脊髓不能牵拉,要完全切除半椎体,有时困难,椎体出血一般可用骨蜡,当用磨钻切除椎体时,可减少出血,大量的出血往往来自椎管内静脉丛,有时止血困难。可用棉片、明胶海绵及胶原蛋白海绵止血。术中采用控制性降压,可减少出血量,有条件可进行自体血回输。

保护好椎前的血管很重要,在切除半椎体前,要将半椎体侧面及前面完全骨膜下剥离并用撬板保护,骨膜下剥离可减少出血。尽可能将半椎体切除不但可获得好的矫形,也可减少复发,如确实困难时,可保留部分椎体,该侧的上下椎间盘(包括软骨板)必须切除,显露软骨下骨,只有植骨融合后,畸形才不会继续加重。

选择融合节段非常重要,融合节段错误,术后畸形将加重。先天性脊柱侧凸与特发性不同,融合节段的选择仍没有大家公认的标准,依据患者年龄、畸形类型、侧凸程度、代偿性弯曲结构性改变程度及稳定程度等情况确定,与医生的经验有很大的关系,术前应根据全脊柱站立正侧位及仰卧左、右侧屈位 X 线片,确定融合及内固定水平。一般来说所有的结构性病变节段必须包括在融合的节段内。对于幼儿,融合范围可能只需半椎体的上下各一个节段,甚至只需单侧固定;对较大的儿童需双侧固定,当上下代偿性弯曲形成结构弯曲时,必须将固定延长包括所有结构病变的节段,一般远端应固定至稳定椎或稳定区。长节段固定主要用于年龄大,畸形程度重,代偿性弯曲伴有明显结构性改变者。

矫正主要通过第一根棒的加压力量来完成,第二根棒的撑开矫形力量有限。第二根棒可增加脊柱与内固定间的稳定性,保持矫形效果。

术中进行诱发电位监测脊髓功能,减少脊髓损伤的机会。

(四)术后观察及处理

术后常规使用抗生素预防感染,引流管于 24～48 小时内拔除。术后 1 周在支具保护下逐步活动,术后需支具保护半年。

三、神经肌肉型脊柱侧凸

(一)概述

(1)支具治疗不能阻止此型脊柱侧凸的自然进程。

(2)比较小的该型侧凸往往需要很长节段的融合。

(3)往往需要多钩、多螺钉固定,也可行椎板下钢丝节段性 Luque 手术。

(4)并发症发生率较高。

(二)脑瘫

(1)由于两侧椎旁肌力量不平衡而引起脊柱侧凸。

(2)手术指征:侧弯超过 50°。

(3)手术融合节段。

①对可行走的患者,从近端稳定椎融合至远端稳定椎。

②对不能行走的患者,从 T_2 融合到骨盆。

(4)通常行后路手术,但侧弯超过 100°者可能还需行前路手术。

(三)脊髓脊膜膨出

(1)先天缺陷引起脊膜和脊髓暴露在外,可能存在大小便及肢体运动和感觉障碍。

(2)发病率 1/1000,与怀孕期缺乏叶酸有关。

(3)15%患者对乳胶过敏。

(4)由于患者往往存在神经功能受损,需行 MRI 检查。

(5)手术:坐姿维持困难或压疮进行性加重的患者需要手术治疗脊柱畸形,往往需要前后路联合手术。

(6)出现脊柱畸形原因:先天性、肌力不平衡、脊髓栓系、脑积水。

(四)脊髓性肌肉萎缩

(1)由于脊髓前角神经元功能病变引起进展性肌肉无力。

(2)分三型。

Ⅰ型(Werdnig-Hoffmann 病):新生儿期即发病,2 岁死亡。

Ⅱ型:5~6 个月发病。

Ⅲ型:3 岁前发病,15 岁时由于进行性肌肉萎缩无力患者丧失行走能力。

(3)手术:脊柱侧凸进行性发展可考虑手术,侧弯大的年轻患者应行前后路联合手术,侧弯小的老年患者仅行后路手术。

(五)Duchenne 肌营养不良

(1)为 X 连锁的隐性遗传疾病。

(2)一般在患者因疾病进展丧失行走功能,需要坐轮椅之后才由于肌肉力量失衡出现脊柱畸形。

(3)手术进行全身麻醉时发生恶性高血压的可能性很高。

(4)术前需要仔细检查肺功能及心脏功能。

(5)手术:进展超过 25%~30%患者需要手术,使用后路 T_2 到骶骨融合术。

(马　亮　杨灵森)

第五章　骨与关节疾病

第一节　化脓性关节炎

化脓性关节炎为关节内化脓性感染。多见于儿童，好发于髋、膝关节。

一、病因

最常见的致病菌为金黄色葡萄球菌，可占 85％ 左右；其次为白色葡萄球菌、淋病双球菌、肺炎球菌和肠道杆菌等。

二、细菌进入关节内的途径

1.血源性传播

身体其他部位的化脓性病灶内细菌通过血液循环传播至关节内。

2.局部蔓延

邻近关节附近的化脓性病灶直接蔓延至关节腔内，如股骨头或髂骨骨髓炎蔓延至髋关节。

3.开放损伤

开放性关节损伤发生感染。

4.医源性

关节手术后感染和关节内注射皮质类固醇后发生感染。

三、病理解剖

化脓性关节炎的病变发展过程可分为三个阶段，这三个阶段有时演变缓慢，有时发展迅速而难以区分。

1.浆液性渗出期

细菌进入关节腔后，滑膜明显充血、水肿，有白细胞浸润和浆液性渗出物。渗出物中含多量白细胞。本期关节软骨没有破坏，如治疗及时，渗出物可以完全被吸收而不会遗留任何关节功能障碍。本期病理改变为可逆性。

2.浆液纤维素性渗出期

病变继续发展，渗出物变为浑浊，数量增多，细胞亦增加。滑膜炎症因滑液中出现了酶类物质而加重，血管的通透性明显增加。多量的纤维蛋白出现在关节液中。纤维蛋白沉积在关节软骨上可以影响软骨的代谢。白细胞释放出大量溶酶体，可以协同对软骨基质进行破坏，使软骨出现崩溃、断裂与塌陷。修复后必然会出现关节粘连与功能障碍。本期出现不同程度的关节软骨损毁，部分病理已成为不可逆性。

3.脓性渗出期

炎症已侵犯至软骨下骨质，滑膜和关节软骨都已破坏，关节周围亦有蜂窝织炎。渗出物已转为明显的脓性。修复后关节重度粘连甚至纤维性或骨性强直，病变为不可逆性，后遗有重度关节功能障碍。

四、临床表现

原发化脓性病灶表现可轻可重，甚至全无。一般都有外伤诱发病史。

起病急骤，有寒战高热等症状，体温可达 39℃ 以上，甚至出现谵妄与昏迷，小儿惊厥多见。病变关节迅速出现疼痛与功能障碍，浅表的关节如膝、肘和踝关节，局部红、肿、热、痛明显，关节常处于半屈曲位，使关节腔内的容量最大，而关节囊可以较松弛以减少疼痛。深部的关节如髋关节，因有厚实的肌肉，局部红、肿、热都不明显，关节往往处于屈曲、外旋、外展位。患者因剧痛往往拒做任何检查。关节腔内积液在膝部最为明显，可见髌上囊明显隆起，浮髌试验可为阳性，张力高时使髌上囊甚为坚实，因疼痛与张力过高有时难以做浮髌试验。

由于关节囊坚厚结实，脓液难以穿透，一旦穿透至软组织内，则蜂窝织炎表现严重，深部脓肿穿破皮肤后会成为瘘管，此时全身与局部的炎症表现都会迅速缓解，病变转入慢性阶段。

五、临床检查

1.实验室检查

周围血象中白细胞计数增高，可至 $10 \times 10^9 / L$ 以上，并有大量中性粒细胞。红细胞沉降率增快。关节液外观可为浆液性(清澈)、纤维蛋白性(混浊)或脓性(黄白色)。镜检可见多量脓细胞或涂片做革兰氏染色，可见成堆阳性球菌。寒战期抽血培养可检出病原菌。

2.X线表现

早期只可见关节周围软组织肿胀的阴影，膝部侧位片可见明显的髌上囊肿胀，儿童病例可见关节间隙增宽。出现骨骼改变的第一个征象为骨质疏松；接着因关节软骨破坏而出现关节间隙进行性变窄;软骨下骨质破坏使骨面毛糙,并有虫蚀状骨质破坏。一旦出现骨质破坏,进展迅速并有骨质增生使病灶周围骨质变为浓白。至后期可出现关节挛缩畸形,关节间隙狭窄,甚至有骨小梁通过成为骨性强直。邻近骨骼出现骨髓炎改变的也不少见。

六、诊断

根据全身与局部症状和体征,一般不难诊断。X线表现出现较迟,不能作为诊断依据。关节穿刺和关节液检查对早期诊断很有价值,应做细胞计数、分类、涂片革兰染色找出病原菌,抽出物做细胞培养和药物敏感试验。

七、鉴别诊断

需与下列疾病作鉴别:

1.关节结核

发病比较缓慢,低热盗汗,罕见有高热,局部红肿,急性炎症表现不明显。

2.风湿性关节炎

常为多发性、游走性、对称性关节肿痛,也可有高热,往往伴有心脏病变,关节抽出液澄清,无细菌;愈后不留有关节功能障碍。

3.类风湿性关节炎

儿童病例亦可有发热,但关节肿痛为多发性,往往可以超过3个,且呈对称性,部分病例为单关节型,鉴别困难。抽出液作类风湿因子测定,阳性率高。

4.创伤性关节炎

没有发热,抽出液清或为淡血性,白细胞量少。

5.痛风

以踇趾、跖趾关节对称性发作最为常见,夜间发作,亦可有发热,根据部位与血尿酸增高可鉴别;关节抽出液中找到尿酸钠盐结晶,具有诊断价值。

八、治疗

1.早期足量全身性使用抗生素

原则同急性血源性骨髓炎。

2.关节腔内注射抗生素

每天做一次关节穿刺,抽出关节液后注入抗生素。如果抽出液逐渐变清,而局部症状和体征缓解,说明治疗有效,可以继续使用,直至关节积液消失,体温正常。如果抽出液性质转劣而变得更为混浊甚至成为脓性,说明治疗无效,应改为灌洗或切开引流。

3.关节腔灌洗

适用于表浅的大关节,如膝部在膝关节的两侧穿刺,经穿刺套管插入两根塑料管或硅胶管留置在关节腔内。退出套管,用缝线固定两根管子在穿刺孔皮缘以防脱落。一根为灌注管,另一根为引流管。每日经灌注管滴入抗生素注射液 2000～3000mL。引流液转清,经培养无细菌生长后可停止灌洗,但引流管仍继续吸引数天,如引流量逐渐减少至无引流液可吸出一日局部症状和体征都已消退,可以将管子拔出。

4.关节切开引流

适用于较深的大关节,穿刺插管难以成功的部位,如髋关节,应该及时作切开引流术。切开关节囊,放出关节内液体,用生理盐水冲洗后,在关节腔内留置 2 根管子后缝合切口,按上法做关节腔持续灌洗。

关节切开后以凡士林油布或碘仿纱条填塞引流往往引流不畅而成瘘管,目前已很少应用。

为防止关节内粘连并尽可能保留关节功能,可做持续性关节被动活动。在对病变关节进行了局部治疗后即可将肢体置于下(上)肢功能锻炼器上做 24 小时持续性被动运动,开始时有疼痛感,很快便会适应。至急性炎症消退时,一般在 3 周后即可鼓励患者做主动运动。没有下(上)肢功能锻炼器时,应将局部适当固定,用石膏托固定或用皮肤牵引以防止或纠正关节挛缩。3 周后开始锻炼,关节功能恢复往往不甚满意。

后期病例如关节强直于非功能位或有陈旧性病理性脱位者,需行矫形手术,以关节融合术或截骨术最常采用。为防止感染复发,术前、术中和术后都需使用抗生素。此类患者做人工全膝关节置换术感染率高,需慎重考虑。

(马 亮 郝光亮)

第二节 股骨头坏死

股骨头坏死为股骨头血供中断或受损,引起骨细胞及骨髓成分死亡及随后的修复,继而导致股骨头结构改变,股骨头塌陷,引起患者关节疼痛、关节功能障碍的疾病,是骨科常见的难治性疾病之一。

一、诊断步骤

(一)病因及发病机制

1.病因

股骨头坏死的病因较多,总体上可分为两大类:

(1)创伤性因素:为股骨头坏死的常见原因。股骨颈骨折、髋关节创伤性脱位及股骨头骨折均可引起股骨头坏死。

(2)非创伤性因素。

①肾上腺糖皮质激素:临床上此种病因导致的股骨头坏死较多见。可能是激素导致的脂肪栓塞、血液处于高凝状态及引起血管炎、骨质疏松等使骨小梁强度下降容易塌陷造成股骨头坏死。

②乙醇中毒:我国北方地区多见,可能与乙醇引起肝内脂肪代谢紊乱有关。

③减压病:是人体所处环境的气压骤然降低,使血液中释放出来的氮气在血管中形成栓塞而造成的综合征。如沉箱工作人员、深海潜水员等。氮气在富有脂肪组织的骨髓中大量堆积而引起骨坏死。

④镰刀型细胞贫血:原因系血液黏稠性增高,血流变慢而引起血栓,造成局部血供障碍引起骨坏死。

⑤特发性股骨头坏死:一般在排除了以上已知的因素后仍不能得出明确病因的股骨头坏死可称为特发性股骨头坏死。

2.发病机制

股骨头坏死的发病机制仍不明确,目前主流的学说有两种。

(1)脂肪栓塞:临床已证实股骨头坏死的血管内有脂肪栓塞。脂肪栓子可来源于脂肪肝、血浆脂蛋白及脂肪型骨髓或其他脂肪组织的分解物。过量糖皮质激素及乙醇摄入可造成脂肪栓塞,骨髓内骨细胞被脂肪组织占据,可使髓内细胞死亡。

(2)骨内血管损害及骨内高压:软骨下骨和松质骨内小动脉结构破坏,发生血管炎,骨内静脉回流受阻,骨内高压而引起骨坏死。

(二)临床表现

非创伤性股骨头坏死多见于中年男性,早期多为髋关节疼痛或酸痛,少数患者表现为膝关节疼痛。疼痛间断发作并逐渐加重,偶有急性发作者。股骨头坏死早期可无临床症状。严重者可有跛行,行走困难,甚至扶拐行走。

股骨头坏死的典型体征为腹股沟区深部压痛,可放射至臀或膝部,"4"字试验阳性。体格检查可有内收肌压痛,髋关节活动受限,其中以内旋及外展活动受限最为明显。

本病与创伤、酗酒、应用激素等密切相关,评估时需详细全面询问创伤史、生活习惯、职业、既往史和用药史等。

(三)辅助检查要点

1.X线检查

普通X线平片仍是用于股骨头缺血坏死诊断的主要手段,典型的坏死不需要其他的影像学资料即可作出诊断。成骨细胞坏死后2个月或更长的时间才能在X

线平片上观察到股骨头密度的改变。病程的不同阶段,坏死的股骨头在 X 线平片上可有不同的表现。

(1)股骨头的外形完整,关节间隙保持正常,但是股骨头负重区的软骨下骨密度增高,其周围可见点状或斑片状密度减低区或囊性变区。在坏死灶周围常有一密度增高的硬化带包绕。

(2)股骨头外形完整,在股骨头负重区的骨质中,可见宽 1～2cm 弧形透明区,即所谓的"新月征"。这是诊断股骨头缺血坏死的重要征象。有时可有裂隙样透亮线(裂隙征)。

(3)股骨头塌陷,变得扁平,失去了圆而光滑的外形。股骨头皮质可中断并成角(台阶征)。基底处出现平行的双皮质征(双边征)。软骨下骨质密度增高。此时髋关节间隙仍然保持正常。Shenton 线基本保持连续。

(4)股骨头正常的骨结构基本消失。股骨头负重区严重塌陷,股骨头更加扁平,内可有弥散或局限性的硬化或囊性变。股骨头内下方骨质一般仍完整。股骨头外上方未负重区,成为一个残存的向上的突起。股骨头向外上方移位,可有髋关节半脱位,Shenton 线中断。碎裂的股骨头可成为关节内的游离体。关节间隙可变窄,髋臼外上缘常有增生的骨刺形成,髋臼出现硬化和囊性变。

2.CT 检查

CT 检查从多个平面可以较好地观察股骨头前部,可发现位于头部早期较小的病变,病变的范围以及关节囊和关节腔的改变。CT 上可有以下表现:

(1)骨质基本正常。可有滑膜增厚,关节囊肿胀,关节腔积液,关节间隙相对增宽。

(2)股骨头形态正常。正常初级压力骨小梁和初级张力骨小梁的内侧部分相结合形成一骨密度增强区,在轴位像上呈现被称为"星芒征"的放射状的影像。当发生股骨头缺血坏死,星芒状骨纹理增生、扭曲,骨纹理间的骨小梁被吸收呈不均匀的较大的网眼。

(3)股骨头变扁平,股骨头前上部关节面下可见较窄的带状透亮区,即"新月征"。

(4)股骨头塌陷,扁平。股骨头内有不同程度的囊性变,周围伴骨质硬化。可见碎骨片或关节内游离体。可见继发性的骨质增生,关节间隙变窄,关节半脱位征象。

3.MRI 检查

MRI 检查是一种有效的早期诊断手段,可发现一些在 X 光平片或 CT 检查正常的早期病变。其敏感性也优于骨扫描。MRI 最早可以出现有确诊意义的骨坏死的信号是在脂肪细胞死亡之后(12～18 小时)。由于坏死早期纤维组织代替了骨髓组织,结果使信号强度降低。MRI 上可见以下表现:

（1）早期在 T_1WI 及 T_2WI 上，股骨头呈高信号，股骨头边缘有一环行低信号条带。在 T_2WI 上关节液呈高信号，股骨头外形正常，关节间隙正常。

（2）股骨头变扁、塌陷，关节腔积液在 T_2WI 上为高信号，在 T_1WI 上可见股骨头上部有低信号环绕的局限性低至中信号强度区，T_2WI 外周的低信号区宽度变窄，环绕的区域为高信号。

（3）股骨头在 T_1WI 和 T_2WI 上呈片状不规则、不均匀信号，间或有斑点状高信号区。在 T_2WI 上可见关节液形成的高信号区，股骨头变扁，关节间隙变窄。

4.放射性核素扫描

放射性核素骨扫描对股骨头缺血坏死的早期诊断有较大价值，可在 X 线检查出现异常前 3～6 个月发现病变。它的敏感性和特异性均较 MRI 低，但在早期病变又不适合 MRI 检查的情况下，不失为一种经济而又敏感的辅助诊断手段。

（1）坏死早期表现为放射性减低，周围无核素浓聚现象。头/干比值低于正常。

（2）股骨头坏死继续进展，可表现为周围放射性核素浓聚围绕着减低区，形成所谓的"炸面圈征"。头/干比在减低区接近或低于正常，浓聚区高于正常。

（3）晚期放射性核素在整个股骨头明显浓聚，有时可为不规则浓聚。头/干比明显增高。

5.髓芯活检

用标有刻度的空心钻头钻取病变股骨头的骨松质，对标本进行组织病理学检测，它对股骨头缺血坏死的早期诊断具有重要意义，同时也进行了髓内减压。

6.骨组织内压（髓内压）测定

股骨头缺血坏死的患者，由于静脉回流受阻，常有骨内压的增高。同时压力试验可以使我们发现一些存在潜在病变的患者。

7.关节镜检查

关节镜检查操作简单、损伤小，可以在直视下清除增生的骨赘、滑膜组织，取病变组织进行活检。同时可了解病变范围、程度，为下一步手术方式的选择提供帮助。

关节镜检查的分期：

Ⅰ期：关节面正常；

Ⅱ期：关节面有裂隙，没有压迫后发生回弹的碎块；

Ⅲ期：有压迫后回弹的软骨面；

Ⅳ期：软骨面塌陷；

Ⅴ期：关节软骨和软骨下骨完全分层剥离；

Ⅵ期：股骨头和髋臼均出现严重的退变。

目前公认的能有效地发现股骨头缺血坏死的方法有:CT、MRI、组织学检查、骨静脉造影、放射性核素扫描等。组织学检查包括髓芯活检、骨组织内压测定和髋关节镜检查。

二、诊断对策

(一)诊断要点

临床诊断一般根据患者的症状、体征、髓芯活检、骨组织内压测定、髋关节镜检查,以及骨扫描,髋部X线、CT、MRI等检查。尽管临床检查手段日新月异,但有时确诊股骨头缺血坏死时仍感困难。可将诊断分为三步来进行:

1.怀疑阶段

患者出现髋关节疼痛或活动受限,但X线检查无明显异常。

2.可能阶段

进一步利用血流动力学或放射性核素检查明确缺血坏死的可能性。

3.确诊阶段

根据病变在各种影像学检查和组织活检中典型的改变进行判断。

(二)临床分型

1973年Marcus首先根据病情变化规律,从轻到重,提出股骨头坏死的影像学分期方法。在此基础上后来出现多种修改方法,目前使用较多的三种方法为Ficat分期、Steinberg分期与ARCO分期。

1. Ficat分期

0期:无疼痛,X线平片正常,骨扫描与MRI出现异常。

Ⅰ期:有疼痛,X线平片正常,骨扫描与MRI出现异常。

Ⅱ期:有疼痛,X线平片见到囊性变或(和)硬化,骨扫描与MRI出现异常,没有出现软骨下骨折。

Ⅲ期:有疼痛,X线平片见到股骨头塌陷,骨扫描与MRI出现异常,见到新月征(软骨下塌陷)或(和)软骨下骨台阶样塌陷。

Ⅳ期:有疼痛,X线平片见到髋臼病变,出现关节间隙狭窄和骨关节炎,骨扫描与MRI出现异常。

2. Steinberg分期

0期:X线平片、骨扫描与MRI正常。

Ⅰ期:X线平片正常,骨扫描或(和)MRI出现异常。

Ⅱ期:股骨头出现透光和硬化改变。

Ⅲ期:软骨下塌陷(新月征),股骨头没有变扁。

Ⅳ期:股骨头变扁。

Ⅴ期:关节狭窄或髋臼病变。

A.轻度;B.中度;C.重度。

Ⅵ期:更加严重退行性改变。

Ⅰ～Ⅳ期可以进一步根据股骨头病变的范围分为:A.轻度(<15%);B.中度(15%～30%);C.重度(>30%)。

3.股骨头坏死国际分期(ARCO分期)

0期:活检结果符合缺血坏死,其余检查正常。

Ⅰ期:X线或CT检测正常,骨闪烁成像、MRI检查一项或两项阳性,病变根据部位可以分为股骨头内侧、中央、外侧,同时可以对病变的大小进行测量。

(1)MRI示股骨头病变范围<15%。

(2)MRI股骨头病变范围15%～30%。

(3)MRI股骨头病变范围>30%。

Ⅱ期:X线片上股骨头显示斑片状密度不均、骨硬化、骨囊性变、骨量减少,X线片与CT无股骨头塌陷征象,MRI及骨闪烁成像阳性,髋臼无变化。其也可如Ⅰ期分为几个亚类。

(1)MRI股骨头病变范围<15%。

(2)MRI股骨头病变范围15%～30%。

(3)MRI股骨头病变范围>30%。

Ⅲ期:X线平片上出现"新月征",股骨头的外形开始塌陷,外形仍正常时CT有助于发现股骨头内的塌陷。关节间隙正常,髋臼正常。

(1)X线平片上新月征长度<15%关节面或塌陷小于2mm。

(2)X线平片上新月征长度占关节面长度15%～30%或塌陷2～4mm。

(3)X线平片上新月征长度>30%关节面长度或塌陷>4mm。

Ⅳ期:X线平片上股骨头关节面扁平、关节间隙狭窄,髋臼退变出现骨关节炎的一些表现,如骨硬化、囊性变、边缘骨赘形成。最终可使关节完全破坏。

(三)鉴别诊断要点

多数病例诊断不难,但有时需和以下疾病相鉴别。

1.髋关节骨关节炎

分为原发性与继发性骨关节炎。原发者以50岁以上多见。常为多关节受累,进展缓慢。早期可出现疼痛,活动后加剧,休息后好转。严重时疼痛持续。疼痛可在天气寒冷或潮湿加重,可伴有跛行。疼痛发生于髋关节前面、侧面、大腿内侧或在膝关节附近。可有短时晨僵。严重时髋关节可出现屈曲、外旋、内收畸形。髋关节前方可有压痛,Thomas征阳性。血沉多数正常,关节液白细胞计数常低于1×10^9/L。X线片上股骨头可变扁,增宽,股骨颈变粗变短,头颈边缘可有骨赘形成。髋臼顶部骨密度增高,外上缘可有骨赘增生。股骨头和髋臼可有囊性变,周围以硬化骨包绕。严重时股骨头可向上方脱位,或是在关节腔内出现游离体,关节间隙可变窄。但是组织学上可见股骨头并无缺血,也无广泛的骨髓坏死。镜下可见血液淤滞,髓内纤维化,骨小梁增厚。继发性骨关节炎常继发于髋部骨折、脱位、先天性髋臼发育不良、扁平髋、髋关节感染等病变,常局限于单一关节,发病年龄相对低,病变进展较快。

2.风湿性关节炎

髋关节出现类风湿关节炎时,其他关节常已有明显的病变出现。患者多为青年男性,多累及双髋。患者可出现食欲减退、体重减轻、关节疼痛、低热等症状,随后出现关节肿胀、疼痛加剧,关节积液、皮温升高,晨僵明显。关节疼痛与气候、气温和气压有一定关系。髋部有明显的压痛,肌肉痉挛,继发性肌肉萎缩。发作和缓解常常交替出现。类风湿性疾病是全身性疾病,可涉及除关节外的如心、肺、脾和血管等组织器官。患者可有类风湿性皮下结节。X线片上可见关节间隙变窄,髋臼突出,股骨头骨质疏松、关节强直。四肢对称性的小关节有僵硬、肿胀、疼痛、活动受限。实验室检查可有轻度的贫血,白细胞增高,血沉加快,类风湿因子阳性,部分患者抗链球菌溶血素"O"升高,血清免疫球蛋白可升高,滑液凝块试验见凝块呈点状或雪花状,关节渗液的纤维蛋白凝固力差,关节滑膜组织活检呈典型的类风湿改变。类风湿性髋关节炎可并发股骨头缺血坏死。

3.髋关节结核

多发于儿童和青壮年,患者就诊时大部分表现为全关节结核。髋关节发病部位依次为髋臼、股骨颈、股骨头。患者消瘦、低热、盗汗、血沉加快。起病慢,早期可出现髋部痛,休息后可缓解。患儿可诉膝部痛。结核进展期,髋关节可出现剧烈疼痛,患髋屈曲,影响睡眠,可出现跛行。体检可见患髋轻度肿胀,局部有压痛,晚期髋部可有窦道形成。髋关节伸直,内旋受限,Thomas 征和"4"字征阳性,足跟叩击试验阳性。并发病理性脱位时可出现相应临床表现。X线片可见患髋,髋臼和股骨头骨质疏松,骨小梁变细,骨皮质变薄;骨盆前倾,闭孔变小;关节间隙可增宽或缩窄,晚期关节面完全被破坏,软骨下骨模糊。结核菌素试验适用于 4 岁以下儿童,髋关节穿刺液涂片查结核菌对本病诊断有一定价值,但髋关节位置深,穿刺不一定成功,手术探查活检,最为准确。

4.化脓性关节炎

发病年龄小,多为血源性播散,少数也可为直接蔓延。起病急,疲倦、食欲减退、寒战、高热、患髋剧痛,活动不能,常保持在屈曲、外展、外旋的体位。有时亦可表现为膝部疼痛。髋关节肿胀,压痛明显,髋关节活动受限,Thomas 征阳性,足跟叩击试验阳性。白细胞及中性粒细胞增高,血沉加快,血培养致病菌可为阳性。

X线表现早期可见髋关节肿胀,关节软骨被破坏后,关节间隙变窄,软骨下骨质破坏,晚期化脓性病变从关节囊、韧带附着处侵入,形成骨内脓肿,短期内出现骨质破坏,关节塌陷,关节间隙消失,最后发生骨性融合。

5.强直性脊柱炎

常见于 20～40 岁的男性,多见于骶髂关节和腰椎,其次为髋、膝、胸椎、颈椎。本病起病缓慢,多表现为不明原因的腰痛和腰部僵硬感,晨起重,活动后减轻,部分患者出现坐骨神经痛。以后腰腿痛逐渐向上发展,胸椎及胸肋关节出现僵硬,导致呼吸不畅,颈椎活动受累时,颈部活动受限,整个脊柱严重僵硬。脊柱出现代偿性的后突畸形。早期骶髂关节可有压痛,骨盆分离试验、挤压试验阳性。X线表现一般于起病后 3～6 个月才出现,髋关节常为双侧受累,早期可见骨质疏松,关节囊膨隆以及闭孔缩小。中期关节间隙狭窄,关节边缘呈囊性改变,股骨头边缘和髋臼外缘骨质增生。晚期可见髋臼内陷或关节呈骨性强直。实验室检查可有轻度贫血,血沉加快,血清碱性磷酸酶增高,HLA-B27 阳性。

6.反射性交感神经营养不良综合征(RSDS)

RSDS 是一种肢体损伤后,以血管神经功能纹理引起的疼痛综合征,又被称为肢体创伤后骨萎缩、急性骨萎缩、Sudeck 骨萎缩、反射性神经血管营养不良等。常常发生在一些轻微的损伤或是神经性心肺病后,突然发病或突然加重。受累关节可发生水肿,患髋运动受限。X线表现为骨质疏松,进行性骨量减少,于近关节区更为明显。骨质疏松很像Ⅱ期的股骨头缺血坏死,但骨质疏松范围较小,且无囊性变。在 X 线出现异常前,毛细血管增生水肿,滑膜下纤维化。骨内血管壁增厚,骨小梁稀薄,骨髓局灶性破坏,骨内静脉造影表现为骨干反流,骨内静脉淤滞。RSDS和骨坏死是不同的两种疾病,它们在血管变化的原发因素和细胞发生的病理变化均不同,但组织学结果有些相似。

7.髋关节色素沉着绒毛结节性滑膜炎

多发生在青壮年,患髋逐渐肿胀,逐渐出现髋部不适、疼痛,并有髋关节活动受限。症状加重和缓解交替出现,但总趋势是疼痛逐渐加重。体检时可发现患髋较对侧饱满,关节活动受限,股四头肌出现废用性萎缩,关节腔穿刺可抽出血性或咖啡色液体,病理检查可见绒毛结节。关节镜下,可见肥厚充血,呈棕色的滑膜或棕黄的绒毛和结节。X线片基本特征是早期骨侵犯,可见髋臼、股骨头、股骨颈呈多囊性改变。

8.髋关节的肿瘤

生长于股骨头部的良性肿瘤很少。侵袭力强的骨肿瘤可以侵及股骨头部,股骨头血供差,肿瘤组织易发生坏死,液化,表现为囊性变,以软骨母细胞瘤最易侵犯股骨头部。其常发生于10～20 岁的青少年男性,以疼痛为主要症状,活动后加剧。

髋部病变位于股骨头骨骺内,可导致股骨头发育症障碍。本病进展慢,可长期仅有轻微的疼痛,X 线片可见股骨头骨骺部或近骨骺端有一圆形或椭圆形透亮区,边缘清晰,可有硬化壁,骨膜反应少见,肿瘤内可有斑点状或斑片状钙化影。

三、治疗对策

股骨头缺血坏死的治疗方法很多,在治疗时应明确诊断、分期、病因等因素,同时需要考虑患者的年龄、全身状况、单侧或双侧发病、患者的要求等因素,帮助患者选择合适的治疗手段、治疗方案。

(一)非手术治疗

对于青少年患者,其股骨头通过自身的修复,有可能取得满意的结果。对于属于 Ficat Ⅰ、Ⅱ期的成年患者,如病变范围较小、症状轻者也可采用非手术疗法。保守治疗所需时间较长,要 6～24 个月或更长时间。治疗期间要定期复查 X 线平片,以了解疾病进程。

首先应去除可能的致病因素,如停用激素,停止饮酒,停止在高压环境中工作,积极治疗血液病。

1.非药物治疗

休息,避免患髋负重。减少主动活动,但可适当增加被动活动,以防止关节僵硬、肌肉萎缩。日常生活患者可用一些辅助行走的工具如拐杖或助行器。可对患髋侧下肢进行皮牵引以缓解疼痛或进行高压氧疗,以助于新生血管的形成和成骨细胞的生长。

2.药物治疗

(1)扩张血管、抑制血小板凝聚的药物:双氢麦角碱、甲基磺酚妥拉明、双嘧达莫、阿司匹林等。

(2)非甾体抗炎药(NSAIDs):但长期使用有引起胃出血危险,另外抑制前列腺素生成,可妨碍骨的修复。

(3)COX-Ⅱ特异性抑制药:可有效减轻胃肠道不良反应。

(4)镇痛药:曲马多。

也有一些医生采用介入疗法、电刺激疗法来促进股骨头血供,帮助修复。

(二)手术治疗

目前手术仍是股骨头缺血坏死有效和彻底的治疗方式。随着对股骨头缺血坏死认识的深入,手术方式也在不断的发展。临床医生需综合考虑病变的程度、病程的长短、全身情况、患者的年龄等因素,选择相应的手术方式。

1.股骨头中心减压

中心减压最早是一种股骨头缺血坏死的诊断方法。1964 年 Arlet 和 Ficat 首先发现其对股骨头缺血坏死有一定疗效。中心减压就是在股骨颈的延长线上用空心钻达股骨头病变区域,再用较细的空心钻朝不同的方向钻出数个通道。减压可使密闭的骨腔开放,使骨内压降低,帮助恢复骨的正常微循环;同时钻孔减压可刺激新生血管长入。术后非负重时间需6～12周。

多数学者认为在软骨下骨折(X线平片出现新月体)发生之前进行该手术较为合适。Mont认为中心减压可用于FicatⅠ、Ⅱ期股骨头坏死;对于股骨头损害严重的患者,如由于种种原因不适合进行更大的手术时,为了缓解疼痛,也可行中心减压。

2.植骨术

中心减压可降低骨内压,并促进股骨头内血管再生,但是无法防止股骨头塌陷。对于早期的股骨头坏死,骨移植可以起到促进股骨头的修复,防止股骨头塌陷的作用。故骨移植常常结合中心减压进行。移植骨一般可取髂骨、大转子部骨、胫骨、腓骨或减压时取出的松质骨。

植骨可促进骨的修复,缩短限制负重的时间,可用于Ficat Ⅱ期和刚进入Ⅲ期的患者。

3.带血供的骨移植

应用带血供的骨移植治疗股骨头缺血坏死的主要目的是加速股骨头内的血管再生,阻断坏死的进一步发展,它比单纯植骨更易和受区愈合。有带血管蒂、带肌蒂、带筋膜蒂或带游离血管蒂的方式供选择。可取髂骨、腓骨等部位骨。游离血管蒂可与臀下动脉、旋股内、外动脉或股深动脉进行吻合。移植骨可通过在头颈交界处开槽或中心减压的通道植入。

对于不适合行截骨术的严重的 Ficat Ⅱ和Ⅲ期股骨头坏死的患者或坏死范围较为广泛的患者,可以考虑此方法。

4.血管植入

Hori游离出旋股外侧动静脉升支和横支血管蒂。然后自头下向软骨下坏死区钻孔,清除死骨,在空腔内填塞松质骨。将血管蒂固定于圆柱状的松质骨上,植入钻孔的通道内。术后行皮牵引3周,扶拐行走不负重3个月,坏死严重者,可延长不负重时间,此后逐步负重。

此方法适用于早期的股骨头坏死,对于病变范围大的晚期患者虽也可使用,但术后的非负重时间较长。

5.截骨术

其原理是将股骨头坏死的部分从主要负重区移走,由股骨头正常部位进行负重。1973年日本学者Sugioka报告了经粗隆旋转截骨术。他在粗隆间嵴稍远侧,垂直股骨颈纵轴进行截骨,沿股骨颈纵轴向前或向后旋转股骨头,使股骨头后方的正常软骨转到髋关节的负重区。截骨断端用长螺钉或加压钢板进行固定。以后陆续有一些学者对这一手术进行了改进,简化了手术步骤,提高了手术疗效。

该手术适用于 Ficat Ⅲ 期,病变范围不大,且导致骨坏死的病因(如使用激素)已去除的患者。

6.髋关节融合术

选择融合要慎重。关节融合后可消除疼痛,可长时间的站立和行走。但髋关节的活动消失,也给日常生活带来诸多不便。非创伤性股骨头缺血坏死常常是双髋均有病变,系统性疾病所致的缺血坏死的患者中 60% 可发生双侧病变。对于双髋病变者,至少要保留一侧的髋关节的活动。对于不宜做其他手术的患者可考虑此方法。

7.人工关节置换术

尽管有许多的手术方式可对股骨头缺血坏死进行预防性的治疗,但是大部分的股骨头最终都难逃塌陷的结局,需要进行重建。人工关节置换术是缓解严重缺血坏死所引起的疼痛最为有效的方法。

(1)人工股骨头置换术:人工股骨头置换具有关节活动好,下床早的优点。但并发症不少,主要有 4 种:感染、脱位、松动和假体柄折断,处理上较困难。所以,虽然这仅为人工半关节置换,仍应严格掌握手术适应证。

适应证:①60 岁以上的老年人,股骨颈头下型骨折,移位明显,愈合有困难。②股骨颈头下型粉碎性骨折。③股骨颈陈旧性骨折不愈合或股骨颈已被吸收。④不能配合治疗的股骨颈骨折者,如偏瘫、帕金森病或精神患者。⑤成人特发性或创伤性股骨头缺血性坏死范围大,而髋臼损伤不重,用其他手术又不能修复。⑥不应行刮除植骨术的股骨颈良性肿瘤。⑦股骨颈原发性或转移的恶性肿瘤或致病理性骨折,为减轻患者痛苦,可以手术置换。

禁忌证:①年老体弱,有严重心、肺疾患,不能耐受手术者。②严重糖尿病患者。③髋关节化脓性关节炎或骨髓炎。④髋关节结核。⑤髋臼破坏严重或髋臼明显退变者。

术前准备:①全面体格检查,了解心、肺、肝、肾功能,并适当治疗以适应手术。②股骨颈骨折者应于术前皮牵引或胫骨结节牵引,先纠正骨折远端的向上移位和解除髋关节周围肌群挛缩,以便术中复位及减少术后并发症。③术前 1～3 日常规给抗生素,禁忌在患处注射,以防感染。④常规备皮;术前当夜灌肠;术前 12 小时禁食。⑤选择大小相近的人工股骨头,放在患髋同一平面摄 X 线片,据此选择准备合适的人工股骨头备用。⑥备特殊器械髓腔锉、人工股骨头锤入器、股骨头取出器、股骨头把持器、骨水泥等。

术中注意事项:①人工股骨头大小的选择,原则上应与原股骨头等大。其直径不能超过2mm。对人工股骨头的颈长选择也很重要,不论用何种假体,都须尽量使小转子上缘至髋臼之间的距离恢复正常。②防止感染是假体置换术的首要大事。假体置换术后一旦发生感染,多数将被迫取出而后遗严重跛行。③修正股骨颈时应注意将颈的上外侧部分全部切除,直达基底部。④扩大髓腔时应将股骨上端充分显露,仔细观察与测量所选用人工股骨头的颈柄角及弯度、长度。⑤正确应用骨水泥,预防其并发症的发生。⑥安放股骨头应注意必须保持人工股骨头于130°～140°的轻度外翻和前倾15°位,假体颈基座要与股骨颈切面平行而紧贴;击进股骨头时不可用力过猛。

术后处理:①术后搬动要小心,保持外展、内旋、伸直位。患肢外展中立位牵引1～2周,防止内收、外旋以免脱位。以后改用矫正鞋于同样体位2～3周。②术后足量应用二联或三联抗生素,肌肉及静脉联合用药至体温平稳,再肌内注射1周左右。③有效的负压吸引极为重要,主要为防止感染,又可观察和记录引流液颜色的改变及引流量。引流管留置不应超过72小时,24小时引流量少于20mL后才可拔管。④下地前常规拍X线片,检查人工股骨头在髋臼内的位置,也便于术后随诊比较。⑤术后应即活动未固定的关节,作肌肉收缩锻炼,下肢按摩,以防深静脉栓塞。⑥严格定期随诊,每2～3个月1次,以便指导锻炼。定期摄X线片检查,以便早期发现并发症,如有疼痛、炎症,应查找原因,及时处理。

(2)全髋关节表面置换术:本手术是用超高分子聚乙烯的髋臼帽和金属的股骨头杯覆盖和重建已被破坏而切除的关节面,达到恢复关节功能的效果。此手术的特点是股骨头颈不用过多切除,创伤小,适用于年龄较轻和仅有关节面破坏的病例。但表面置换术也有其缺点:假体容易松动和脱位,尤其是股骨头颈由于缺血性坏死、吸收,更易松脱。由于要切除股骨颈部分骨质,还可导致股骨颈骨折。但因为股骨头、颈部未予切除,故失败后仍有机会改行全髋人工关节置换,这对相对年轻的病例来说不失为一种过渡疗法。

适应证:①壮年的髋关节骨性关节炎仅有关节面破坏,疼痛重,功能障碍,影响日常生活者。②股骨头缺血性坏死,颈破坏不多。③类风湿性关节炎,强直疼痛、多关节受累者。

禁忌证:①髋关节化脓性感染。②股骨头、颈或臼缺损或破坏过多。③股骨头广泛坏死或骨质重度疏松。④明显两下肢不等长者须慎重对待。

(3)人工全髋关节置换术:目前国内外均用超高分子聚乙烯制成的髋臼,低强度模量金属制成的人工股骨头。人工全髋关节的类型和设计较多,主要是股骨头的直径和与骨固定的髋臼面的设计。较厚的髋臼,直径相对小的人工股骨头组成的全髋,头臼摩擦力小,人工臼稳定,局部反应小。人工全髋关节置换术的并发症除有人工股骨头置换的并发症外,尚有人工髋臼的松动、脱位及负重区的超高分子聚乙烯面磨损后引发的局部反应。

适应证：①年满 50 岁以上具有下列适应证者，可行人工全髋置换，对 50 岁以下者应慎重。髋臼破坏重或有明显退变，疼痛重，关节活动受限明显，严重影响生活及工作。②类风湿性髋关节炎，关节强直，病变稳定，但膝关节活动良好者。③股骨头无菌性坏死和陈旧性股骨颈骨折并发股骨头坏死，并严重变形，塌陷和继发髋关节骨性关节炎。④人工股骨头置换术、人工全髋置换术、髋关节融合术失败者。

禁忌证：①年老体弱，有严重心、肺疾患，不能耐受手术者。②严重糖尿病患者。③髋关节化脓性关节炎或骨髓炎。④髋关节结核。⑤髋臼破坏严重或髋臼明显退变者。

（马　亮　王象鹏）

第三节　类风湿性关节炎

类风湿性关节炎(RA)是一种病因未明、以周围对称性多关节慢性炎症反复发作的自身免疫性疾病。早期有对称性关节疼痛、肿胀、功能障碍，当炎症破坏软骨和骨质时，则出现关节畸形、功能丧失。20～60 岁年龄组多见，35～45 岁为高峰，女性与男性之比为 2：1 或 3：1。

一、病因及发病机制

本病病因不清，可能与下列因素有关：

(一)自身免疫反应

与本病有关的人类白细胞相关抗原 HLA-DR4 与短链多肽结合，能激活 T 细胞，在某些环境因素作用下，产生自身免疫反应，导致滑膜增殖、血管翳形成、炎性细胞聚集和软骨退变。

(二)感染

其依据是病情发展的一些特征与病毒感染相符，多数学者认为，甲型链球菌感染为本病之诱因。

二、临床表现

类风湿性关节炎发病呈多样性，大部分患者起病隐匿、缓慢，也有 8%～15% 的患者呈急性发作，主要表现如下：

(一)前驱症状

常于数周或数月内出现乏力、食欲缺乏、肌肉酸痛、低热、体重减轻等症状，2/3

的患者在冬季发病。

(二)关节表现

1.晨僵

早晨起床或长时间不动后出现关节僵硬、活动受限,经活动后症状有所减轻,称为晨僵。晨僵持续时间的长短,是判断类风湿性关节炎和病情程度的重要指标。一般晨僵持续半小时以上才有临床意义。

2.疼痛

早期一两个关节运动时疼痛,病情发展可出现自发性、对称性关节疼痛。疼痛性质与程度因关节部位不同而有所不同,手、腕关节常表现针刺痛伴压痛,如"琴键征";足趾关节因滑膜炎早期压痛明显;膝关节因腘窝囊肿胀痛明显;髋关节、颈椎多伴有放射痛。

3.关节肿胀

类风湿性关节炎典型的早期特征是近端的指间关节因肿胀产生梭形外观,伴掌指关节对称性肿胀;膝关节有明显的肿胀征;肩、髋关节肿胀少见。

4.关节畸形

随着病情的发展、迁延,导致关节软骨、骨质的侵袭,关节移位、脱位,以及韧带、关节囊、周围组织的破坏,最后受累关节不同程度的畸形。如手会出现"鹅颈"畸形、"纽扣花"畸形、"望远镜手""槌状指",以及爪样足、高弓足变形,膝关节屈曲挛缩、外翻等。

(三)关节外表现

1.类风湿结节

15%～25%的类风湿性关节炎患者会出现,多发于受压或受摩擦的部位。分深部结节和浅表结节两种类型。浅表结节常见于肘部、关节鹰嘴突、骶部、枕部、耳郭、背脊侧部等处。结节个数不一,大小不等,呈圆形或椭圆形,质地坚硬,可移动或固定,少数有压痛。深部结节发生在内脏组织,如胸膜、肺、心脏等,无脏器功能影响时,不出现症状。

2.类风湿血管炎

可出现于全身各系统,常见皮肤、心脏、肺、肝、肾、胃肠道等血管受累,以及侵袭神经系统。类风湿血管炎在较大血管受累时,可表现为雷诺现象,指(趾)端溃疡、坏死,皮肤溃疡,内脏受累。小血管受累可致紫癜、瘀斑、网状青斑、毛细血管扩张及指甲下片样出血。供给神经和内脏的血管受累,可表现为心包炎、胸膜炎、冠状动脉炎、脑血管炎、肾脏病变和高血压以及神经炎等症状。

3.其他

有的患者会出现贫血、角膜炎、眼干燥症等。

三、辅助检查

(一)实验室检查

1.一般检查

血、尿常规、红细胞沉降率、C-反应蛋白、肝肾功能、免疫球蛋白、蛋白电泳、补体等。

2.自身抗体

类风湿性关节炎患者自身抗体的检出,是类风湿性关节炎有别于其他炎性关节炎,如银屑病关节炎、反应性关节炎和骨关节炎的标志之一。

(二)影像学检查

1.X线检查

关节X线片可见软组织肿胀、骨质疏松及病情进展后的关节面囊性变、侵袭性骨破坏、关节面模糊、关节间隙狭窄、关节融合及脱位。

2.CT检查

胸部CT可进一步提示肺部病变,尤其高分辨CT对肺间质病变更敏感。

3.MRI检查

手关节及腕关节的MRI检查可提示早期的滑膜炎病变,对发现类风湿性关节炎患者的早期关节破坏很有帮助。

4.超声检查

关节超声是简易的无创性检查,对于滑膜炎、关节积液以及关节破坏有鉴别意义。研究认为其与MRI有较好的一致性。

(三)特殊检查

1.关节穿刺术

对于有关节腔积液的关节,关节液的检查包括关节液培养、类风湿因子检测、抗CCP抗体检测、抗核抗体等,并做偏振光检测鉴别痛风的尿酸盐结晶。

2.关节镜及关节滑膜活检

对类风湿性关节炎的诊断及鉴别诊断很有价值,对于单关节难治性的类风湿性关节炎有辅助的治疗作用。

四、诊断

本病在美国多见,因此美国风湿病协会制定了较为详细的诊断标准,并分为以下四类。

(一)典型的类风湿性关节炎

此类型诊断要求具备下列标准中的7项,其中标准1~5关节症状或体征必须至少持续6周。

（1）早晨起床时关节僵硬感。

（2）至少一个关节活动时有疼痛或压痛。

（3）至少一个关节有肿胀（不仅增生，软组织增厚或积液）。

（4）至少有另一个关节肿胀（两个关节受累症状的间歇期不超过 3 个月）。

（5）两侧同一关节对称性肿胀（近侧指间关节、掌指关节、跖趾关节可有症状，但不是绝对对称）。

（6）有皮下结节。

（7）类风湿关节炎的典型 X 线改变，不仅有退行性改变，而且至少包括受累关节周围骨质的脱钙。

（8）凝集试验阳性，在两个不同试验室采用任何方法的类风湿因子为阳性，并且正常对照组的阳性率不得大于 5%。

（9）滑液中有极少量的黏蛋白沉淀（液体混浊，含有碎屑；滑液炎性渗液含白细胞数超过 2000 个/μL，没有结晶）。

（10）具有下列 3 种或 3 种以上滑膜特有的组织学改变：①显著的绒毛肥厚；②滑膜表面细胞增生；③慢性炎性细胞浸润，有形成"淋巴样结节"的倾向；④表面和腔隙中纤维蛋白沉积及细胞坏死灶。

（11）结节的特异性组织学改变：有中心区细胞坏死的肉芽肿，外面包绕增殖的单核细胞"栅栏"，外周有纤维和慢性炎性细胞浸润。

（二）可明确诊断的类风湿关节炎

获此诊断的病例，需要具备上述标准中的 5 项；1～5 项关节症状，体征必须至少持续 6 周。

（三）拟诊类风湿性关节炎

这一诊断需要具备上述标准中的 3 项；其中至少有标准 1～5 关节症状中的一项，体征至少有一项要持续 6 周以上。

（四）怀疑有类风湿性关节炎可能

应具备下列标准中的 2 项，而且关节症状持续时间至少 3 周者。

（1）晨僵。

（2）触痛或活动时疼痛。

（3）有关节肿胀史。

（4）有皮下结节。

（5）血沉或 C-反应蛋白升高。

（6）虹膜炎（除儿童类风湿关节炎外，此项标准价值不大）。

以上是美国风湿病协会根据患者出现的症状而制定的四类诊断标准，临床医生可根据情况注意观察，并采取相应的处理。

五、鉴别诊断

具有与类风湿关节炎相类似症状及体征的疾病很多,临床上常遇到且需进行鉴别的有以下三种。

(一)骨性关节炎

本病一般为非对称性发病,且关节局部反应、皮温及关节积液均较轻,免疫学反应及血沉亦均正常。

(二)痛风

早期症状与类风湿性关节炎相似,尤其是小关节的炎性反应;但本病以男性为多发,且血尿酸含量明显增高,其发作与饮食成分密切相关。

(三)牛皮癣性关节炎

关节反应与类风湿关节炎相似,也常累及小关节及大关节,但在患者身体上可观察到牛皮癣的皮损(经皮肤科医生证实)。

六、治疗

(一)休息

尤其是当病变处于急性期时,患者应完全休息以减轻疼痛;非急性期亦不主张过分活动与剧烈运动。

(二)理疗

在恢复期可酌情选择有效的理疗,以求帮助关节活动及改善病变关节的炎性反应,同时也可使其不致过多的丧失功能。

(三)药物

主要有以下几种。

1.水杨酸盐类药

临床上较为多用,每次剂量 0.5～1.0g,每日 4 次。易出现胃肠道反应、血小板凝聚力下降,目前多选用肠溶性制剂。

2.免疫抑制药

如环磷酰胺、甲氨蝶呤等药物。甲氨蝶呤(MTX)每周一次给药,用量酌情选择,其剂量为 2.5～15mg。用药后应密切观察患者的肝脏及血液系统的变化。

(四)手术治疗

对类风湿病变所致的畸形可在静止期行手术治疗,常用的术式有以下 4 类。

1.滑膜切除术

滑膜切除术主要用于掌指关节、腕关节及膝关节等,可对病变的滑膜行切除术。滑膜切除后应在支具帮助下,逐渐恢复关节功能。

2.关节冲洗＋镜下滑膜切除术

在大关节,尤其是膝关节,可在关节镜下行滑膜切除,同时进行反复冲洗,以求更换关节液的成分而达到缓解关节炎症状和改善关节功能的目的。

3.关节成型术

对负重关节,尤其是足部的跖趾关节,当出现爪状趾畸形影响负重时,可行跖骨头切除术,以期形成新的关节,从而达到改善负重功能及缓解疼痛的目的。

4.人工关节置换术

对于严重的类风湿性关节炎患者,当髋或膝关节严重受损,以致关节无法修复时,可酌情采用人工关节置换术,以高龄者为多。

（马　亮　王晓燕）

第四节　骨质疏松症

一、定义、分类与分型

骨质疏松症是指骨量减少、骨的显微结构受损及骨折危险增加的相关临床综合征。骨质疏松症是一种代谢性骨病,其治疗涉及多学科联合治疗,包括骨科学、妇科学、内分泌学、老年医学和营养学等。

骨质疏松症可分为三类。第一类为原发性骨质疏松症,是指在自然衰老过程中,随着年龄的增长,骨组织发生的生理性退行性改变,包括绝经后骨质疏松症及老年性骨质疏松症。第二类为继发性骨质疏松症,指由其他疾病或药物等因素诱发的骨质疏松症。第三类为特发性骨质疏松症,多见于8～14岁的青少年或成年人,女性多于男性,一般有家族遗传史。

骨质疏松症可分为3型,其中,原发性骨质疏松症中的绝经后骨质疏松症为Ⅰ型,属高骨转换型;老年性骨质疏松症为Ⅱ型,属低骨转换型;继发性骨质疏松症为Ⅲ型,仅占10％左右。

(一)原发性骨质疏松症

(1)绝经后骨质疏松症(Ⅰ型)。

(2)老年性骨质疏松症(Ⅱ型)。

(二)继发性骨质疏松症

1.内分泌性因素

(1)肾上腺皮质:①库欣病;②艾迪生病。

(2)性腺疾病:性腺功能减退。

(3)垂体:①肢端肥大症;②垂体功能减退。

(4)胰腺(糖尿病)。

(5)甲状腺:①甲状腺功能亢进;②甲状腺功能减低。

(6)甲状旁腺(甲状旁腺功能亢进)。

2.骨髓

(1)骨髓瘤。

(2)白血病。

(3)淋巴瘤。

(4)转移瘤。

(5)Gaucher病。

(6)贫血(镰状细胞、地中海贫血、血友病)。

3.药物

(1)类固醇类药物。

(2)肝素。

(3)抗惊厥药。

(4)免疫抑制药。

(5)酒精。

4.营养因素

(1)维生素D缺乏(佝偻病或骨软化病)。

(2)钙。

(3)蛋白质。

5.慢性疾病

(1)慢性肾病。

(2)肝功能不全。

(3)胃肠吸收障碍综合征。

(4)类风湿关节炎。

6.先天性

(1)骨形成不全症。

(2)高胱氨酸尿症。

(3)马方症候群。

7.失用性

(1)全身性:①长期卧床;②肢体瘫痪;③宇宙飞行、失重。

(2)局部性(骨折后)。

（三）特发性骨质疏松症

（1）青少年骨质疏松症。

（2）青壮年、成人骨质疏松症。

（3）女性妊娠、哺乳期骨质疏松症。

二、病因学

骨质疏松症的病因及发病机制十分复杂，目前尚未完全明确。随着人们对骨质疏松研究手段与认识水平的提高，其病因及发病机制将逐渐被阐明。

（一）激素调控因素

研究表明，与骨质疏松相关的激素包括雌激素、甲状旁腺激素（PTH）、降钙素（CT）、活性维生素 D[$1,25(OH)_2D_3$]、甲状腺素、皮质类固醇激素、雄激素、生长素及相关细胞生物因子等。

1.雌激素

20 世纪 40 年代，Albright 首先报道绝经后骨质疏松症与雌激素水平降低密切相关，随后不断为其他学者所证实，经研究发现成骨细胞、骨细胞及肠、肾均存在雌激素受体（ER），雌激素可对上述部位起直接作用。同时，雌激素可通过调节甲状旁腺激素、降钙素、钙三醇（RT）的分泌与作用而影响骨代谢。

（1）雌激素可直接作用于成人骨细胞，调节成人骨细胞与破骨细胞的"耦合"作用，促进骨形成，抑制骨吸收；另外，雌激素可抑制骨细胞对 PTH 的效应。

（2）雌激素对肠钙吸收有直接影响，雌激素降低可致肠钙吸收下降，血钙、游离钙及尿钙水平明显增高，机体呈负钙平衡状态。

（3）雌激素的减少可抑制 PTH 的分泌，而 PTH 分泌不足又可影响肾脏对维生素 D 的活化，使 $1,25(OH)_2D_3$ 生成减少，进而抑制了肠钙吸收，导致负钙平衡。

（4）雌激素降低可导致血 CT 浓度降低，而 CT 有抑制破骨细胞活性及骨吸收作用。

（5）雌激素减少可降低骨组织对 $1,25(OH)_2D_3$ 的敏感性，而 $1,25(OH)_2D_3$ 对骨形成与矿化有促进作用。

2.甲状旁腺激素

PTH 的生理作用主要包括：①加快肾脏维生素 D_3 的活化；②促进骨转换，动员骨钙释放入血；③加快肾脏排出磷酸盐；④促进肠钙吸收并减少尿钙排出。血钙浓度是 PTH 合成与分泌的主要调节因素，二者呈负相关。值得注意的是，PTH 对骨组织的作用具有双重性，即适量的 PTH 可促进骨形成；而持续高水平的 PTH 却促进骨吸收并抑制成骨细胞的活性。

3.降钙素

降钙素的主要作用是抑制骨吸收,在破骨细胞上存在 CT 受体,CT 作用于破骨细胞,使其骨吸收受抑;同时,CT 又能抑制 PTH 和活性维生素 D_3 的活性,降低血钙的浓度。

4.活性维生素 D

维生素 D 分为维生素 D_2(麦角钙化醇)和维生素 D_3(胆钙化醇),其中维生素 D_3 的活性形式 $1,25(OH)_2D_3$ 对钙的吸收调节作用最大。维生素 D 首先在肝内进行 25 位羟化,再进一步在肾脏内进行 1 位羟化,最终生成其活性形式 $1,25(OH)_2D_3$。$1,25(OH)_2D_3$ 对骨代谢的影响是多方面的,既能促进骨形成,又可促进骨吸收。正常生理剂量的 $1,25(OH)_2D_3$ 可刺激成骨细胞活性与促进骨基质合成,若剂量过少,则保护骨的作用不足;若剂量过大,又可使骨吸收增加。

5.甲状腺素

甲状腺素(TH)分泌增加可干扰活性维生素 D 的生成,使 $1,25(OH)_2D_3$ 分泌减少,导致肠钙吸收减少;TH 分泌可使 CT 分泌不足,血钙升高,进而引致 PTH 分泌降低,使得肾小管对钙的重吸收减少,尿钙排泄增多。TH 分泌增加可促进蛋白质分解代谢亢进,骨基质合成减少,同时钙、磷代谢发生紊乱,出现负钙平衡,从而导致骨吸收大于骨形成的高转换性骨质疏松。

6.皮质类固醇激素

皮质类固醇激素诱发骨质疏松的机制包括:

(1)使成骨细胞减少,骨形成受抑制,导致钙失平衡。

(2)直接影响维生素 D 的活性或间接抑制其作用,使肠钙吸收减少。

(3)蛋白质异化作用亢进,使骨胶原形成受抑制,骨基质降低。

(4)肾小管对钙的重吸收受到抑制,使尿钙增加,血钙下降,进而促进 PTH 的分泌,导致骨吸收作用增加。

7.雄激素

雄激素中的睾丸素对维生素 D 的合成有促进作用。雄激素减少可降低骨组织对降钙素的敏感性,使降钙素对抑制骨吸收的作用减弱。另外,雄激素在体内可转化成雌激素,可产生一定的骨形成促进作用。

8.生长激素

生长激素(GH)既可通过促进肝脏合成胰岛素样生长因子-Ⅰ(IGF-Ⅰ)间接作用于成骨细胞,又可借助成骨细胞膜上生长激素受体对成骨细胞直接起作用,促进骨形成。另外,有研究表明,甲状腺素与生长激素有协同作用,即甲状腺素可促进生长激素的分泌。

9.细胞生长因子

研究表明,诸多细胞生长因子在骨代谢过程中发挥重要作用。其中,白细胞介素 1(IL-1)、白细胞介素 6(IL-6)、肿瘤坏死因子(TNF)、白细胞介素 11(IL-11)、白细胞抑制因子(LIF)、单核巨噬细胞集落刺激因子(M-CSF)、粒细胞-单核细胞集落刺激因子(GM-CSF)等可促进破骨细胞生成,从而促进骨吸收。白细胞介素 4(IL-4)、干扰素 γ,(IFN-γ)具有抑制骨吸收的作用。白细胞介素 3(IL-3)与 GM-CSF 有协同作用。另外,胰岛素样生长因子(IGF)、成纤维细胞生长因子(FGF)、转化生长因子(TGF)、软骨调节因子(CHM-Ⅰ)等也参与调节骨代谢。

(二)营养因素

营养因素包括钙、磷、镁、蛋白质,以及部分微量元素如氟、锌、锰等,其中,钙与蛋白质对骨质疏松的发生至关重要。

1.钙(Ca)

钙是人体最重要的元素之一,不仅是骨矿物质的重要组成成分,而且对机体的细胞有重要作用与影响。其中,骨钙约占人体总钙量的 99%,因而与骨质疏松的发生与防治密切相关。世界卫生组织(WHO)建议每人每日应摄入钙量为 400~500mg,而我国则为 300~400mg/d。儿童需钙量为 400~700mg/d,生长期青少年为 1300mg/d,绝经前女性为 700mg/d,怀孕期女性为 1500mg/d,哺乳期女性为 2000mg/d。对于一般中青年人来说,每日摄入 600~1000mg 的钙量就可维持血钙平衡,但对老年人,尤其是绝经后老年女性,其钙的需求量增加,摄入量需达到 1500mg/d 方可防止骨丢失。调节钙的激素主要有 3 种,即 PTH、CT、维生素 D_3。

2.蛋白质

蛋白质与氨基酸是骨有机质合成的重要原料;若蛋白质摄入不足或各种原因导致的蛋白质和氨基酸合成障碍,均可影响骨基质的合成。

3.磷(P)

体内磷含量占体重的 1%,其中 80% 的磷以羟磷灰石的形式存在于骨骼与牙齿中,其余 20% 主要以有机磷的形成存在于软组织与体液中,骨组织中磷的主要作用是促进骨基质合成与骨矿盐沉积。低磷可刺激破骨细胞,促进骨吸收,并使成骨细胞合成胶原的速度降低,降低骨矿化率,因而造成骨的丢失。同时,过多的磷摄入也会导致骨代谢的紊乱。影响磷代谢的因素包括 PTH、维生素 D_3、CT、TH、GH、糖皮质激素等。

(三)物理因素

物理因素主要包括运动与体育锻炼、重力负荷、日光照射等。

骨结构与骨量取决于机械力学中应力的大小,从本质上说,这是骨吸收与骨形成的生物力学偶联。Frost 认为,骨结构与骨量由机械负荷调节,这一反馈的调节点因雌激素缺乏不同而改变。当雌激素缺乏时,假设的传感器将觉察到的机械负荷降低,致使相应的骨量降低。长期卧床或肢体废用,均可使骨组织丧失了机械性应力的刺激,使破骨细胞活性增强,成骨细胞活性减弱,从而导致骨量降低。而运动与体育锻炼及体重、肌肉量等对骨组织均增加机械性应力,使得成骨细胞活跃,从而促进骨形成。经常户外接受日光照射,可使皮肤内脱氧胆固醇合成维生素 D 增加,从而促进肠钙吸收增加,有利于防止骨质疏松症的发生。

(四)遗传因素

尽管后天因素如环境、营养、运动等对骨量的影响不容忽视,但人的峰值量约 50% 是由遗传因素决定的。维生素 D 受体(VDR)基因类型与钙代谢密切相关,雌激素受体基因类型或受体缺乏可能是后发性骨质疏松症发病的又一主要原因。另外,骨代谢疾病如骨形成不全症与高胱氨酸尿症均由染色体遗传。

(五)免疫因素

骨质疏松症的发生与发展与免疫功能也有一定的关联,具体表现在骨代谢调节一定程度受免疫功能状态的影响。另外,免疫细胞因子与骨代谢相关,如与机体免疫功能相关的 IL-1、IL-6 及 TNF 等为白细胞源性骨吸收刺激因子,可刺激内源性前列腺素的分泌,进而诱导骨吸收。

三、临床表现

原发性骨质疏松症的临床表现主要包括疼痛、身高缩短或驼背、骨折、呼吸功能障碍等。

1.疼痛

疼痛是骨质疏松症最常见、最主要的症状。其中,最好发部位为腰背部,其他还包括四肢关节疼痛、足跟疼痛及一些肢体的放射痛、麻木感、刺痛感等。其主要原因包括:

(1)骨转换过快,骨吸收增加。在骨吸收过程中,骨小梁的破坏消失,骨膜下皮质骨的破坏均会导致全身骨痛。

(2)骨质疏松性骨折。

(3)骨质疏松症患者的负重能力明显降低。

因此,当骨质疏松症患者躯干活动时,腰背肌必须进行超常的活动,经常处于紧张状态,逐渐导致肌肉疲劳,出现肌痉挛,从而产生肌肉及肌膜性腰背疼痛。

2.身高缩短或驼背

身高的短缩及驼背是骨质疏松症患者继腰背疼痛后出现的又一重要临床表现。脊柱椎体结构 95% 由松质骨组成,骨质疏松时易发生内部结构改变,骨小梁破坏,数量减少,强度降低,负重受压后可导致椎体变形。轻者,变形只累及 1～2 个椎体;重者累及整个脊柱椎体。经过数年,可使整个脊柱椎体缩短 10～15 cm,导致身高缩短。一些活动度大、负重量较大的椎体,如 T_{11}、T_{12} 和 L_3,形变显著;甚至出现椎体压缩性骨折,均可使脊柱前倾、背屈加重,形成驼背。一般来说,骨质疏松程度越严重,驼背顶点的位置就越低,驼背的曲度也越严重,腰前痛越明显。

3.骨折

骨质疏松症并发的骨折即疏松性骨折,大多发生于胸腰椎、桡骨远端、股骨近端、踝关节等部位,而且轻微的外力作用即可发生骨折。由于骨折多发生于骨质疏松较为严重的部位,因而骨折不愈合率及致残率高,骨折并发症较多见,部分患者甚至危及生命,给患者本人及家庭带来较大的痛苦与负担。

(1)脊柱压缩性骨折:骨质疏松性脊柱骨折一般发生于 45 岁以后,以绝经后女性多见,60～70 岁发病率最高,此后发病率并不随年龄的增长而增加。其发生机制包括构成椎体的松质骨骨密度明显下降,其力学强度也降低;椎间盘水分含量减少,弹性下降,抗外力的缓冲能力明显下降;腰肌及韧带发生退行性改变,伸缩能力及保护能力下降。已有研究表明,脊柱骨折的发生率与骨密度降低密切相关,骨密度下降一个标准差,骨折危险性则增加 2～5 倍。

骨质疏松性脊柱骨折的主要发生部位在胸、腰椎移行处,其中,T_{12} 最多见;其次为 L_1 和 T_{11} 邻近椎体也可发生。椎体骨折的形状包括:

①椎体呈双凹镜状,称为"鱼椎"样变形。

②椎体前缘压缩明显,后缘尚未发生明显的压缩骨折,椎体呈前低后高的楔形外观,称楔形变。

③椎体前、中、后缘等比例压缩,呈扁平状,称"扁平椎"。由于骨质疏松性脊柱骨折仅限于椎体,不影响椎弓,因而导致脊髓损伤的情况较少。

(2)桡骨远端骨折:桡骨远端以松质骨为主,受骨质疏松影响,骨丢失及骨显微结构的破坏均较明显。同时,部位又是皮质骨与松质骨的交界处,是力学薄弱点,因而,直接暴力与间接暴力均可造成桡骨远端骨折。一般来说,本病发病年龄自 45 岁开始,50～60 岁发病率最高,65 岁以后降低,女性多于男性。闭经影响较增龄影响更明显。

(3)股骨近端骨折:股骨近端骨折是指股骨颈骨折和股骨转子间骨折,多发生于 50 岁以上的患者中,70 岁以上发病率剧增,女性明显多于男性。此类骨折与年龄及骨质疏松的程度成正比,且骨折愈合率极低,故致残率较高。同时,由于患者骨折后常卧床不起,极易发生坠积性肺炎、下肢血栓性静脉炎、压疮、尿道感染等并发症,故病死率较一般性骨折患者高。

老年人股骨近端骨折往往是由平地滑倒所致,有的甚至无任何外力,只是轻微扭转髋关节即可发生。骨折发生后,即感髋部疼痛,任何方向的髋关节主动或被动活动均可使髋部疼痛加剧,有时疼痛沿大腿内侧向膝部放射;患肢多处于外展、外旋位,可有短缩畸形;股骨颈骨折可在腹股沟中点处有压痛,股骨转子间骨折压痛点多在股骨大转子部。由于老年人反应迟钝或有老年性痴呆,一些稳定型或嵌插型股骨颈患者伤后髋部疼痛不明显,仍能站立或行走,易引起漏诊。

(4)呼吸功能障碍:骨质疏松性胸腰压缩性骨折常导致脊柱后凸、胸廓畸形等,可发生呼吸功能的异常,上胸椎较下胸椎明显,严重者或合并有肺气肿,慢性支气管炎等患者可现胸闷、气短、呼吸困难及发绀,甚至危及生命。

四、诊断

对于骨质疏松的全面诊断应当包括:①骨量的诊断。可借助 X 线片、单光子及双光子吸收法、单能 X 线及双能 X 线骨密度仪及定量 CT、超声、MRI 技术等手段,以骨密度或骨矿物含量来代表骨量。世界卫生组织(WHO,1985)提出,骨密度低于正常的 2 个标准差即可诊断为骨质疏松症,但该标准只适合欧洲和美国的妇女。国内标准为女性骨密度低于青年峰值 2 个标准差、男性骨密度低于青年峰值 2.5 个标准差,可诊断为骨质疏松。②骨质量的诊断。包括骨的结构与强度。可通过骨组织形态计量学与定量 CT 三维重建图像分析技术进行评估。③骨转换状态的诊断。近年来,已有许多反映成骨和破骨细胞或其过程的生化指标用于骨质疏松的诊断。④病因诊断。需依赖病史及相关辅助检查等。

总之,对骨质疏松症的诊断应采取综合分析法,即综合各种检查结果,结合临床表现及病员个体情况。

(一)生化检查

骨代谢生化指标是一种快速、灵敏、可及时反映骨转换的指标,对骨质疏松的预测、诊断与鉴别诊断、分型及治疗方案的选择、防治效果的评估等均具有重要的指导意义。其包括:与骨矿化有关的生化指标、与骨形成有关的生化指标及与骨吸收有关的生化指标。现分述如下:

1.与骨矿化有关的生化指标

(1)血钙与尿钙:血钙以蛋白结合钙、离子钙和水分子阴离子结合钙三种形式存在,分别占血清总钙的 46%、48% 及 6%,血清总钙及离子钙测定对了解骨矿代谢及钙磷代谢非常重要。血钙的正常参考值为男性 2.28~2.30mmol/L,女性 1.1~1.25mmol/L。临床上常用测定尿钙的方法包括 24 小时尿钙、空腹尿钙及空腹 2 小时尿钙测定。其中,空腹 2 小时尿钙测定既可减少饮食的影响,又可保持清晨尿量的恒定,对诊断绝经后骨质疏松症有重要指导意义。具体方法是清晨 6 点排空腹尿后,饮水 500mL,2 小时后留尿,测定尿钙与肌酐含量,测得尿钙/肌酐比值,正常参考值为 0.4。

(2)血浆无机磷及尿磷:血浆中的磷以有机磷、磷脂及无机磷的形成存在,而骨组织内的磷主要以无机磷的形式存在,并与钙和其他成分构成羟基磷灰石。血磷水平随年龄增加而降低,但绝经后妇女血磷可再次升高。成人血浆无机磷的正常参考值为 0.87～1.45mmol/L。尿磷检测方法包括 24 小时尿磷、空腹尿磷及空腹 2 小时尿磷测定。其中,空腹或空腹 2 小时尿磷/肌酐比值为男性 0.54±0.01,女性 0.60±0.01。

2.与骨形成有关的生化指标

(1)血清总碱性磷酸酶与骨碱性磷酸酶(BAKP):血清总碱性磷酸酶与骨碱性磷酸酶是最常应用的评价骨形成和骨转换的指标,其中,血清中碱性磷酸酶主要来自骨与肝脏组织。已有研究表明,成年人血清碱性磷酸酶的水平随年龄增加而升高,绝经后女性更为明显。血清碱性磷酸酶水平升高既可出现于骨质疏松症,也可出现于其他骨代谢疾病如畸形性骨炎,以及肝脏疾患、恶性肿瘤等。骨组织碱性磷酸酶定位于成骨细胞膜上,测定骨碱性磷酸酶水平对诊断绝经后骨质疏松具有较高参考价值。

(2)Ⅰ型前胶原羧基端前肽(PICP):Ⅰ型胶原是骨基质中含量最丰富的有机成分,前胶原由成骨细胞合成,是反映骨形成与Ⅰ型胶原合成快慢的特异性指标。PICP 值可受肝功能的影响,成年人血清的正常参考值为 50～200mg/L,绝经期女性可升高;同时,骨肿瘤、畸形性骨炎等也可出现 PICP 值增高。

(3)血清骨钙素(BGP):骨钙素由成骨细胞合成,占骨组织胶原蛋白的 15%～20%。骨钙素是反映骨形成的重要指标,同时可了解成骨细胞的活性。骨钙素增高可见于高转换型骨质疏松症,同时也可出现于佝偻病、畸形性骨炎、骨折、慢性肾功能不全等。

3.与骨吸收有关的生化指标

(1)血浆抗酒石酸酸性磷酸酶(TRAP):TRAP 在破骨细胞中含量丰富,并释放入血,也可由血细胞产生,为不稳定酶,在酸性环境中发挥作用,因此,分离血浆后应立即加入酸性稳定剂。TRAP 可见于高转换型的骨质疏松症,也可见于原发性甲旁亢、畸形性骨炎、骨转移性肿瘤、慢性肾功能不全等。

(2)尿羟脯氨酸:羟脯氨酸是正常人体结缔组织中胶原蛋白的主要成分,占 10%～13%,尿羟脯氨酸约 50%来自骨组织。因而在无明显皮肤病或其他结缔组织疾病时,尿羟脯氨酸排出量基本上能反映骨吸收与骨转换的程度。尿羟脯氨酸增高可见于高转换骨质疏松症、骨软化症、畸形性骨炎、甲旁亢、骨转移性肿瘤等。

(3)尿胶原吡啶交联或吡啶酚(Pyr)与尿脱氧吡啶酚(D-Pyr):吡啶酚与脱氧吡啶酚是Ⅰ型胶原分子间构成胶原纤维的交联物,起稳定胶原链的作用。当赖氨酰氧化酶作用于成熟的胶原时,Pyr与D-Pyr即成为降解产物释放入血液循环中,不经肝脏代谢降解且以原型直接由肾脏排泄至尿中。Pyr与D-Pry具有以下特点:

①仅由成熟的胶原降解而释放,不来源于新形成的胶原。

②不受摄入食物中胶原的影响,Pyr与D-Pyr不经肝脏代谢。

③D-Pyr仅来源于骨与牙质,牙质对其影响可忽略,故D-Pyr的骨特异性较Pyr高。

因而,尿吡啶酚与脱氧吡啶酚已成为反映骨吸收的特异性指标,不仅可用于诊断各种代谢性骨病及反映绝经引致的骨吸收增加状态,也可敏感地监测治疗前后骨吸收的变化。

(二)骨密度测量

骨密度(BMD)测量可分为定性、半定量与定量测定方法。20世纪50年代以前,骨密度仅依赖于X线进行简单的定性估计,以后逐渐发展为半定量测定。20世纪60年代开始,具有高精密定量的单光子吸收法(SPA)引入临床。1970年,双光子吸收法(DPA)得以应用。随后,双能X线吸收法(DEXA)、定量计算机断层扫描(QCT)等得到推广应用。近年来,超声波、磁共振成像技术也开始用于骨密度的测定。

1.X线检查

X线检查主要是根据X线片所观察到的骨组织密度、骨皮质及小梁骨的形态变化与其数量、分布来判定。一般来说,骨质疏松的X线征象包括:

(1)骨皮质变薄,骨内膜骨吸收明显。

(2)骨小梁数目减少、变细,小梁间距增宽且明显稀疏。

(3)椎体密度呈疏松性改变,沿力线排列的纵行骨小梁较为明显,而横行骨小梁则吸收、消失,呈栅栏状;严重者出现压缩性骨折改变。

有学者将骨吸收的X线表现归纳为4种,以帮助不同类型的骨质疏松的诊断与鉴别:小梁骨与皮质内骨吸收是绝经后骨质疏松或其他高吸收状态的特征;骨内膜骨吸收主要出现于老年性骨质疏松;而骨膜下骨吸收主要是甲状腺功能亢进的特征。尽管X线检查对骨质疏松的诊断与评估有一定的参考价值,但由于受X线放射源、人体结构差异、X线胶片质量、X线片冲洗技术等因素影响,难以推广发展;且骨量丢失为30%~50%时方能在X线片上反映出来,故对骨质疏松症的早期诊断意义不大。

2.管状骨皮质厚度和皮质指数法

一般测量左手第二掌骨中点,分别测量皮质量外径(D)、内径(d)及掌骨长度(L),计算皮质厚度($D-d$),再计算皮质厚度指数($D-d$)/D,正常大于44%。也有学者计算皮质面积(D^2-d^2),皮质面积百分比(D^2-d^2)/D^2,正常大于72%。其他如锁骨、股骨、肱骨、跖骨、桡尺骨等皮质厚度及皮质指数测量也有报道,但临床少应用。

3.股骨近端骨小梁指数法,即 Singh 指数

Singh 指数是指 Singh 等学者报道的一种根据股骨近端 X 线片反映骨小梁吸收消失规律的测量方法,并依据压力骨小梁与张力骨小梁的分布以及吸收、消失的先后顺序进行分度,骨质疏松程度越严重,其度数越低。

股骨近端骨小梁根据其分布及相应的力学功能可分为主压力骨小梁、次压力骨小梁、主张力骨小梁与次张力骨小梁,在主压力骨小梁、次压力骨小梁与张力骨小梁间为一非受力的三角形区域,称 Ward 三角。Singh 等学者将股骨近端骨小梁的分布及骨小梁吸收消失的程度分为6度,即 Singh 指数,具体如下:

Ⅵ度:股骨近端诸骨小梁密度及均匀性正常,Ward 三角区骨小梁正常或密度稍降低。

Ⅴ度:Ward 三角区骨小梁开始减少,次压力骨小梁不连续,次张力骨小梁只达股骨颈中心处。

Ⅳ度:股骨近端骨皮质变薄,次压力骨小梁及次张力骨小梁吸收。

Ⅲ度:主张力骨小梁开始吸收,其在股骨大转子部密度明显降低,呈蜂窝状。

Ⅱ度:主张力骨小梁在头颈部已吸收消失。

Ⅰ度:主张力骨小梁完全吸收消失,主压力骨小梁数目减少,密度降低。

Singh 指数法方便简捷、费用低廉,可作为骨质疏松症的筛选方法。也被用于评价椎体骨质疏松的程度,预测骨折风险性(如 Singh 指数Ⅲ度以下,易发生股骨颈骨折)等,其准确性待观察。

4.跟骨骨小梁形态指数法

跟骨骨小梁形态指数是 Jhamaria 报道的根据跟骨 X 线片中骨小梁吸收、消失规律来评定骨质疏松程度的一种诊断方法。跟骨骨小梁分为压力与张力骨小梁两大组,前压力骨小梁以距下关节前开始伸向跟骨前下方皮质,后压力骨小梁以距下关节面后部伸向跟骨后的皮质。前、后压力骨小梁间的骨小梁稀少,称为跟骨窦;张力骨小梁也分为前后两组,呈弧形分布,并分别垂直于相应的压力骨小梁。Jhamaria 根据跟骨骨小梁的分布与吸收消失规律将其分为5度,具体如下:

Ⅴ度:压力骨小梁与张力骨小梁相互交叉,分布均匀;跟骨窦内骨小梁稀疏。

Ⅳ度:后压力骨小梁分为前、后两大柱,其间骨小梁吸收、消失,呈透亮区。

Ⅲ度：在上述基础上，后张力骨小梁远侧部吸收、消失。

Ⅱ度：前张力骨小梁吸收、消失；后张力骨小梁呈薄束状。

Ⅰ度：张力骨小梁前、后两组均吸收、消失；压力骨小梁细小、稀疏。

Jhamaria 认为，Ⅳ、Ⅴ度为正常，Ⅲ度为临界骨质疏松，Ⅰ、Ⅱ度为骨质疏松。

5.椎体畸形评分法

骨质疏松中晚期椎体可出现形状改变或骨折，因而可对其进行半定量或定量分析，有助于骨质疏松的诊断及椎体骨折的评估。有学者分别对椎体骨质疏松畸形改变进行描述与评分，现就颇具代表性的 Genant 评分法做一介绍。

0度：正常。

Ⅰ度：轻度畸形，椎体前、中、后任一高度减少 20%～25%，则椎体面积减少10%～20%。

Ⅱ度：中度畸形，椎体前、中、后任一高度减少 25%～40%，则椎体面积减少25%～40%。

Ⅲ度：重度畸形，椎体前、中、后任一高度减少 40%以上，则椎体面积减少 40%以上。

6.单光子吸收法（SPA）

单光子吸收法由美国学者 Cameron 首创，具体方法是利用Ⅰ(27.4keV)发射的 γ 射线经单色器发出的光子扫描，高准直光束直径 75mm，根据计算器接受透过光子的量，计算出所扫描骨骼的矿物质含量。

该方法可测定：

(1)骨矿物含量（BMC）：表示单位长度内扫描迹线垂直方向的骨段内所含的骨矿含量，代表线密度，单位为 g/cm。

(2)骨宽度或骨横径（BW）：表示 γ 射线在骨段内扫描迹线的长度，单位为 cm。

(3)骨密度 BMD（BMC/BW）：表示单位面积内骨矿含量，代表面密度单位为 g/cm^2。

单光子吸收法测定骨矿物含量具有低剂量放射性、操作简单方便、无创伤性、费用较低、应用范围广等优点，但亦有不足之处，本法主要用于桡骨与跟骨的检测，而临床最感兴趣的脊柱及髋部却不能检测。

7.双光子吸收法（DPA）

双光子吸收法检测骨矿物质含量的基本原理同单光子吸收法，但双光子吸收法测定无需被测骨周围软组织有恒定的厚度，因而既可用于四肢骨骼，也可用于脊柱与髋部的骨矿含量检测，从而能够及时地对骨质疏松症进行早期诊断与疗效观察。

8.双能量X线骨密度测量仪(DEXA)

建立在20世纪70年代发展的X线分光光度测定法的基础上,于1987年问世并用于临床。本法与双光子吸收法(DPA)均采用相似的检测原理,不同的是,DEXA采用的照射源为X射线。DEXA优于DPA主要在于X线球管能产生更多的光子流而使扫描时间缩短,并使图像更清晰,从而提高了测量结果的准确性与精确性。而且,DEXA不存在放射源衰变等问题,因而,自20世纪90年代中期以来,DEXA基本取代了DPA,已成为临床与研究领域检测骨密度的首选方法。DEXA在临床主要应用于对代谢性骨病的评价;建立骨质疏松的诊断及骨折危险的预测;观察治疗效果;监测骨质疏松的发展过程等。但该法尚有不足之处,即不能分别测定骨转换不同的密质骨与松质骨的骨密度;腰椎正侧测量包含了密质骨为主的附件、椎体骨赘及主动脉壁的钙化,以致测得老年性骨质疏松的骨密度值偏高,易出现假阴性。

9.定量计算机断层扫描(QCT)

近20余年来,计算机断层扫描(CT)已在临床得到了广泛应用,由于它能够提供客观的质量信息并具有良好的密度分辨率,20世纪70年代末和80年代初即用于评估骨矿含量。QCT法的主要特点包括:

(1)准确性高:被测骨中除了骨组织外,尚有红骨髓、黄骨髓及部分脂肪、肌肉等组织,均可影响X射线的衰减而产生误差,而QCT则可对这种误差进行校正。

(2)QCT法是目前唯一的可分别测定松质骨与密质骨的方法。

(3)重复性高:患者测量前可先对标定的水模进行校正扫描或对患者测量前后均进行校正扫描,使测定CT值较恒定,重复性好。

(4)直观性强:QCT测量不仅可对骨密度进行定量分析,而且还可将扫描结果进行三维图像重建,从而获得清晰、直观的骨显微结构图像。近年来,随着容积定量CT(VQCT)、高分辨率CT(HRCT)、显微CT(UCT)及周围QCT(pQCT)的开发应用,QCT已在骨质疏松的研究领域占有重要的地位并具有独特的作用。其不足之处是患者接受的射线剂量较大,是SPA的50~100倍,DXA的30~50倍。

10.定量超声检测(QUS)

定量超声(QUS)及超声骨密度测定是最近发展起来的新技术,具有仪器体积小、操作移动方便、费用低、无任何放射性损害等优点,有望成为骨质疏松的早期诊断与骨折预测的理想的检测方法。

11.定量磁共振成像(QMR)

定量磁共振成像(QMR)是研究骨小梁与骨髓交界处的磁声梯度、以测定骨小梁空间排列的新方法,具有功能与形态相结合的特点,便于动态观察与定量分析。

（三）骨组织形态计量学检测

骨组织形态计量学是对骨组织的形态进行定量分析的方法，由此可了解骨形成和骨转换的绝对值，观察某些治疗因素对骨代谢的影响，评价骨质量等。它具有其他各项检查无可替代的直观性、敏感性、精确性，已越来越广泛地应用于骨质疏松及其他代谢性疾病的临床与科研。骨组织形态计量学测量的参数包括静态参数和动态参数。

1.静态参数

(1)骨小梁体积（TBV）或称松质骨体积密度（VV）：指皮质骨之间松质骨总体积中（包括骨髓腔间隙）骨小梁组织的体积数。

(2)类骨质体积（OV/BV）：表示在松质骨空间体积内所含类骨质的体积数。

(3)骨小梁类骨质表面（TOS）：指面对骨髓腔的骨小梁表面中含有的类骨质的表面数。

(4)静止的骨形成类骨质表面（Sfi）。

(5)活性的骨形成（类骨质）表面（Sfa）。

(6)骨吸收表面（Sr）：表示骨小梁表面中含有的骨吸收表面数。

(7)活性的骨吸收表面（Sra）：表示骨小梁表面中，含有破骨细胞的 Howship 陷窝所占的数量。

(8)静止的骨吸收表面（Sri）：表示骨小梁表面中，不含破骨细胞的 Howship 陷窝所占的数量。

(9)松质骨特异性骨表面（Sv）：表示每单位骨和骨组织（骨与骨髓）中骨小梁的表面积数。

(10)平均骨壁厚度（MWT）：表示当一个骨重建周期完成时，新形成的骨结构单位（BSU）的平均厚度。

(11)单位形成的成骨细胞数（Cfa）。

(12)单位活性骨吸收表面的破骨细胞数（C）。

(13)破骨细胞核计数（Nr）。

(14)骨小梁厚度指数（TTI）：表示骨小梁平均厚度的近似值。

(15)类骨质平均厚度（OSW）。

2.动态参数

(1)骨形成的动态参数。

①矿化沉积率（MAR）：表示单位时间内矿化的新骨厚度。

②活性形成表面的骨形成率（Fa）：表示单位时间内每单位面积活性骨形成表面上矿化新骨的体积。

③总骨形成表面的骨形成率（Fr）：表示单位时间内单位面积骨样组织表面上

新形成的矿化骨的体积,代表所有的骨形成表面的骨形成率。

④总骨表面的骨形成率(Fs):表示单位时间内单位面积骨小梁表面上新形成的矿化骨的体积。

⑤单个成骨细胞的骨形成率(Fo):表示单位时间内平均每个成骨细胞矿化的新骨的面积。

(2)骨吸收的动态参数。

①骨平衡-体积参照(Bv):表示单位时间内单位体积的骨组织新获取或丢失的骨体积。

②骨平衡-表面参照(Bs):表示单位时间内单位面积的骨小梁表面上新获取或丢失的骨体积。

③单位骨表面上的骨吸收率(Rs):表示单位时间内单位面积的骨小梁表面上被吸收的骨量。

④单位骨吸收表面的骨吸收率(Rr):表示单位时间内单位面积的骨吸收表面上被吸收的骨量。

⑤单位活性骨吸收表面的骨吸收率(Ra):表示单位时间内单位面积的活性吸收表面上被吸收的骨量。

⑥单个破骨细胞的骨吸收率(Ro):表示单位时间内每个破骨细胞吸收的骨的面积。

⑦单个破骨细胞核的骨吸收率(Ron):表示单位时间内平均每个破骨细胞核所吸收的骨面积。

⑧线性骨吸收率(Mra):表示单位时间内被破骨细胞吸收的骨厚度。

(3)反映组织水平的骨转换及细胞活性的转换时间的动态参数

①辐射闭率(Mf):沉积率作为所有骨形成表面的均数即为辐射闭率。

②辐射吸收率(Mr):单位时间被吸收的骨的平均厚度作为所有吸收表面的均数即为辐射吸收率。

③骨形成时间:以年为单位,多细胞基本单位(BMU)完成骨形成时相的平均时间。

④骨吸收时间:以年为单位,BMU完成骨吸收时相的平均时间。

⑤Sigma,δ:以年为单位,BMU完成骨吸收及骨形成时相所需的平均时间。

五、治疗

迄今为止,骨质疏松症尚无理想而又十分有效的治疗方法,但若采取积极、合理的综合治疗方法,如药物疗法、物理疗法、运动疗法、营养疗法及针对骨质疏松性骨折的预防与治疗等,就能达到控制症状、延缓骨丢失或增加骨量、防止骨折的发生的治疗效果。

（一）药物治疗

1.雌激素

雌激素具有抑制骨吸收亢进、防止骨量进一步丢失、预防骨折的发生等功效及改善绝经后妇女的全身生理功能等特点,故从 20 世纪中期开始,雌激素就用于骨质疏松的治疗,并获得良好的疗效。由于绝经后最初 3 年骨量丢失速度最快,年丢失率为 2%～3%,并可持续 5～10 年。因而,一经确定需用雌激素治疗,应尽早使用,即绝经后立即使用或至少要在绝经后 3 年内开始使用,连续使用 5～15 年,甚至更长时间。主要适用于低骨量及绝经后快速骨丢失者,以及有骨质疏松症发生可能的高危人群,如有骨质疏松症家族史、停经、瘦小体型妇女等。值得注意的是,长期应用雌激素可引起头痛、抑郁、高血压、血管栓塞及肝胆疾患,有时须停药进行相关检查。血清三酰甘油可升高,不规则阴道出血常提示子宫内膜增生或恶性肿瘤。单独应用雌激素可使乳腺癌及子宫内膜癌发病率增高,因而应定期体检及进行宫颈、阴道涂片检查。

对雌激素的具体使用及连续应用尚需注意:①对子宫已切除的女性宜用雌激素替代疗法(ERT),绝经期与绝经后的妇女建议使用最小剂量,逐渐增大剂量。②对大多数未切除子宫的女性建议使用雌—孕激素联合应用的激素替代疗法(HRT),本法既提高了绝经后骨质疏松的疗效,又可以避免雌激素的不良反应。具体方法包括:①周期疗法,应用 21～24 天雌激素,后 12 天加用孕激素,再停药 5～7 天;②持续疗法,每天使用雌激素,月初 12 天加用孕激素;③持续联合雌—孕激素替代疗法,每天均服用雌孕激素;④雌激素与雄激素联合应用可改善症状,减少不良反应。

2.降钙素

通过抑制破骨细胞活性而抑制骨吸收,促进钙在骨基质的沉着,缓解骨痛,适用于严重骨质疏松或骨折、骨痛明显的患者。孕妇禁用,有过敏史或过敏反应者慎用或禁用。常用降钙素:①鲑鱼降钙素,皮下或肌内注射 50～10U/d,每天 1～2 次;②鳗鱼降钙素,20U/d,肌内注射,2 次/周。

3.二膦酸盐

二膦酸盐主要对骨和矿物质的代谢具有较高的活性,能抑制各种类型的骨吸收,同时也有一定的增加骨量的作用。需指出,许多二膦酸盐是剂量依赖型药物,即小剂量应用能抑制骨吸收,增加骨量,使丢失的骨量恢复,降低骨折发生率;大剂量应用却阻滞了正常骨组织的矿化。

(1)适应证。

①高转换型骨质疏松症,尤其是绝经早期有雌激素替代治疗禁忌者。

②男性骨质疏松症和儿童期发病的特发性骨质疏松症。

③糖皮质激素性骨质疏松症,可作为首选药物。

(2)禁用于:消化道溃疡及食管炎,有血栓形成倾向,肾功能不全,骨折急性期,妊娠期。

4.氟化物

氟化物是促进新骨形成的药物之一,可显著地增加骨密度。主要用于低于骨折阈值骨密度的患者,治疗平均时间为 3 年。应用过程中可出现胃肠道反应、关节疼痛、病理性骨折及继发性钙缺乏等不良反应。

禁忌证:

(1)有消化道出血史。

(2)妊娠后期。

(3)骨折未愈合。

(4)中、重度肾功能不全。

(5)骨软化症等。

5.甲状旁腺激素

目前甲状旁腺激素(PTH)临床应用还不广泛,临床研究证实,PTH 可增加脊柱、松质骨的骨量,但皮质骨骨量未改变甚至降低。PTH 及其肽片段 h-PTH(1-34)、hPTH(1-38)已日益受到重视,可望成为治疗骨质疏松症的有效方法。

6.维生素 D

维生素 D 是目前临床预防和治疗骨质疏松症的常用药物之一,其治疗骨质疏松的机制包括:①促进肠钙吸收,维持钙的平衡;②激活骨代谢,加速骨转换;③刺激骨形成;④抑制甲状腺旁腺激素的分泌;⑤刺激骨细胞分化;⑥调节免疫反应。维生素 D 可作为各种原因引起的肠钙吸收不良性骨质疏松症患者的最佳治疗药物。但长期大量使用维生素 D 可导致维生素 D 中毒,出现高钙血症、高尿钙及头痛、皮肤瘙痒、消化道症状、肾功能障碍等。

7.钙制剂

钙制剂是防治骨质疏松症的基本药物。儿童及青少年摄入充足的钙对其成年骨量峰值的影响是至关重要的;老年人服用钙制剂或联合服用活性维生素 D_3 可防止或减缓骨量丢失。但有高钙血症、肾结石、甲状旁腺功能减退等应禁用钙制剂。

8.选择性雌激素受体调节剂

选择性雌激素受体调节剂(SERM)是一类对骨和心血管系统具有雌激素样作用,而对乳腺和子宫具有抗雌激素作用的药物。SERM 防止绝经后骨丢失的作用机制与雌激素相同,即降低骨转换及减少骨吸收,同时又在相当程度上避免了雌激素的不良反应,因而有着广阔的应用前景。

(二)ADFR 疗法

ADFR 疗法具体包括：A（activation）为活化，激活、增加基本多细胞单位（BMU）的数目，可使用 PTH、TH、GH、活性维生素 D 等。D（depress）为抑制，指骨重建单位增加的骨吸收活动受抑制，可使用降钙素、二膦酸盐等。F（free）为自由期，是指以抑制剂治疗终末和一个新的再建循环启动之间的时间滞留期，该期大量成骨细胞凝集，开始新的骨形成，持续 3～4 个月。R（repeat）为重复，即经过 ADF 后，已积累了一定数量的新骨，间歇一段时间后再重复这一过程。每次重复都可增加新骨，并改善骨的质量。ADFR 疗法需2～3 年。

(三)营养疗法

科学合理的食物营养摄入是防治骨质疏松症的基础。

(1)合理补充含钙较多的食品如各种乳制品、豆类及鱼、虾、海带等海产品。

(2)适量蛋白质摄入。

(3)适量维生素 D 的摄入，动物肝脏、蛋类中含有丰富的维生素 D。

(4)合理的膳食营养结构与良好的饮食习惯。

(四)物理疗法

骨质疏松的物理疗法主要是指人工紫外线疗法和日光治疗法，另外，还可应用电、磁、温热等物理疗法缓解临床症状。

(五)运动疗法

已经证实可通过运动负荷、体育活动使骨量增加，因而，运动疗法逐渐成为治疗骨质疏松症的基本方法之一。对于大部分骨质疏松症患者以主动运动为主，兼顾抗阻力运动。运动疗法要注意运动量的控制，应循环渐进，原则上以运动后不出现明显疲劳为宜，过量过度可诱发骨折的发生。

（马　亮　王恒梅）

第五节　强直性脊柱炎

强直性脊柱炎(AS)是脊椎的慢性进行性炎症，是以骶髂关节和脊柱附着点炎症为主要病变的疾病。与人类白细胞相关抗原 HLA-B27 呈强关联。其特点是病变常从骶髂关节开始逐渐向上蔓延至脊柱，导致纤维性或骨性强直和畸形。

一、病因及发病机制

病因尚未完全明确，目前认为与下列因素有一定关系：

(一)基因因素

本病发病与遗传因素有密切关系，强直性脊柱炎的 HLA-B27 阳性率高达 90％～96％，家族遗传阳性率达 23.7％。类风湿患者其家族的发病率为正常人的

2～10倍,而强直性脊柱炎家族的发病率为正常人的 30 倍。

(二)感染因素

泌尿生殖系感染是引起本病的重要因素之一,盆腔感染经淋巴途径播散到骶髂关节再到脊柱,还可扩散到大循环而产生全身症状及周围关节、肌腱和眼色素膜的病变。

(三)内分泌失调或代谢障碍

由于类风湿多见于女性,而强直性脊柱炎多见于男性,故被认为内分泌失调与本病有关。但利用激素治疗类风湿并未取得明显效果,激素失调与本症的关系也没有肯定。肾上腺皮质功能亢进的患者患类风湿或强直性脊柱炎的比例无明显增加或减少。

(四)其他因素

年龄、体质、营养不良、气候、水土、潮湿和寒冷。其他包括创伤、甲状旁腺疾病、上呼吸道感染、局部化脓感染等,可能与本病有一定关系,但证据不足。

二、临床表现

强直性脊柱炎好发于 16～25 岁的青年,起病隐匿,进展缓慢。早期的症状可为下腰痛和僵硬,也可伴乏力、食欲减退、消瘦和低热等。起初的疼痛为间歇性,后疼痛变为持续性。晚期炎症疼痛消失,脊柱大部强直,可发展至严重畸形。女性患者周围关节侵犯较常见,进展较慢,脊椎畸形较轻。

(一)骶髂关节

最早为骶髂关节炎,后发展至腰骶部、胸椎及颈椎。下腰痛和僵硬常可累及臀部、大腿,但无神经系统体征。AS 下腰痛可从一侧转至另一侧,直腿抬高试验阴性。直接按压骶髂关节或将其伸展,可引起疼痛。有时只有骶髂关节炎的 X 线表现而无症状或体征。

(二)腰椎

下腰痛和活动受限多是腰椎受累和骶髂关节炎所致。早期为弥散性肌肉疼痛,以后集中于腰骶椎部。腰部前屈、后伸、侧弯和旋转均受限。腰椎棘突压痛、腰背椎旁肌痉挛,后期有腰背肌萎缩。

(三)胸廓胸椎

腰椎受累后波及胸椎。可有胸背痛、前胸痛和侧胸痛。胸部扩张受限,胸痛为吸气性,可因咳嗽、喷嚏加重。主要由于肋椎关节、肋骨肋软骨连接处、胸骨柄关节和胸锁关节受累。胸廓扩张度较正常人降低 50% 以上。

(四)颈椎

早期可为颈椎炎,由胸腰椎病变上行而来,可发生颈胸椎后凸畸形,头常固定于前屈位,颈后伸、侧弯、旋转可受限。可有颈椎部疼痛,沿颈部向头部放射。神经根痛可放射至头和臂。有颈部肌肉痉挛,最后肌肉萎缩。

(五)后期脊柱改变

颈部固定于前屈位,胸椎后凸畸形,胸廓固定,髋和膝关节屈曲挛缩是 AS 后期特征性姿势。此期炎症疼痛消失,但可发生骨折,且一般为多发性。

(六)脊柱外病变

强直性脊柱炎可出现周围关节的受累。最常累及肩和髋,受累率 40%,极少累及手。关节活动受限较疼痛为重,早期即可出现活动受限,随着疾病进展,软骨退变,关节周围结构纤维化,关节强直。AS 还可影响多系统,伴发各种疾病,多在 AS 发病后出现,也可在发病之前出现。如主动脉瓣关闭不全、虹膜炎、肺纤维化、慢性前列腺炎或侵犯马尾神经引发相应症状。

三、实验室检查及影像学检查

(一)实验室检查

有 82% 的活动期 AS 患者有血细胞沉降率加快,50% 以上的患者血清 CRP 增高,42% 的患者存在轻度低色素性贫血。RF 阳性率不高。40%~73% 的患者 IgG、IgA 和 IgM 增高。HLA-B27 阳性率 96%。HLA-B27 检测不能作为确诊 AS 的常规和确诊指标,因为慢性腰腿痛是一种极常见的症状。据统计,每 1000 人中有 100 人左右患慢性腰痛,其中 40~80 人 HLA-B27 阳性,而 AS 患者仅为 2 例。因此在缺乏肯定的骶髂关节炎的情况下,即使存在 AS 的临床症状和体征,同时具有 HLA-B27 阳性,也不能确诊为 AS。

(二)影像学检查

X 线检查具有诊断意义。AS 最早的变化发生在骶髂关节。该处的 X 线片显示软骨下骨缘模糊,骨质糜烂,关节间隙模糊,骨密度增高及关节融合。通常按 X 线片骶髂关节炎的病变程度分为 5 级:0 级为正常,Ⅰ级为可疑,Ⅱ级有轻度骶髂关节炎,Ⅲ级有中度骶髂关节炎,Ⅳ级为关节融合强直。对于临床可疑病例,而 X 线片尚未提示明确的或Ⅱ级以上的双侧骶髂关节炎改变者,应该采用 CT 检查。CT 检查假阳性率低,但由于骶髂关节解剖学的上部为韧带,因其附着引起影像学上的关节间隙不规则和增宽,可影响诊断。另外,类似于关节间隙狭窄和糜烂的骶髂关节髂骨部分的软骨下老化,不应视为异常。MRI 对了解软骨病变优于 CT,但在判断骶髂关节炎时易出现假阳性结果,并非常规检查项目。MRI 可使炎性腰背痛患者确诊为脊柱关节病或强直性脊柱炎的时间提前,尤其对判断药物治疗对炎性病变的改善极有价值。脊柱的 X 线片表现有椎体骨疏松和方形变,椎小关节模糊,椎旁韧带钙化以及骨桥形成。晚期广泛而严重的骨化性骨桥表现称为"竹节样脊柱"。耻骨联合、坐骨结节和肌腱附着点(如跟骨)的骨质糜烂,伴邻近骨质的反应性硬化及绒毛状改变,可出现新骨形成。

四、诊断与鉴别诊断

(一)诊断标准

近年来有不同标准,但现仍沿用 1966 年纽约标准或 1984 年修订的纽约标准。但是,对一些暂时不符合上述标准者,可参考欧洲脊柱关节病初步诊断标准,符合者也可列入此类进行诊断和治疗,并随访观察。

1.纽约标准(1966)

有 X 线片证实的双侧或单侧骶髂关节炎(按 0～Ⅳ级分级),并分别附加以下临床表现的 1 条或 2 条:腰椎在前屈、侧屈和后伸的 3 个方向运动均受限;腰背痛史或现有症状;胸廓扩展范围小于 2.5cm。根据以上几点,诊断肯定的 AS 要求有:X 线片证实的Ⅲ～Ⅳ级双侧骶髂关节炎,并附加上述临床表现中的至少 1 条;或者 X 线证实的Ⅲ～Ⅳ级单侧骶髂关节炎或Ⅱ级双侧骶髂关节炎,并分别附加上述临床表现的 1 条或 2 条。

2.修订的纽约标准(1984)

①下腰背痛的病程至少持续 3 个月,疼痛随活动改善,但休息不减轻;②腰椎在前后和侧屈方向活动受限;③胸廓扩展范围小于同年龄和性别的正常值;④双侧骶髂关节炎Ⅱ～Ⅳ级或单侧骶髂关节Ⅲ～Ⅳ级。如果患者具备,并分别附加 1～3 条中的任何 1 条可确诊为 AS。

3.欧洲脊柱关节病研究组标准

炎性脊柱痛或非对称性以下肢关节为主的滑膜炎,并附加以下项目中的任何一项,即:①阳性家族史;②银屑病;③炎性肠病;④关节炎前 1 个月内的尿道炎、宫颈炎或急性腹泻;⑤双侧臀部交替疼痛;⑥肌腱末端病;⑦骶髂关节炎。

(二)鉴别诊断

1.类风湿关节炎(RA)

AS 在男性多发而 RA 在女性居多;AS 无一例外均有骶髂关节受累,RA 则很少有骶髂关节病变;AS 为全脊柱自上而下地受累,RA 只侵犯颈椎;外周关节炎在 AS 为少数关节、非对称性,且以下肢关节为主;在 RA 则为多关节、对称性和四肢大小关节均可发病;AS 无 RA 可见的类风湿结节;AS 的 RF 阴性,而 RA 的阳性率占 60%～95%;AS 以 HLA-B27 阳性居多,而 RA 则与 HLA-DR4 相关。AS 与 RA 发生在同一患者的概率为 1/20 万～1/10 万。

2.腰椎间盘突出

腰椎间盘突出是引起腰背痛的常见原因之一。该病限于脊柱,无疲劳感、消瘦、发热等全身表现,与 AS 不同,活动后往往加重,休息后减轻。所有实验室检查包括血细胞沉降率均正常。它和 AS 的主要区别可通过 CT、MRI 或椎管造影检查得到确诊。

3.结核

对于单侧骶髂关节病变要注意同结核或其他感染性关节炎相鉴别。

4.弥漫性特发性骨肥厚(DISH)

该病多见于 50 岁以上男性,患者也有脊椎痛、僵硬感以及逐渐加重的脊柱运动受限。其临床表现和 X 线所见常与 AS 相似。但是,该病 X 线可见韧带钙化,常累及颈椎和低位胸椎,经常可见连接至少 4 节椎体前外侧的流注形钙化与骨化,而骶髂关节和脊椎骨突关节无侵蚀,晨起僵硬感不加重,血细胞沉降率正常及 HLA-B27 阴性。根据以上特点可将该病和 AS 相鉴别。

5.髂骨致密性骨炎

本病多见于青年女性,其主要表现为慢性腰骶部疼痛和发僵。临床检查除腰部肌肉紧张外无其他异常。诊断主要依靠 X 线前后位平片,典型表现为在髂骨沿骶髂关节之中下 2/3 部位有明显的骨硬化区域,呈三角形者尖端向上,密度均匀,不侵犯骶髂关节面,无关节狭窄或破坏,不同于 AS。

五、治疗

AS 尚无根治的方法。患者如能及时诊断及合理治疗,可以达到控制症状并改善预后。应通过非药物治疗、药物治疗和手术治疗等综合治疗,缓解疼痛和僵硬,控制和减轻炎症,保持良好的姿势,防止脊柱或关节变形,必要时矫正关节畸形,以达到改善和提高患者生活质量的目的。

(一)非药物治疗

对患者和家属的教育是 AS 治疗计划中不可缺少的一部分,有助于患者主动参与治疗并与医生的合作。长期计划还应包括患者的社会心理需要和康复计划。患者应不间断地进行体育锻炼,以取得和维持脊柱关节的正常位置,增强椎旁肌肉,增加肺活量,其重要性不亚于药物治疗,站立时应保持挺胸、收腹和双眼平视前方,坐位时也应保持胸部直立。应睡硬板床,多取仰卧位,低枕,一旦累及胸椎和颈椎应停用枕头。避免促进屈曲畸形的体位,定期测量身高,对疼痛性关节炎或其他软组织选择必要的物理治疗。

（二）药物治疗

1.非甾体抗炎药（NSAID）

该类药物可迅速改善患者腰背部疼痛和发僵，减轻关节肿胀和疼痛及增加活动范围，可作为各期 AS 患者的首选对症治疗。NSAID 种类繁多，但对 AS 疗效大致相当。吲哚美辛对 AS 的疗效显著，但不良反应较多。如年轻患者无胃肠、肝、肾及其他器官疾病或禁忌证，吲哚美辛可作为首选药物。NSAID 通常需要使用 2 个月左右，待症状完全控制后减少剂量，以最小有效量巩固一段时间，再考虑停药，过快停药可引起症状反复。如一种药物治疗 2～4 周后疗效不明显，应该用其他不同类别的 NSAID，在用药过程中还应注意监测药物不良反应。

2.柳氮磺胺吡啶

本品可改善 AS 的关节疼痛、肿胀和发僵，并可降低血清 IgA 水平及其他实验室活动性指标，特别适用于改善 AS 的外周关节炎症状，通常推荐用量为每日2.0g，分2～3 次口服。本药通常在使用 4～6 周后起效，为增加患者耐受性，一般以 0.25g，每日 3 次开始，以后每周递增 0.25g，直至 1.0g，每日 2 次，可根据疗效调整剂量和疗程，维持 1～3 年。磺胺过敏者禁用。

3.甲氨蝶呤

活动性 AS 患者经柳氮磺胺吡啶及 NSAID 治疗无效时，可采用甲氨蝶呤。但对比观察发现，本药只对外周关节炎、腰背痛和发僵及虹膜炎等表现，以及红细胞沉降率和 C 反应蛋白水平有改善作用，而对中轴关节的放射线病变无改善证据。通常以7.5～15mg，个别重症患者可酌情增加剂量，口服或注射，每周 1 次，疗程半年至 3 年不等。可以同时并用一种 NSAID。

4.糖皮质激素

少数病例即使使用大剂量抗炎药仍不能控制症状时，在 CT 指导下行皮质类固醇骶髂关节注射，部分患者可改善症状，疗效可持续 3 个月左右。本病伴发的长期单关节（如膝关节）积液，可用长效皮质激素关节腔注射。重复注射间隔 3～4 周，一般不超过 2～3 次，糖皮质激素口服治疗不能阻止本病发展，还会因长期治疗带来不良反应。

5.其他药物

一些男性难治性 AS 应用沙利度胺（反应停）后，临床症状和血沉及 C 反应蛋白均明显改善。初始剂量50mg/d，每 10 天递增 50mg，至 200mg/d 维持，国外有用 300mg/d 维持。用量不足疗效不佳，而停药则易迅速复发。不良反应有嗜睡、口渴、血细胞下降、肝酶增高、镜下血尿及指端麻刺感。

（三）外科治疗

髋关节受累引起的关节间隙狭窄、强直和畸形，是本病致残的主要原因。为了改善患者的关节功能和生活质量，人工全髋关节置换术是最佳选择。置换术后绝大多数患者的关节痛得到控制，部分患者的功能恢复正常或接近正常，置入关节的寿命90％达10年以上。应强调指出的是，本病在临床上表现的轻重程度差异较大，有的患者病情反复持续进展，有的长期处于相对静止状态，可以正常工作和生活。但是，发病年龄较小，髋关节受累较早，反复发作虹膜睫状体炎和继发性系统性淀粉样变性，诊断延迟，治疗不及时和不合理，以及不坚持长期功能锻炼者预后差。

（马　亮　郭艳波）

第六章 骨与软组织肿瘤

第一节 良性骨肿瘤

一、骨瘤

骨瘤是一种隆突于骨面的肿瘤,几乎全部局限于颅面骨,少见于四肢骨。本病多单发,有时与肠息肉和软组织肿瘤并存,称为 Cardner 综合征。

(一)病理

大体标本为硬度不等的不规则肿块,按骨与纤维比例不同可分为致密型与疏松型骨瘤两种,前者质地硬,后者稍软。镜下可见瘤组织由成熟的骨小梁构成,排列不规则,间有纤维、血管和脂肪等组织,有时可见造血成分。

(二)诊断

1.症状与体征

隆起于颅骨表面的扁圆形肿块,固定,表面皮肤正常。生长缓慢,一般无症状。

2.影像学检查

(1)X线检查:边缘光滑的致密圆形骨性突起,没有骨质破坏和骨膜反应,基底部呈波浪状与骨板相接或表现为鼻窦内的骨性突起。

(2)CT:表现为与正常骨皮质相连的高密度肿物。

(3)MRI:表现为 T_1 和 T_2 加权图像上均为低信号或无信号灶,与原发骨皮质相连续。

3.鉴别诊断

(1)骨软骨瘤:偶发于软骨内骨化的颅面骨(如枕骨)等,向骨外生长形成骨性肿块,有时在 X 线片上难与骨瘤鉴别。

(2)骨质增生:外伤等原因使颅骨骨膜下形成血肿,血肿吸收后钙化、骨化,形成局限性骨质增生。

(3)血管瘤:颅面骨血管瘤多发于青少年,表现为生长缓慢的骨性肿块,在 X 线片上除骨质破坏外,可见垂直状骨针。

(4)骨肉瘤或软骨肉瘤:其症状明显,发展很快,生长迅速,短期内产生巨大肿块。X线片可见广泛骨质破坏和不规则骨化钙化阴影,CT 和 MRI 对鉴别很有帮助。

4.诊断标准

(1)好发年龄:多为青少年,男性多于女性。

(2)好发部位:几乎全部局限于颅面骨。

(3)肿瘤隆起于骨表面,生长缓慢,多无症状,向颅内、眼眶、鼻腔内生长时可引起相应的压迫症状。

(4)X线检查:肿瘤由正常骨质组成。

(三)治疗

无症状且不再生长的骨瘤,不需治疗。有下列情况者,可行切除术:

(1)有压迫症状。

(2)有明显畸形。

(3)生长较快或成年后继续生长者。

手术切除范围应包括肿瘤周围少许正常骨质,以防止复发。

二、骨样骨瘤

骨样骨瘤是一种临床上少见的良性成骨性病变,至今尚无转移或恶变的报告。

(一)病理

1.标本

病变包括中心巢和周围硬化骨,中心巢呈暗红色肉芽组织状并有沙粒感。周围硬化骨厚薄不一,两者界限明显。

2.镜下

巢内有不同成熟阶段的骨质。早期为成骨细胞增生并有少量骨样基质,呈放射状排列。细胞间血管丰富,晚期骨样组织增宽致密、钙化,间质减少。

(二)诊断

1.临床表现

主要症状为逐渐加剧的局部疼痛与压痛,并可引起放射性痛。肿瘤处无红肿,浅表肿瘤可触及局部骨质膨胀或肿块,发生于脊椎者多可引起脊柱侧弯和僵硬,偶可产生脊髓或神经根刺激压迫症状。

2.影像学检查

(1)X线检查:在长骨干皮质上可见圆形或卵形透亮区,直径多为 1~2cm,周围有广泛的硬化骨围绕,称为"瘤巢"。巢中心可有钙化,形成典型的"鸡眼征"。肿瘤在骨松质内者,周围的致密反应轻。

（2）CT：为低密度的中央瘤巢，周围有硬化的高密度区。瘤巢内有时见钙化影。

（3）MRI：骨样骨瘤的硬化与钙化部分在 T_1、T_2 加权图像上都显示为低信号，瘤巢在 T_2 加权图像上显示增高的信号强度。

3.诊断标准

（1）好发年龄：20 岁左右的青少年多见。

（2）好发部位：胫骨和股骨多见，占 50％～60％，肱骨、手足、脊椎各骨次之。

（3）骨样骨瘤的一个重要临床特征是持久性疼痛夜间加剧，多数可用阿司匹林止痛，临床上常以此作为诊断依据。瘤体的大小是骨样骨瘤的另外一个特点，有人报道其大小为 1.0～1.5cm。

4.鉴别诊断

位于骨干皮质骨中的骨样骨瘤需与局限性硬化性骨髓炎或骨膜下血肿骨化相鉴别。肿瘤位于干骺端或骨松质中时，其溶骨变化与骨巨细胞瘤或软骨母细胞瘤相似。

（1）局限性骨脓肿：又名 Brodie 脓肿。系毒力较弱的化脓菌感染和病员的免疫力较高所致，病程反复，时好时坏，时轻时重。胫骨为其好发部位，红、肿、热、痛等局部炎症反应明显。X 线表现为骨皮质局部性破坏，周围骨质硬化有时可见小的死骨形成。

（2）成骨细胞瘤：体积大，疼痛及周围骨硬化不如骨样骨瘤明显。镜下显示成骨细胞更多，骨小梁排列成网状。

（3）内生骨疣：代表正常组织中有片块状骨岛。

此外，发生于关节内的骨样骨瘤，常易被误诊为关节疾病，检查时应特别注意。脊柱部位的骨样骨瘤应与骨转移性肿瘤、感染、脊柱炎相鉴别。

（三）治疗

诊疗方法主要是手术治疗。原则是准确定位、彻底切除。以清除瘤巢为主，同时包括周围部分硬化骨。

三、骨软骨瘤

骨软骨瘤即外生性骨疣，可分为单发性与多发性两种。在良性骨肿瘤中，骨软骨瘤最常见。

（一）诊断标准

1.流行病学

（1）年龄：儿童或青少年。

（2）性别：男性多见。

（3）部位：长骨的干骺端，特别是股骨下端、胫骨上端、肱骨上端最为好发。下肢发病多于上肢。骨盆、肩胛骨、脊柱相对少见。

2.临床表现

单发性骨软骨瘤是发生在骨表面的骨性突起。肿瘤生长缓慢，疼痛轻微或完全无症状，局部探查可触及一硬性包块，无压痛，骨软骨瘤在位于关节附近的可引起关节活动受限，也可以邻近神经血管而引起压迫症状。骨软骨瘤常可发生骨折引起局部疼痛，骨软骨瘤的恶变率约为 1%。

3.X 线表现

典型的 X 线表现是在骺板附近骨表面的骨性突起与受累骨皮质相连部可有窄蒂和宽基底两种，但其特点是受累骨与骨软骨瘤皮质相连续，之间没有间断，病变的松质骨与邻近的骨干髓腔相通。骨软骨瘤的生长趋向与肌腱或韧带所产生力的方向一致，一般是骨骺端向骨干方向生长。肿瘤表面有透明软骨覆盖，称为软骨帽，其厚薄不一。薄者，X 线不易显影；厚者则可见菜花样致密阴影，但边界清楚。软骨帽的厚薄与生长年龄相关。年轻患者软骨帽可相对较厚，成年时则较薄。儿童软骨帽超过 3cm 时才考虑恶性变可能，而成年人软骨帽超过 1cm 则有恶性变的可能，临床上需要警惕。

4.病理表现

肿瘤的纵切面中，显示以下三层典型结构：表层为血管稀少的胶原结缔组织，与周围骨膜衔接并与周围组织隔开；中层为灰蓝色的透明软骨，即软骨帽盖，类似于正常的软骨，一般为几毫米厚；基层为肿瘤的主体，外缘为皮质骨与正常骨相连，内部为松质骨，与宿主骨髓腔相通。镜下生长期骨软骨瘤患者的软骨帽的组织学表现类似于骨骺板。

（二）治疗原则

无症状或发展缓慢者可以不做手术，密切观察。

手术适应证：①成年后持续生长；②出现疼痛；③影响关节活动；④肿瘤较大影响外观；⑤有邻近骨骼、血管、神经压迫⑥位于中轴部位，如骨盆、肩胛骨、脊柱等；⑦怀疑有恶变倾向。

手术时应做骨软骨瘤的膜外游离，充分显露，并于基底部周围的正常骨边缘做整块切除。基底部切除过少，局部可遗留有骨性突起。软骨帽切除不净，易十复发。位于中轴骨骼（即躯干、头颅、胸廓骨骼）的骨软骨瘤，即使没有恶变征象，手术切除也应相应广泛，以减少术后复发。

（蔡余力）

第二节　骨巨细胞瘤

骨巨细胞瘤是一种起源于松质骨的溶骨性肿瘤,临床比较常见,属潜在恶性。发病年龄多在 20～40 岁,发病部位可在任何骨骼,以股骨下端、胫骨上端、桡骨下端和肱骨上端最多见。病理特点是出现以成纤维样梭形细胞和散在多核巨细胞为主的结构。多核巨细胞甚多,梭形细胞分化良好者属Ⅰ级,为良性。多核巨细胞很少,梭形细胞分化较差,有丝分裂象多者属Ⅲ级,为恶性。介于两者之间者为Ⅱ级。

一、病理

瘤体多为灰褐色破碎软组织,间有黄褐色坏死灶和出血灶。切面为实性,有纤维性或骨性分隔。镜下主要由单核基质细胞和多核巨细胞组成,核分裂常见。根据细胞分化程度可将其分成三级:

Ⅰ级:基质细胞形态规则,分布稀疏,多为梭形,核分裂少多核巨细胞数量多,体积大,核多。

Ⅱ级:基质细胞多而致密,大小形态变异较大,核分裂多,多核巨细胞数量相对减少,体积较小,核也比较少。

Ⅲ级:基质细胞多而密集,体积大,核分裂多,大小形态不一。多核巨细胞含量更少,细胞核数亦少。

二、诊断

1.临床表现

患部常感酸痛或钝痛,偶有剧痛或夜间痛,肿胀多为骨质膨胀扩张的结果,触之有乒乓球样感觉。若穿破骨进入软组织,则产生明显的软组织肿块,多局限于骨端一侧。所在关节活动多不受限,压痛及皮温增高普遍存在,并有表浅静脉充盈,脊椎部位病变可有脊髓或神经根受压症状。晚期常合并病理性骨折,如果初始即为恶性,则疼痛剧烈,并有贫血和营养不良等全身症状。

2.辅助检查

(1)X 线检查:骨端呈局限性、偏心性溶骨性破坏,无骨化和钙化。按 X 线变化可分为三级(Campanacei 分级):

Ⅰ级:肿瘤有一个成熟骨为薄层的边界,骨皮质无明显受累或仅有变薄但无变形。

Ⅱ级:尚有边界,但无骨的高密度薄层,骨皮质仍存在,但较Ⅰ级薄,有中等度的肿瘤体扩张。

Ⅲ级：无明显边界,肿瘤已侵入软组织。

(2)CT:膨胀性分房的低密度区骨皮质变薄病灶,周围密度稍高,增强 CT 扫描病灶可强化或不强化。

(3)MRI:T₁加权图像上显示为低强度信号至中等强度信号,T₂加权图像上呈低到高的信号强度,有的可以有局灶性高信号区。

3.鉴别诊断

(1)骨囊肿:多发生于儿童及青少年,常见于肱骨和股骨上端。疼痛轻,生长慢。X线表现为单房性或多房性,局限性骨质破坏,边界清楚,轻度膨胀,不穿破骨皮质。

(2)动脉瘤样骨囊肿:X线表现与骨巨细胞瘤相似。但好发于青少年,多见于椎体、长管状骨的干骺端或髓腔内,局部穿刺为血性液体。

(3)成骨细胞瘤:好发于青少年,以脊椎附件最多见。X线表现两者相似,依靠细胞学检查才能区别。

(4)骨肉瘤:患者多为儿童及青少年,局部疼痛明显,肿瘤发展迅速。X线常见骨膜反应,为放射状日光射线现象或称 Codman 三角。病理切片可以确诊。

(5)成软骨细胞瘤:也好发于长管骨的一端,但患者多在 20 岁以下。X 线检查可见棉絮状或沙粒样钙化斑点。病理检查也见有多核巨细胞,但数目少且有许多局限性钙化区域。

(6)骨纤维肉瘤:也多见于四肢长管状骨干骺端或骨端。X线表现为溶骨性破坏,界限不清,但患者年龄较大。病程短、疼痛、肿胀较重,有时需借助病理检查才能最后确诊。

4.诊断标准

(1)好发年龄:患者多是 20～40 岁的成年人,无明显性别差异。

(2)好发部位:原发部位几乎都发生在骨骺,随着病灶的扩大逐渐累及干骺端及侵犯长骨,以股骨下端和胫骨上端最多见。

(3)患部疼痛、肿胀、功能障碍,较大的肿瘤局部皮温增高、静脉充盈。

(4)X线检查长管状骨的病损有特征性表现。

三、治疗

1.刮除植骨术
对破坏尚局限的Ⅰ级肿瘤适用。

2.节段截除术
适于Ⅰ、Ⅱ级肿瘤范围较大或刮除后复发者,截除的骨缺损可行植骨或人工关节替代。

3.截肢或关节离断术

适用于Ⅲ级骨巨细胞瘤或有明显恶变者或已广泛侵入软组织者。

4.放疗

本病对放疗有中度敏感性,多用于术前辅助治疗或手术困难部位。

5.化疗

用多柔比星骨水泥缓释体替代一般的植骨。

（马　亮）

第三节　恶性骨肿瘤

一、骨肉瘤

骨肉瘤发生于成骨组织,以往又称为成骨肉瘤,由肉瘤性成骨细胞及其直接产生的骨样组织、新生骨构成,是恶性骨肿瘤中较常见和恶性度最高者。近年来随着对骨肉瘤在放射学、病理学方面的深入研究,骨肉瘤的分类方法发生了较大变化,结合临床表现、放射学变化、病理学特点将其分为一般型骨肉瘤、特殊型骨肉瘤和骨皮质旁骨肉瘤。

（一）病理

肿瘤组织为灰白色或暗红色,质脆,含沙粒样物,可见出血和坏死、液化、囊腔形成等,切面多为实性,软硬不一,可软如鱼肉,也可硬如大理石。有时在大体标本上可见到针状或层状骨膜反应。骨肉瘤是前成骨细胞发生的肿瘤,具有向成骨、成软骨、成纤维三个方向分化的特点,形状差异很大。

1.一般型骨肉瘤

肿瘤细胞异型性明显,呈卵圆形,梭形或多边形。核深染,偏于一侧呈炭块状,核分裂象多见,胞质呈嗜酸性,细胞周围可见花边状骨样组织即肿瘤成骨,此为诊断成骨肉瘤的重要依据。在肿瘤向软组织分化的区域,异形软骨细胞呈分叶状结构,小叶边缘细胞生长活跃,细胞密集、核大,可见双核或巨核软骨细胞,周围有大量淡蓝色软骨基质。在成骨区和成骨软骨区间杂有多少不等的肿瘤细胞和胶原纤维。以上肿瘤向三个方向分化的表现是骨肉瘤的特征,但比例不相同,按优势原则可将一般型骨肉瘤分为成骨型、成软骨型和成纤维型。

2.特殊型骨肉瘤

(1)毛细血管扩张型:囊性空腔内为血液或坏死肿瘤组织,跨越在囊壁之间为恶性肿瘤组织,细胞丰富,异型性强,核呈炭块状,易见核分裂,细胞间有纤维花边状的骨样组织。肿瘤中富有含血裂隙和窦状血管,有时可见多核巨细胞。

（2）小细胞型:肿瘤由成片的小圆细胞组成,胞质少,微嗜酸性,核大呈圆或卵圆形,可见核仁。在细胞较多处有成囊排列的倾向,其间有花边状肿瘤性骨样组织,肿瘤中血管多少不一。电镜下见细胞体积小,核质比例很大,核形不规则,核膜内陷成锯齿状,有中等大的核仁,胞质极不分化,细胞器很不发达。

3.皮质旁肉瘤

其基本细胞是由纤维组织所组成,其中有不规则的骨样组织和骨小梁,以分化较好的梭形纤维样细胞为主要成分。此类细胞核仁丰富,核分裂象少见,细胞间形成大量胶原纤维骨样基质和骨,骨小梁常由一层丰富的成骨细胞所包绕。肿瘤边缘有正常的肌肉、脂肪组织嵌入。

（二）诊断

1.临床表现

疼痛和肿胀是最常见的症状,而疼痛出现最早,多由持续性疼痛迅速转为剧痛,最后呈跳动痛,服用一般止痛剂无效。当肿块逐渐增大时,可出现邻近关节积液,关节活动受限,肿瘤表面皮肤发热、发亮,表浅静脉怒张并有压痛,后期可出现明显消瘦、贫血,肺部转移可致呼吸困难,也可见病理性骨折。

2.X线检查

（1）骨松质和髓腔改变:骨肉瘤较有特征的改变是骨质增生,其中以肿瘤性新骨形成为重要特点,反应性骨质增生亦掺杂其中,X线表现均为骨质硬化变白。干骺端骨松质和髓腔内改变有以下几种:①均匀性毛玻璃样密度增高。②雾状、斑片状或团块状肿瘤新骨形成。③反应性骨质硬化。④骨质破坏。

（2）骨皮质改变:早期骨质发生溶骨性破坏,骨密度降低,表现为筛孔状细条透光线。以后皮质表面变得凹凸不平,溶骨区瘤骨形成后骨质密度增高。

（3）骨膜反应:为肿瘤的成骨和破骨反应引起的。骨膜反应的X线表现常见以下几种:①线样及葱皮样骨膜反应:线样者为一层很薄的骨膜新生骨平行于骨干,葱皮样者为很多层次。②垂直样骨膜反应:骨膜新生骨斜行或垂直于皮质骨,外缘密度较高,光滑整齐,边缘清楚。③Codman三角（袖口症）和日光放射现象。

（4）软组织肿块:为骨肉瘤向皮质外浸润形成,X线表现为圆形或卵圆形阴影呈弥散性肿胀,与周围界限不清。

3.辅助检查

（1）CT:能准确显示肿瘤,平扫时表现为不同程度的骨质破坏,也可表现为不规则皮质增厚和骨硬化。骨膜增生表现为高密度,肿瘤侵犯髓腔使低密度的髓内组织密度增高并有蔓延趋势。如果形成跳跃性转移灶,则显示骨皮质中断。CT增强后扫描可清楚显示软组织肿块的边缘,并有利于显示肿瘤与附近大血管的关系。

（2）MRI:骨肉瘤的MRI信号错综复杂,其影像特点取决于肿瘤组织中主要细胞类型和有无出血坏死。成骨型骨肉瘤在 T_1、T_2 加权图像上都表现为低信号区。成软骨型 T_2 加权图像上为高信号,其中局限性低信号区为软骨钙化的成分。成纤维型通常有短 T_1、短 T_2 的纤维组织特点,T_1 和 T_2 加权图像上均为低信号。毛细血管扩张型骨肉瘤内部含有较大的囊性血腔,T_1、T_2 加权图像上表现为低信号区。髓腔内的病灶在 T_1 加权图像上显示为更低信号区或低、等、高信号区混杂。冠状面或矢状面图像上能确切显示长骨骨髓腔内的扩散,易发现髓腔内跳跃式的转移灶。肿瘤部位的骨膜反应和钙化、骨化在 MRI 图像上显示为低信号,不规则增厚的骨膜和伴存的水肿在 MRI 横断面 T_2 加权图像上表现为高信号的厚环,矢状面和冠状面图像上可显示低信号的骨膜三角位于更低信号的骨皮质和稍高信号的软组织之间,颇具特征。

(3)实验室检查:贫血、白细胞计数增高或正常、血细胞沉降率增快、血清碱性磷酸酶增高。

4.鉴别诊断

(1)炎症:早期慢性骨髓炎和干骺端结核有时在临床表现、实验室检查和 X 线表现上与骨肉瘤相似,如局部肿胀、疼痛、发热、白细胞计数增高、血细胞沉降率增快等。X 线片可见干骺端骨皮质破坏和骨膜反应,但炎症产生的骨质破坏和骨膜反应均规则且局限,抗感染或抗结核治疗后症状减轻。

(2)其他恶性肿瘤:如软骨肉瘤、骨纤维肉瘤等在临床、X 线表现方面与骨肉瘤相似,需经病理检查确诊以资鉴别。

5.诊断标准

(1)发病年龄:患者多为 10～25 岁的青少年,男性多于女性。

(2)发病部位:好发部位为长管状骨干骺端,尤以股骨下端、胫骨上端最多见,其次为肱骨上端。

(3)病情发展迅速,早期出现局部疼痛和肿块,疼痛由间歇性迅速转为持续性剧痛,夜间痛尤其明显,局部红、肿、热、痛,表面皮肤肿胀、紧张发亮,表浅静脉怒张。

(4)全身体温稍升高,贫血、血细胞沉降率增快、白细胞计数增高、血清碱性磷酸酶升高。

(5)X 线表现:干骺端偏心性骨质破坏或同时出现骨质硬化,并有骨膜反应。

(6)病理检查可见肿瘤组织主要成分有瘤性成骨细胞、瘤性骨样组织和肿瘤骨。

(三)治疗

对骨肉瘤的治疗,过去大多认为应尽早做截肢术或关节离断术。但根据资料统计,单纯手术治疗的骨肉瘤患者其 5 年生存率仅为 3%～20%。行截肢术和行保留肢体手术的患者,他们的2年生存率无差异,因此近年来关于截肢与保留肢体的手术之间的争议较多。截肢术原则上其截肢平面应超过患者的近侧关节。保留肢体可以采用人工假体、大块骨切除、局部热疗等方法。还应采用相应的综合性治疗。目前采用的有三种辅助治疗方法,即放射治疗、免疫治疗和联合化疗。

二、软骨肉瘤

软骨肉瘤是发生在软骨细胞的恶性肿瘤,主要由肉瘤性软骨母细胞及软骨基质构成。软骨肉瘤比较常见,发病率仅次于骨肉瘤。按发病过程可分为原发性和继发性。前者发病时即为恶性,后者多由多发性内生软骨瘤和多发性骨软骨瘤恶变而来。按发生部位可分为中心型(起自骨髓腔)和周围型(源于骨膜或骨表面)。

(一)病理

软骨肉瘤呈不规则圆形或葫芦状,为硬、脆、有光泽的透明样组织。一部分在骨皮质外,一部分在骨皮质和骨松质内,切面呈灰白色、结节状,有光泽。镜下肿瘤呈分叶细胞团,核大深染、形状不一,巨型核、双核或多核细胞较多,有钙化区和成骨倾向。电镜下见膜表面有突起,胞质内细胞器少,粗面内质网扩张成池,胞质内可见聚集的糖原和脂滴。

(二)诊断

1.临床表现

软骨肉瘤常见症状为疼痛和肿块,肿块坚硬如骨,表面光滑或凹凸不平,可伴有不同程度的肢体功能障碍,肿块处可有局部体温升高。肿瘤向骨盆内生长时,可致直肠或膀胱压迫症状。继发者可有良性病变突然增大、疼痛加剧史,晚期可有恶病质。

2.辅助检查

(1)X线检查:中心型有广泛溶骨区,内有钙化影呈环状或斑点状,边缘不规则,且多形成部分致密阴影,皮质变厚,轻度膨胀。周围型有局限性皮质破坏,边缘不清,有软组织阴影,其间有环状钙化。

(2)CT检查:平扫时,中心型表现为髓腔内高、低密度混合病灶,其中破坏后的残余骨、瘤骨、钙化软骨呈高密度,囊变呈低密度。外周型表现与中心型相似,但整个病灶有蒂与骨皮质相连。病灶顶部有一软骨帽,密度低于同层肌肉组织。

(3)MRI检查:软骨肉瘤的钙化在T_1、T_2加权图像上均为低信号区,呈斑点状不钙化的软骨基质在T_2上是非常高的信号强度。MRI可显示软骨帽的厚度,如果T_1加权图像上为不均匀的低信号,T_2加权图像上为很不均匀的高、低混合密度病灶,表示软骨帽内钙化存在。

3.鉴别诊断

（1）软骨瘤和骨软骨瘤：躯干骨和长管状骨的巨大软骨瘤,在临床、X线片及镜下均应与软骨肉瘤鉴别,体积大的骨软骨瘤,当瘤体有大量骨质硬化时也应与软骨肉瘤相鉴别。

（2）骨肉瘤：大量钙化的软骨肉瘤与成骨性骨肉瘤在 X 线表现上非常相似,需病理检查确诊。

4.诊断标准

（1）多发于四肢长管状骨,约占 45％,以股骨、胫骨、肱骨最常见,在扁骨中以骨盆骨、肩胛骨、肋骨常见。

（2）原发性软骨肉瘤常发生于青少年,最常见的症状是疼痛和肿块,并能引起相应部位的功能障碍和引起周围组织器官的压迫症状。

（3）继发性软骨肉瘤多见于 30～60 岁的成年人,先有良性病史,继之有恶变倾向。

（4）X 线表现有恶性骨肿瘤影像。

（5）病理学检查可分为三级,对预后有指导意义。

（三）治疗

一旦确诊,应早期彻底清除。如果肿瘤病灶小,局限于骨内,组织学分级为Ⅰ级,可以做局部整块切除植骨术,其余考虑行截肢术或关节离断术。对放疗和化疗不敏感。早期切除软骨瘤和骨软骨瘤,以防恶变。

三、骨纤维肉瘤

一种骨的恶性肿瘤,以形成梭形的肿瘤细胞和交错排列的胶原纤维为特征,并缺乏其他的组织学局部区别的类型。

（一）诊断标准

1.流行病学

（1）年龄:20～60 岁。

（2）性别:性别无显著差异。

（3）部位:最常见于长管状骨;股骨和胫骨占全部病例的一半以上,颅骨和下颌骨也是好发部位。

（4）发生率:占骨的原发恶性肿瘤的 6.5％。

2.临床表现

没有特征性,与其他的骨的恶性肿瘤相似,最常见的主诉是疼痛和局部的肿胀,在周围型(骨膜)纤维肉瘤或高度恶性的肿瘤可以有可触及的肿块。病理性骨折是常见的并发症,也常是一些病例的首发症状。

3.X 线表现

可见溶骨性的或斑片状的病灶,边界不清,多位于干骺端,可以侵及骨干或骨骺。较少见的情况是可以见到有一个轻度硬化的边缘,提示肿瘤分化良好,生长缓慢。骨皮质经常变薄,并且肿瘤侵及范围十分广泛,并进入软组织。较少见皮质的膨胀或骨膜新生骨形成。影像学表现和肿瘤生长速度及分化程度之间存在关联。

4.病理表现

应用 Broders 的分级方法,将纤维肉瘤分为 4 级,大多数为中等分化或分化较差,只有少数为分化良好。在分化好的类型,肿瘤的纤维母细胞呈梭形和长圆形,卵圆形或长圆形的细胞核;细胞核浓染,但缺乏细胞异型性或分裂象。肿瘤细胞的数目与丰富的细胞间胶原纤维相比明显稀少,偶尔可见细胞密集和透明样变。此类病例与韧带样纤维瘤有时很难鉴别。分化良好的纤维肉瘤生长缓慢,并且预后较好,而分化差的类型细胞成分很多,伴有明确的细胞异型性和活跃的细胞分裂相,细胞核浓染并多见异型细胞核。细胞基质成分稀少。

(二)治疗原则

(1)手术是治疗纤维肉瘤最有效的方法。手术方式取决于肿瘤的组织学分级,局部条件和肿瘤部位。四肢的骨纤维肉瘤,手术治疗的方法与骨肉瘤相同,行广泛切除术和保肢治疗,截肢和关节离断术用于侵犯广泛伴有神经血管受累的病例。

(2)近几年来,伴随术前新辅助化疗的应用,保肢手术得到了很大的发展。生存率和组织学分化的等级之间密切相关,分化差的肿瘤患者预后不良。

(3)放射治疗并非有效的治疗方法,只被应用于外科手术不能切除的,中度分化或分化差的肿瘤,加或不加辅助化疗。

四、尤文肉瘤

尤文肉瘤起源于骨髓的间充质结缔组织,是以小圆细胞为主要结构的原发恶性骨肿瘤。由 Ewing 于 1921 年首先描述。此病发病迅速,恶性度高,又称未分化网织细胞肉瘤。

(一)病理

肿瘤呈灰白色,质软,切面如鱼肉状,其间有出血坏死灶。镜下见瘤组织由弥漫分布的小圆细胞组成。其形态一致,排列成索状,胞核呈圆形,核膜清楚,可见核仁,间质血管丰富,网织纤维很少。

(二)诊断

1.临床表现

首要症状是局部疼痛。疼痛出现早,呈进行性加重,由间歇性迅速变为持续性。患部常有明显的肿块,质硬韧,有弹性,压痛明显,基底固定,局部皮温增高,表浅静脉怒张,很少合并病理性骨折。

2.辅助检查

(1)X线检查:广泛的溶骨性骨破坏,早期受累骨质呈鼠咬状、虫蚀状破坏,晚期突破骨皮质形成软组织肿块,可出现两侧对称性葱皮状骨膜反应。

(2)CT检查:平扫时骨髓组织密度增高,形成软组织肿块时,肿块内密度不均,大部分边缘模糊,可显示与邻近肌肉间的分隔。增强后扫描病灶边缘有显著环状强化。

(3)MRI检查:T_1加权图像上典型表现为均匀的低信号,T_2加权图像上为非常高的信号强度。

(4)实验室检查:全身体温增高,贫血,白细胞计数增加,血细胞沉降率增快。

(5)免疫组化:Vimentin试验阳性,有的患者Keratin试验也阳性。近来分子生物学的进展揭示尤文肉瘤基因有变化,主要表现为第11、12号染色体易位。

3.鉴别诊断

(1)急性化脓性骨髓炎:发病急,多伴高热、疼痛剧烈,夜间疼痛不加重,常伴跳痛。X线片上在骨破坏的同时很快有死骨,穿刺检查可有血性或脓性液体吸出,细菌培养阳性,抗感染治疗有明显效果。

(2)骨网状细胞肉瘤:多发生于30~40岁,病程长,全身情况较好,临床症状不重。X线表现为不规则的溶骨性破坏,有时呈溶冰状,无骨膜反应。

(3)骨肉瘤:临床表现主要为疼痛,夜间重,发热轻微。软组织肿块多偏于骨旁一侧,内有骨化影,常见Codman三角或放射状骨针改变。

(4)慢性骨髓炎、嗜酸性肉芽肿:有时极难鉴别,须做活检才能确定病损性质。

4.诊断标准

(1)好发年龄:多发生于10~25岁的男性。

(2)好发部位:长管状骨的骨干部,也可发生于干骺端或骨骺部,以股骨、胫骨和肱骨最多见,也可见于髂骨、肋骨及肩胛骨。

(3)患部疼痛出现早,并呈进行性加重,局部肿胀明显。

(4)患者有发热、白细胞计数增加、血细胞沉降率增快。

(5)X线表现:广泛的溶骨性破坏,呈虫蚀状、鼠咬状,并可见软组织肿块影。

(三)治疗

尤文肉瘤对放疗很敏感,经放疗后肿瘤可迅速减小,疼痛也随之减轻,放疗范围应包括肿瘤及周围软组织。目前认为,对此肿瘤化疗的有效药物有环磷酰胺、多柔比星、长春新碱等,多药联合应用,治疗效果更好。也可行早期截肢术,然后进行化疗。

(马　亮)

第四节　软组织肉瘤

一、概述

软组织肉瘤是指间叶组织来源的恶性肿瘤,通常包括皮下纤维组织、脂肪、平滑肌、横纹肌、脉管、间皮、滑膜等组织的恶性肿瘤。最常见的有恶性纤维组织细胞瘤、纤维肉瘤、滑膜肉瘤、横纹肌肉瘤、脂肪肉瘤、平滑肌肉瘤等。总的来说,肉瘤占成人恶性肿瘤的1%,儿童恶性肿瘤的15%。肉瘤常见的原发部位依次是四肢、躯干、腹膜后和头颈部。软组织肉瘤淋巴结转移少见,最常见的远处转移部位是肺,其次还可发生脑、骨、肝、皮下软组织的转移。

(一)诊断标准

1.临床表现

软组织肉瘤最常见的症状是四肢或躯干位于皮下或肌间的无痛性肿块。若肿物较大(大于5cm)、生长迅速、质硬固定、边界不清、表面皮温升高或伴有曲张静脉时则应怀疑恶性。有时肿物压迫神经则可伴有疼痛及肢体感觉、运动障碍,位于关节附近的肿块还会影响关节活动。肿瘤生长迅速、恶性度较高时肿瘤表面皮肤可以破溃,伴有疼痛。

2.影像学表现

在X线片上,软组织肉瘤表现为软组织肿块影,滑膜肉瘤和软组织的间叶软骨肉瘤可见病变钙化。B超常是软组织肿物的首选检查,它可判断肿物是囊性还是实性,还可提供肿物血流情况,当肿物为实性、边界不清且血供丰富时,肉瘤可能性较大。CT对软组织肿瘤的敏感性和特异性均较好,必要时可使用增强扫描了解肿瘤血运情况,还可行CT引导下病灶穿刺活检。磁共振成像(MRI)能清楚显示软组织肿瘤与周围重要血管、神经的关系,肿瘤范围及出血、坏死等情况,是软组织肉瘤检查的最佳选择。PET/CT可以用于软组织肉瘤分期检查及化疗前后的疗效评价。

3.诊断原则

肉瘤的诊断需要遵循一个原则,即临床—影像—病理相结合。具体来说就是一个肉瘤的诊断,需要综合骨肿瘤科医生、影像科医生及病理科医生的意见来作出。骨肿瘤科医生要考虑患者的性别、年龄、肿瘤的部位、病史的长短等因素;影像科医生要根据患者的X线片、CT或MRI的表现来判断肿瘤的良恶和倾向的诊断;病理科医生要根据活检取到的病变组织,通过显微镜下观察、免疫组化染色等手段作出病理学上的判断。只有临床—影像—病理三者相统一,才能最终作出诊断。而临床—影像—病理三者意见不统一的情况也不少见,这种情况下,则需要通过骨肿瘤科医生、影像科医生及病理科医生的多次交流讨论和会诊,才能决定最终的诊断。

4.金标准

显微镜下的形态学评估是肉瘤诊断的金标准。术中切除肿物剖面可呈典型的灰红色或灰白色鱼肉样表现。软组织肿块的鉴别诊断包括其他恶性病变(如原发或转移癌、黑色素瘤、淋巴瘤等)、硬纤维瘤和良性病变(如脂肪瘤、平滑肌瘤、神经纤维瘤等)。因为肉瘤的组织学类型通常很难直接根据形态学确定,所以经常需要用到一些辅助诊断的方法,例如免疫组化、细胞遗传学和基因分析等。病理医生必须掌握这些辅助诊断的方法,而且病理报告中必须包含相关辅助方法的结果。

一份完整的软组织肉瘤病理报告应该包括诊断的具体依据(根据世界卫生组织软组织肉瘤分型标准),肿瘤所在的器官和部位、深度、大小,组织学分级,有无坏死,切缘情况,淋巴结状态,TNM分期和一些其他的肿瘤特征,如有丝分裂率、有无脉管癌栓和炎性浸润的类型和程度等。

软组织肉瘤的分期依据美国癌症分期联合委员会(AJCC)软组织肉瘤分期:

T分期:原发肿瘤(T)

Tx:原发肿瘤无法评价

T_0:无原发肿瘤证据

T_1:肿瘤最大径≤5cm

T_{1a}:表浅肿瘤

T_{1b}:深部肿瘤

T_2:肿瘤最大径>5cm

T_{2a}:表浅肿瘤

T_{2b}:深部肿瘤

(表浅肿瘤指肿瘤位于深筋膜浅层且未侵犯深筋膜层;深部肿瘤指肿瘤位于深筋膜深层、肿瘤位于深筋膜浅层但已侵犯深筋膜或肿瘤同时位于深筋膜浅层及深层。腹膜后、纵隔及盆腔肉瘤都归属于深部肿瘤。)

N分期:区域淋巴结(N)

Nx:局部淋巴结无法评价

N_0:无局部淋巴结转移

N_1:局部淋巴结转移

M分期:远处转移(M)

M_0:无远处转移

M_1:有远处转移

病理分级：

Gx：病理分级无法评价

G1 1 级

G2 2 级

G3 3 级

解剖分期/预后分组：

Ⅰ A 期	T_{1a}	$N_0 M_0 G_1$, Gx
	T_{1b}	$N_0 M_0 G_1$, Gx
Ⅰ B 期	T_{2a}	$N_0 M_0 G_1$, Gx
	T_{2b}	$N_0 M_0 G_1$, Gx
Ⅱ A 期	T_{1a}	$N_0 M_0 G_2$, G_3
	T_{1b}	$N_0 M_0 G_2$, G_3
Ⅱ B 期	T_{2a}	$N_0 M_0 G_2$
	T_{2b}	$N_0 M_0 G_2$
Ⅲ 期	T_{2a}, T_{2b}	$N_0 M_0 G_3$
	任何 T	$N_1 M_0$ 任何 G
Ⅳ 期	任何 T	任何 N M_1 任何 G

(二)治疗原则

(1)怀疑为软组织肉瘤的患者应在行充分的影像学检查后方可进行活检。对原发部位应进行 CT 或 MRI 检查,因软组织肉瘤常见肺转移,所以应常规行胸部 CT 检查。此外 PET-CT 可能对预后判断、肿瘤分级、分期及化疗效果评价有一定帮助。由于某些肉瘤有特殊的转移途径,对黏液性/圆细胞脂肪肉瘤、上皮样肉瘤、血管肉瘤及平滑肌肉瘤,可行腹部/盆腔 CT 检查;对黏液性/圆细胞脂肪肉瘤,还可进行全脊髓 MRI 检查;对腺泡状软组织肉瘤及血管肉瘤,可进行中枢神经系统检查。

(2)活检通道应便于将来手术切除,活检时应尽量减少损伤和出血。活检操作(推荐粗针穿刺或切开活检)应该由经验丰富的外科医生(或 B 超科医生,放射科医生)完成。

(3)手术是大多数肉瘤的标准初始治疗,但因为手术后的局部复发风险很高,所以很多医生选择大范围的手术联合放疗和化疗。根据软组织肉瘤分期的不同,其治疗策略不尽相同:

①对于Ⅰ期患者,手术是主要的治疗方式,如果切缘大于 1cm 或深筋膜完整,则不需要其他治疗。但若Ⅰ B 期患者术后切缘小于或等于 1cm,则强烈建议行辅助放疗。

②对于Ⅱ～Ⅲ期患者,有三种情况:a.若肿瘤可行手术切除且无明显功能影响,可直接手术或进行术前新辅助化疗、放疗或放化疗,术后可考虑再进行辅助放疗或化疗;b.若肿瘤可行手术切除但会影响术后功能,应先进行术前新辅助化疗、放疗或放化疗,之后再行手术,术后可考虑再进行辅助放疗或化疗;c.若肿瘤不可行手术切除,则进行化疗、放疗、放化疗或肢体灌注治疗。若肿瘤经治疗后转为可切除则行手术,若仍不可切除可选择根治性放疗、化疗、姑息性手术等方法。目前很多治疗中心都通过术前化疗或放化疗来降低肿瘤的分期,从而进行有效的外科切除。Ⅱ期或Ⅲ期高级别肉瘤的治疗方案应该多学科治疗组来确定,应综合考虑患者的一般状态、年龄、肿瘤的部位、组织学分型及治疗经验。

③对于Ⅳ期患者,若转移灶为单器官,且肿瘤体积有限,能完全手术切除者,可在处理原发肿瘤的同时,则考虑对转移灶行手术切除、或立体定向放射治疗及化疗。若肿瘤多发转移,则可考虑化疗、姑息放疗、姑息手术、消融治疗、栓塞治疗、立体定向放射治疗等方法。

④对于复发的肿瘤,在完善检查后可以按照原发病灶的处理原则进行治疗。

(4)手术原则:对于四肢肉瘤,手术目标是在肿瘤切除的基础上,尽可能保留肢体的功能。保肢联合或不联合放疗是四肢软组织肉瘤有效的治疗方法,只有在不能获得充足切缘或患者要求截肢或者肿瘤整块切除后会导致患肢无功能的情况下才考虑截肢。手术切除必须有适当的阴性切缘,一般安全切除距离应达 2cm。为了保留未受侵犯的重要血管神经、骨、关节等,可以采用小切缘。活检的部位应该与大体标本一起整块切除。必须在肉眼未受肿瘤浸润的层次内进行分离,如果肿瘤临近或压迫主要的血管神经,只要血管神经未受肿瘤侵犯,可以在切除血管外膜或神经束膜后保留这些结构。无需常规进行根治性切除或整个解剖间室的切除。应该在手术区域和其他相关结构周围放置银夹,以指导术后的放疗。如果要放置负压引流,引流管的皮肤出口应临近手术切口。在评价切除标本时,外科医生及病理医生都应该记录切缘情况。如果最终的病理结果提示切缘阳性(骨、神经、主干血管除外),只要不会带来明显的功能障碍,都强烈建议再次手术切除,以获得阴性切缘。对软组织切缘小或临近骨、重要血管神经的镜下切缘阳性者,应该进行辅助放疗。

(5)放疗:外照射放疗可以作为软组织肉瘤的初始、术前或术后治疗。随着放疗技术的发展,例如近距离照射、三维适形调强放疗(IMRT)和术中放疗(IORT)的普及,软组织肉瘤的治疗效果有了一定的提高。近距离照射是指通过术中放置的导管往瘤床周围直接植入放射性粒子。三维适形调强放疗的主要优点是能够使高剂量区的形状更符合靶区的外形,从而加强对肿瘤的照射,同时减少对周围正常组织的损伤。术中放疗是指在手术中实施放疗,可以采用不同的方法,如电子束照射或近距离照射,更直接地照射靶区,但是术中放疗需要手术室中配备放疗设备,非一般医院可以做到的。

术前放疗有很多优点,例如,术前放疗能降低手术过程中的肿瘤种植;术前放疗都能够使肿瘤的假包膜增厚,简化手术操作,降低复发风险;术前放疗能缩小肿瘤,增加保肢机会。但是术前放疗最大的缺点是会影响伤口的愈合,术后的急性伤口并发症会明显增加。若要行术前新辅助放疗,应在放疗后间隔 3~6 周再进行手术,因为这段时间内的急性放疗反应比较严重。常用的术前放疗剂量是国外报道 50Gy。我们为减少伤口并发症术前采用 30Gy 放疗。对于切缘阳性或切缘小者,术后建议追加放疗。

对于切缘阳性的四肢高级别软组织肉瘤,术后放疗能够提高局部控制率。术后放疗可选择近距离放疗、术中放疗或外照射放疗。如采用外照射放疗,为了改善治疗效果,可以采用三维适形调强放疗(IMRT)断层放疗和(或)质子放疗等较复杂的方法。但放疗不能完全替代手术,有时需要进行再次切除。当显微镜下切缘阳性,且无法进行再次手术时,如果患者以前未接受过放疗,可以采用放疗来消灭残留病灶。

单纯近距离放疗也被用作术后辅助治疗。45~50Gy 的低剂量率放疗能降低肿瘤的复发风险,而且不会显著影响伤口愈合。外照射放疗应该在伤口完全愈合后(术后 3~8 周内)进行,靶区的总放疗剂量为 50Gy。2011 年欧洲肿瘤年会文献报道一组多中心研究结果,软组织肉瘤放疗量 50Gy 和 60Gy 预后结果无统计学差异,但是 50Gy 的放疗量伤口并发症明显减少。

(6)化疗:软组织肉瘤的常用化疗方案包括 AIM(多柔比星＋异环磷酰胺＋美斯纳)方案、MAID(美斯纳＋多柔比星＋异环磷酰胺＋达卡巴嗪)方案、异环磷酰胺＋表阿霉素＋美斯纳方案、GD(吉西他滨＋多西紫杉醇)方案。血管肉瘤的化疗方案与一般软组织肉瘤有所不同,可选用紫杉醇、多西他赛或长春瑞滨等药物,也可选用索拉菲尼、舒尼替尼等分子靶向药物。因腺泡状软组织肉瘤和透明细胞肉瘤对化疗不敏感,不推荐进行化疗,但腺泡状软组织肉瘤可试用舒尼替尼。最近的研究发现,脂质体蒽环类药物的毒性较多柔比星小,现在是进展期肉瘤的一线治疗药物。对于异环磷酰胺加多柔比星化疗失败或不能耐受的肉瘤患者,吉西他滨联合多西他赛具有很好的效果。对于前期治疗失败的进展期软组织肉瘤,尤其是对于平滑肌肉瘤的患者,替莫唑氨单药仍有一定的反应性。在欧洲,隔离肢体热灌注化疗(ILP)已经用于不可切除中-高级别四肢软组织肉瘤的保肢治疗。欧洲推荐 TNF-α1A 联合马法兰应用于四肢局部进展期高级别软组织肉瘤的治疗。

(7)术后随访:术后随访对于发现可治愈的复发病灶非常重要。因为高级别、体积大的肿瘤转移风险较高,所以监测应该更加详细,尤其是在手术后 3 年内。对于原发部位,应根据复发风险定期进行影像学检查,包括 MRI、CT 或超声。但是,当用体格检查就能很好地随访时,就不需要进行影像学检查。手术 10 年以后,复发的风险就很小了,随访应该个体化。对于I期肿瘤,术后 2～3 年内应该每 3～6 个月复查一次原发部位,之后每年复查;胸部影像学检查应该每 6～12 个月复查一次。Ⅱ～Ⅳ期肿瘤,术后 2～3 年内应该每 3～6 个月复查原发部位并进行胸部影像学检查,之后 2 年内每 6 个月复查一次,之后每年复查一次。

二、恶性纤维组织细胞瘤

恶性纤维组织细胞瘤(MFH)是由纤维细胞和组织细胞组成的一种常见的软组织恶性肿瘤,而骨内原发恶性纤维组织细胞瘤于 1972 年由 Feidman 和 Norman 报道,纤维细胞起源于间质结缔组织细胞,而组织细胞起源于网状内皮细胞。近年研究认为,肿瘤起源于间叶细胞。

(一)病理

瘤体呈灰褐色或黄色,与周围组织界限不清,有时在肿瘤周围形成卫星结节。镜下见肿瘤细胞主要由成纤维细胞和组织细胞构成,并有中间型细胞、未分化细胞及炎症细胞。以成纤维细胞为主的呈车辐状排列,以组织细胞为主的,则细胞大,异型性特别明显。

(二)诊断

1.临床表现

临床上均以疼痛和肿块就诊,肿块早期表浅而突出,晚期则侵犯邻近骨组织发生病理性骨折,引起剧痛。

2.影像学检查

(1)X 线检查:早期无特殊表现,晚期可有骨质破坏和病理性骨折。

(2)CT 检查:一般表现为软组织内低密度团块状影,增强后扫描病灶强化不明显。

(3)MRI 检查:T_1 加权图像上病灶为略低信号,T_2 加权图像上为明显高信号。

3.鉴别诊断

早期需与良性软组织肿瘤和骨肿瘤鉴别,晚期则需与骨肉瘤鉴别。

4.诊断标准

(1)好发于中老年人。

(2)部位多在四肢,尤其以下肢最多见。

(3)主要症状是疼痛和肿块。

(4)X 线无特殊表现。

（三）治疗及预后

对早期表浅者以广泛切除为主,其复发率很低,晚期或深在的肿瘤除行彻底切除外,还可辅以放疗或化疗,因该肿瘤对放疗比较敏感。

三、脂肪肉瘤

脂肪肉瘤是第二位常见的恶性软组织肿瘤,仅次于恶性纤维组织细胞瘤。

（一）诊断标准

1.流行病学

(1)年龄:各年龄均可发病,多见于 40 岁以后。

(2)性别:男女发病相等。

(3)部位:往往发生于四肢,但也是腹膜后最常见的肉瘤。

2.临床表现

表现为生长缓慢、深在、边缘不清的肿块,偶尔因细胞异型增生而生长迅速。肿瘤只有晚期才出现明显的疼痛、功能障碍、内脏压迫症状或恶液质。

3.CT、MRI

检查有助于观察肿瘤的确切部位,体积,解剖学关系,制订手术计划及方案。

4.病理表现

多数脂肪肉瘤大体标本上表现为有明显包膜、体积较大的分叶状肿块。肿瘤通常为质软、胶状或黏液样、油腻和脂肪性,也可为坚硬纤维性。镜下通常将其分成不同亚型。

(1)高分化黏液型,最为常见,类似胚胎性脂肪。这种脂肪肉瘤生长缓慢但可复发,晚期才发生转移。其对放射治疗非常敏感。

(2)圆细胞型,卵圆形或圆形细胞非常丰富,这种脂肪肉瘤常发生转移。

(3)多形型,有大量高度异型多形性细胞,分化极差。早期即发生转移。

(4)去分化型,含有分化好的成分也含有分化差的成分。

(5)分化良好的脂肪肉瘤,又分为脂肪瘤样、硬化性和炎症性的三种。

（二）治疗原则

(1)脂肪肉瘤的生物学行为变化很大,肿瘤的侵袭程度与组织学分级有密切关系。

(2)广泛切除肿瘤为首选。

(3)高分级肿瘤应给予全身化疗。

四、横纹肌肉瘤

横纹肌肉瘤是起源于横纹肌的恶性肿瘤。世界卫生组织将其分为 3 种主要类型:胚胎型、腺泡型和多形型。同时,也有一些肿瘤为混合型。

(一)胚胎型横纹肌肉瘤诊断标准

1.流行病学

(1)年龄:出生后及少年后期常见。

(2)部位:通常发生于头、颈和泌尿生殖系统。

(3)发生率:占横纹肌肉瘤的 2/3。

2.临床表现

主要症状为疼痛或无痛性的肿块,肿瘤生长较快时可伴有破溃出血。

3.病理学表现

肿瘤质软,呈胶冻状,显微镜下有较多黏液样区,其间有散在的星型及小梭形细胞。

(二)腺泡型横纹肌肉瘤诊断标准

1.流行病学

(1)年龄:多发生于青少年。

(2)性别:男多于女。

(3)部位:通常发生在头、颈和四肢。

2.临床表现

此型除肿块外,可因侵犯周围组织器官产生疼痛及压迫症状。此型早期即可出现淋巴转移。血行播散常在肺。

3.病理表现

典型的病变比胚胎型质硬,黏液样区较少。镜下以原始间叶细胞为主。

(三)多形型横纹肌肉瘤诊断标准

1.流行病学

(1)年龄:主要发生于成人,以 40~70 岁多见。

(2)性别:男多于女。

(3)部位:常发生于四肢及躯干。

(4)发生率:较上述两种类型少见。

2.病理表现

肿瘤常浸润至假包膜外,在肌肉间隔较远的部位形成多个结节。显微镜下可见梭形细胞平行排列,交错成束状,以多核巨细胞为主,常可见于典型带状和球拍形细胞,核分裂相较多。

(四)治疗原则

目前认为如有可能应采用广泛切除、放射治疗和长时间的多药联合全身化疗的综合治疗。

条件较好的患者(局限性病变已完全切除、无淋巴结转移者),80%以上可长期生存,其预后与部位、分期、分型、治疗有关。眼眶及泌尿生殖系的肿瘤预后较好,四肢部位较差;腺泡型预后较差。

五、滑膜肉瘤

发生在关节周围软组织的恶性肿瘤,常发生于关节旁,与腱鞘、滑囊及关节囊关系密切,并可侵犯骨组织。病理上其肿瘤细胞具有双相分化的特点。

(一)诊断步骤

1.病史采集要点

(1)年龄:滑膜肉瘤可发生于任何年龄。

(2)部位:多见于四肢大关节附近,下肢最多以膝、踝关节最常见,上肢以肘、腕部常见。

(3)病程:本病的病程随肿瘤恶性程度不同而不同,可数月至数年。

(4)主要症状。

①早期表现为深在的无痛性肿物、大小不一、可稍活动、质韧、边界清。

②随着肿块的增大,可出现疼痛,严重时压迫或侵犯周围的组织,出现相应的症状与体征。

③关节周围者可引起关节功能障碍。

2.体格检查要点

(1)一般情况:全身情况一般或消瘦、恶病质。

(2)局部检查。

①外观:是否有关节的肿胀;是否出现皮肤静脉曲张,局部皮肤有无溃烂、合并感染等。

②有无触压痛和肿块扪及,怀疑滑膜肉瘤时查体手法要轻柔。要注意肿块的大小、质地、活动度、边界等。

③局部皮温:有无皮肤发热。

④受累关节的活动度。

3.辅助检查要点

滑膜肉瘤的基本 X 线表现为软组织肿块,局部骨质破坏和肿瘤钙化及骨化。

软组织肿块最常见,除特殊部位外,均有软组织肿块或肿胀。软组织肿块常较一般软组织肿瘤的边缘清楚,可呈分叶结节状的轮廓,密度也相对较高。这是滑膜肉瘤的重要 X 线表现。

滑膜肉瘤引起的骨骼改变有两种形式:①侵蚀性骨破坏。②压迫性骨破坏。MRI 可显示肿瘤的范围和特点,对诊断价值较大。

4.病理表现

重要特征是肿瘤细胞的双相分化,即表现为异型性和多形性的梭形细胞和立方形或柱状的上皮样细胞。瘤细胞排列成腺体样或裂隙,裂隙内可见 PAS 阳性的黏液样物质。裂隙提示肿瘤细胞向滑膜分化。

(二)诊断对策

1.诊断要点

(1)病史与症状:见于任何年龄,青中年多见。病史长短不一,数月至数年。早期肿块深在,可无明显症状。随着肿瘤的增长,可有关节不适或疼痛。

(2)局部表现:四肢大关节肿胀,局部皮温升高,皮肤静脉曲张,局部压痛,可触及大小不一、质韧、活动度差、边界不清的肿块。

(3)X 线检查:X 线表现为界限相对清楚的软组织肿块,呈分叶结节状,密度相对较高。肿瘤内可合并钙化及骨化,局部骨质出现筛孔样、虫蚀状骨破坏为肉瘤高度恶性表现;骨骼出现局限性浅弧形压迹压迫性骨破坏,多为肿瘤恶性度低的表现。

(4)其他影像学检查:CT 能清楚地显示肿块的大小、范围及与周围组织的关系,以及 X 线片不能显示的钙化。MRI 能清楚显示软组织的位置,以及肉瘤与周围软组织关系,明确淋巴结有无肿大等。ECT 可明确有无远处转移等。

2.鉴别诊断要点

滑膜肉瘤要和骨纤维肉瘤、骨化性肌炎、骨旁骨肉瘤、色素沉着性滑膜炎等鉴别。鉴别诊断有赖于病理学检查。

(三)治疗对策

滑膜肉瘤确诊后,应根据情况给予局部广泛切除或根治性切除,肿大的区域淋巴结应做淋巴结清扫术后辅助放疗或化疗。部分切除复发率高,肿瘤有钙化或骨化的预后较好。

(李　晖)

参考文献

[1]张英泽.临床创伤骨科流行病学(第 3 版)[M].北京:人民卫生出版社,2018.

[2]叶启彬,匡正达,陈扬,等.脊柱外科新进展[M].北京:中国协和医科大学出版社,2019.

[3]王拥军,潘华山.运动医学(第 2 版)[M].北京:人民卫生出版社,2018.

[4]陈安民,李锋.骨科疾病诊疗指南(第 3 版)[M].北京:科学出版社,2013.

[5]李增春,陈峥嵘,严力生,等.现代骨科学创伤骨科卷(第 2 版)[M].北京:科学出版社,2014.

[6]刘国辉.创伤骨科手术要点难点及对策[M].北京:科学出版社,2017.

[7]姜虹.骨外科学高级医生进阶[M].北京:中国协和医科大学出版社,2016.

[8]侯树勋,邱贵兴.中华骨科学·骨科总论卷[M].北京:人民卫生出版社,2017.

[9]霍存举,吴国华,江海波.骨科疾病临床诊疗技术[M].北京:中国医药科技出版社,2016.

[10]赵定麟.现代脊柱外科学(第 3 版)[M].北京:世界图书出版社,2016.

[11]任高宏.临床骨科诊断与治疗[M].北京:化学工业出版社,2015.

[12]何羿婷.强直性脊柱炎[M].北京:人民卫生出版社,2015.

[13]尹文,黎军,赵威,等.新编创伤外科急救学[M].北京:军事医学科学出版社,2014.

[14]雒永生.现代实用临床骨科疾病学[M].西安:西安交通大学出版社,2014.

[15]侯海斌.骨科常见病诊疗手册[M].北京:人民军医出版社,2014.

[16]杨述华.骨科学教程[M].北京:人民卫生出版社,2014.

[17]裴福兴.中华骨科学·关节外科卷[M].北京:人民卫生出版社,2014.